主审○向 清 杜 光

PRESCRIPTION AUDIT

湖北省临床药学质量控制中心　组织编写

医院药师处方审核能力

—————— 培训教材

主编○刘 东 李 娟

长江出版传媒
湖北科学技术出版社

图书在版编目（CIP）数据

医院药师处方审核能力培训教材 / 刘东，李娟主编. —武汉：
湖北科学技术出版社，2020.12（2021.1重印）

　ISBN 978-7-5352-9442-5

Ⅰ. ①医…　Ⅱ. ①刘…　②李…　Ⅲ. ①药剂师—处方
—检查—技术培训—教材　Ⅳ. ①R192.8

中国版本图书馆 CIP 数据核字（2020）第 203089 号

医院药师处方审核能力培训教材
YIYUAN YAOSHI CHUFANG SHENHE NENGLI PEIXUN JIAOCAI

责任编辑：赵襄玲　李　青		封面设计：胡　博
出版发行：湖北科学技术出版社		电话：027-87679485
地　　址：武汉市雄楚大街 268 号		邮编：430070
（湖北出版文化城 B 座 13–14 层）		
网　　址：http://www.hbstp.com.cn		
印　　刷：武汉中科兴业印务有限公司		邮编：430071

787×1092　　　　　1/16　　　　　　　　15 印张　　　　380 千字
2020 年 12 月第 1 版　　　　　　　　2021 年 1 月第 2 次印刷
定价：58.00 元

《医院药师处方审核能力培训教材》
编　委　会

序　言

　　处方审核作为医疗服务的重要组成部分,对于促进临床合理用药以及保障患者用药安全有着重要的意义。自 2007 年开始,国家有关部门陆续下发了一系列文件,明确了处方审核的重要性。尤其是在 2018 年,国家卫生健康委下发《医疗机构处方审核规范》,明确指出:"药师是处方审核工作的第一责任人"。2020 年下发的《关于加强医疗机构药事管理促进合理用药的意见》文件中,也提出"药师或其他药学技术人员负责处方的审核、调剂等药学服务,所有处方均应当经审核通过后方可进入划价收费和调配环节"。由此可见,国家相关部门对处方审核十分重视。处方审核不仅是法律法规赋予药师的权利,也是药师对患者合理用药应当承担的责任。

　　随着医改的不断推进,医院药品零差率全面实施,药学服务模式从"以药品为中心"逐渐向"以病人为中心"转变,从"以保障药品供应为中心"向"在保障药品供应的基础上,以重点加强药学专业技术服务、参与临床用药为中心"转变。通过处方审核培训,不仅能够快速提高药师处方审核能力,体现药师的专业技术价值,更能进一步保障患者用药安全。因此,在湖北省卫生健康委员会的带领下,湖北省临床药学质量控制中心构建了全省处方审核规范化管理体系,建立"统一培训流程、统一培训教材、统一培训师资、统一培训考核、统一发证"的"五个统一"的培训模式,使处方审核培训朝"标准化、规范化、同质化"的方向发展。本书《医院药师处方审核能力培训教材》作为处方审核培训的统一教材,由湖北省临床药学质量控制中心牵头,组织华中科技大学同济医学院附属同济医院、华中科技大学同济医学院附属协和医院、武汉大学人民医院、武汉大学中南医院、湖北省中医医院的骨干药师们编写,分为总论、处方审核的相关法律法规、合理用药与处方审核、处方合法性及规范性审核、处方适宜性审核、特殊人群用药处方审核、中药处方审核、超说明书用药处方审核等八章内容,涵盖了处方审核药师必须掌握的基础知识。

本书采用深入浅出的表达、通俗易懂的描述，介绍了处方审核的基础知识，尤其是药师应该掌握的审核要素，书中还提供了很多真实的、生动的案例，通过案例将规范的处方审核的临床思维和审核要素完整地呈现给读者。本书有较强的针对性、指导性和可读性，可为广大医院药师及大专院校药学专业学生提供扎实的处方审核基础知识培训，为处方审核工作打下坚实的基础。

我诚挚地希望，本书的出版能为我国处方审核工作带来新的进步，增强广大药师的业务水平，以及保障患者的用药安全。

国家卫生健康委医政医管局医疗质量与评价处处长　马旭东

2020 年 10 月 20 日

目　　录

第一章　总　　论

随着医药卫生体制改革的推进,卫生行政部门、医疗机构都越来越关注合理用药。为进一步明确新时代药学服务发展方向,不断满足人民群众的健康需求,国家多部门先后出台多个政策措施来促使医院药学服务工作由药品供应保障向保障患者合理用药转变,而处方审核能够在很大程度上促进合理用药。

早在 2007 年发布的《处方管理办法》明确提出,具有药师以上专业技术职务任职资格的人员负责处方审核、评估、核对、发药以及安全用药指导。为贯彻落实《"健康中国2030"规划纲要》和《"十三五"卫生与健康规划》,顺应深化医药卫生体制改革要求,原国家卫生计生委、国家中医药管理局于 2017 年 7 月联合印发了《关于加强药事管理转变药学服务模式的通知》,对加强处方审核工作提出了要求。国家卫生健康委、中医药管理局和中央军委后勤保障部于 2018 年 7 月也联合制定了《医疗机构处方审核规范》,要求未经审核通过的处方不得收费和调配,而药师成为审核处方第一责任人。同时对处方审核的基本要求、审核依据和流程、审核内容、审核质量管理、培训等做出了规定。2018 年 11月国家卫健委等发布的《关于加快药学服务高质量发展的意见》和 2019 年 12 月 1 日起开始实施的《药品管理法》的多个条例再次强调了处方审核的重要性,明确了医疗机构药师调配、审核处方的职责。2020 年,《关于印发加强医疗机构药事管理促进合理用药的意见的通知》更是要求强化药师或其他药学技术人员对处方的审核,处方审核势必成为医院药师的一项重要工作。要让医院药师履行审方的职责,培养适应医院药学发展的审方人才,须在较短时间内让广大医院药师强化医院药学相关知识的学习,并注重审方实践与药学理论的统一,让他们掌握学习方法,熟悉运用现代技术和工具解决日常工作中的实际问题。

通过全省处方审核培训来规范处方审核行为,一方面提高处方审核的质量和效率,促进临床合理用药;另一方面体现药师专业技术价值,转变药学服务模式,为患者提供更加优质、人性化的药学技术服务。

第一节　处方审核的现状

在《医疗机构处方审核规范》中规定,处方经过审核方可进行缴费和调剂,一项全国性调查研究显示,目前绝大多数医院开展了处方点评工作,但仅有不足一半的医院开展了处方前置审核。前置性审方开展相对不足主要有以下原因。

1. 药师规模不足　虽然智能审方系统已经在部分医疗机构推开,但由于前置审方中还是需要大量的人工审方,尤其是对于三级医院的高警示药品、高风险患者和疑难患者以及危急重诊治环节等审方,依然需要大量高水平的专业临床药师投入。

2. 审方能力有差距　由于历史原因,我国的药学高等教育受到传统化教学模式的影响,普遍停留在以理论为主、按本宣教的阶段,缺乏与临床结合的课程及训练,而处方审核是以患者为中心的药学服务模式,目前我国药师整体审方能力与职业要求有差距,还难以担负起处方审核的重任。

3. 电子审方系统尚未建立　信息系统是审方药师处方审核的必要工具,有利于提高审核的效率,审核的一致性,实现全部处方事前审核。审方药师也必须借助信息系统才能够有效获取患者的相关信息,为人工审方提供必要的信息支持,但有研究表明,二级医院面临的审方压力普遍大于三级医院,超过半数的二级医院自身没有能力建设或尚未开始使用电子审方系统。

4. 药学服务信息化水平有待提高　部分医院电子审方系统可靠性不足,在现有药学人员规模不足、能力相对缺乏的情况下,提高药学工作的信息化水平日渐紧迫。处方审核信息系统要尽可能有大数据分析、人工智能、自我学习的功能。

第二节　处方审核的作用

一、处方审核关口前移,优化患者就诊流程

处方前置审核将处方审核工作的关口提前,在流程上避免了患者因为处方错误往返于医师与收费处、药房等"退方"的烦琐流程,提高了患者的就诊效率。相对于处方点评,处方前置审核将处方审核工作提前,防患于未然,避免因不合理处方而引发医疗纠纷。

二、规范医生处方行为,确保用药安全

处方前置审核模式要求审方药师充分发挥专业优势,利用医院信息系统审核医师的处方,真正实现临床业务与药师工作的密切结合,降低医师的处方不合格率,为患者安全用药新添一道坚实防护门,保障患者用药安全。

三、有效节约医疗资源,降低问题处方成本

处方前置审核通过药师的专业把关提高处方的合格率和合理用药水平,对问题处方进行拦截,对存在潜在风险的处方进行提醒,对可能发生的不良事件进行预警,从而节约医疗资源,降低处方风险和问题处方比例。

第三节 处方审核的展望

一、加强相关法律法规的学习

无论是从保护广大药学技术人员的职业安全，还是从对患者用药的安全有效性而言，组织医师、药师加强对《处方管理办法》《处方点评制度》等相关规定的学习都是必需的。进一步明确医师、药师的工作职责及应承担的法律责任，使处方审核工作制度化、规范化、常态化。

二、提高药师的审方能力

虽然事前审核能提供良好的学习，但药师要达到职业要求还需要经过大量学习，不断充实巩固，更新优化专业知识，加强药师欠缺的临床知识的学习。通过自学、外出进修、培训、参加继续教育等方式来不断提高全体药师的业务水平，才能胜任处方审核工作和适应现代药学的发展。

三、改善药学服务态度

可通过在医院醒目位置如取药处、文化长廊、滚动大屏幕等处设立处方审核及安全用药知识宣传栏，有针对性对患者及家属进行合理用药知识的宣传、普及合理用药知识。同时通过主动与患者沟通，发药时注意言谈举止，耐心做好用药交代，及时答疑等不断改善服务态度，提高服务质量，从而取得患者的信任，提高患者对药师的依存，树立药师的良好形象。

四、完善审方信息系统

《医疗机构处方审核规范》明确了处方审核过程中，信息系统和审方药师之间的相互关系。信息系统的审方规则应不断完善，需要审方药师结合最新循证用药依据及本院的用药情况，对审方规则进行不断地更新和维护。只有完善医院审方信息系统，才能及时发现问题，保障用药安全。

（付 伟）

第二章 处方审核的相关法律法规

第一节 医疗机构药师调配、审核处方的职责

一、《中华人民共和国药品管理法》

现行《中华人民共和国药品管理法》是由第十三届全国人民代表大会常务委员会第十二次会议于 2019 年 8 月 26 日修订通过,自 2019 年 12 月 1 日起开始实施。其中第六章第六十九条、七十二条以及七十三条明确指出了医疗机构药师调配、审核处方的职责。

第六章第六十九条　医疗机构应当配备依法经过资格认定的药师或者其他药学技术人员,负责本单位的药品管理、处方审核和调配、合理用药指导等工作。非药学技术人员不得直接从事药剂技术工作。

第六章第七十二条　医疗机构应当坚持安全有效、经济合理的用药原则,遵循药品临床应用指导原则、临床诊疗指南和药品说明书等合理用药,对医师处方、用药医嘱的适宜性进行审核。医疗机构以外的其他药品使用单位,应当遵守本法有关医疗机构使用药品的规定。

第六章第七十三条　依法经过资格认定的药师或者其他药学技术人员调配处方,应当进行核对,对处方所列药品不得擅自更改或者代用。对有配伍禁忌或者超剂量的处方,应当拒绝调配;必要时,经处方医师更正或者重新签字,方可调配。

二、《处方管理办法》

《处方管理办法》第一章总则中的第二条明确了处方的定义,指出了开具处方的医师和调配处方药师的职责。

第一章第二条　本办法所称处方,是指由注册的执业医师和执业助理医师(以下简称医师)在诊疗活动中为患者开具的、由取得药学专业技术职务任职资格的药学专业技术人员(以下简称药师)审核、调配、核对,并作为患者用药凭证的医疗文书。处方包括医疗机构病区用药医嘱单。本办法适用于与处方开具、调剂、保管相关的医疗机构及其人员。

三、《医疗机构药事管理规定》

第三章第十八条　医疗机构应当遵循有关药物临床应用指导原则、临床路径、临床诊疗指南和药品说明书等合理使用药物；对医师处方、用药医嘱的适宜性进行审核。

第三章第二十条　医疗机构应当建立临床用药监测、评价和超常预警制度，对药物临床使用安全性、有效性和经济性进行监测、分析、评估，实施处方和用药医嘱点评与干预。

第二节　审方药师资质要求

《医疗机构处方审核规范》第二章第五条　从事处方审核的药学专业技术人员（以下简称药师）应当满足以下条件：

（一）取得药师及以上药学专业技术职务任职资格。

（二）具有3年及以上门急诊或病区处方调剂工作经验，接受过处方审核相应岗位的专业知识培训并考核合格。

第三节　处方合法性审核的相关法律法规

一、《中华人民共和国执业医师法》

第十三条　国家实行医师执业注册制度。取得医师资格的，可以向所在地县级以上人民政府卫生行政部门申请注册。除有本法第十五条规定的情形外，受理申请的卫生行政部门应当自收到申请之日起30日内准予注册，并发给由国务院卫生行政部门统一印制的医师执业证书。医疗、预防、保健机构可以为本机构中的医师集体办理注册手续。

第十四条　医师经注册后，可以在医疗、预防、保健机构中按照注册的执业地点、执业类别、执业范围执业，从事相应的医疗、预防、保健业务。未经医师注册取得执业证书，不得从事医师执业活动。

二、《处方管理办法》

第三章第八条　经注册的执业医师在执业地点取得相应的处方权。经注册的执业助理医师在医疗机构开具的处方，应当经所在执业地点执业医师签名或加盖专用签章后方有效。

第三章第九条　经注册的执业助理医师在乡、民族乡、镇、村的医疗机构独立从事一般的执业活动，可以在注册的执业地点取得相应的处方权。

第三章第十条　医师应当在注册的医疗机构签名留样或者专用签章备案后，方可开具处方。

第三章第十一条　医疗机构应当按照有关规定，对本机构执业医师和药师进行麻醉药品和精神药品使用知识和规范化管理的培训。执业医师经考核合格后取得麻醉药品和第一类精神药品的处方权，药师经考核合格后取得麻醉药品和第一类精神药品调剂资格。医师取得麻醉药品和第一类精神药品处方权后，方可在本机构开具麻醉药品和第一类精神药品处方，但不得为自己开具该类药品处方。药师取得麻醉药品和第一类精神药品调剂资格后，方可在本机构调剂麻醉药品和第一类精神药品。

第三章第十二条　试用期人员开具处方，应当经所在医疗机构有处方权的执业医师审核、并签名或加盖专用签章后方有效。

第三章第十三条　进修医师由接收进修的医疗机构对其胜任本专业工作的实际情况进行认定后授予相应的处方权。

第四章第十四条　医师应当根据医疗、预防、保健需要，按照诊疗规范、药品说明书中的药品适应证、药理作用、用法、用量、禁忌、不良反应和注意事项等开具处方。开具医疗用毒性药品、放射性药品的处方应当严格遵守有关法律、法规和规章的规定。

第四章第十八条　处方开具当日有效。特殊情况下需延长有效期的，由开具处方的医师注明有效期限，但有效期最长不得超过 3 天。

三、《关于印发第一批国家重点监控合理用药药品目录（化药及生物制品）的通知》

（一）其他类别的医师，经过不少于 1 年系统学习中医药专业知识并考核合格后，遵照中医临床基本的辨证施治原则，可以开具中成药处方。

（二）取得省级以上教育行政部门认可的中医、中西医结合、民族医医学专业学历或学位的，或者参加省级中医药主管部门认可的 2 年以上西医学习中医培训班（总学时数不少于 850 学时）并取得相应证书的，或者按照《传统医学师承和确有专长人员医师资格考核考试办法》有关规定跟师学习中医满 3 年并取得《传统医学师承出师证书》的，既可以开具中成药处方，也可以开具中药饮片处方。

四、《麻醉药品和精神药品管理条例》

第四章第三十八条　医疗机构应当按照国务院卫生主管部门的规定，对本单位执业医师进行有关麻醉药品和精神药品使用知识的培训、考核，经考核合格的，授予麻醉药品和第一类精神药品处方资格。执业医师取得麻醉药品和第一类精神药品的处方资格后，方可在本医疗机构开具麻醉药品和第一类精神药品处方，但不得为自己开具该种处方。医疗机构应当将具有麻醉药品和第一类精神药品处方资格的执业医师名单及其变更情况，定期报送所在地设区的市级人民政府卫生主管部门，并抄送同级药品监督管理部门。医务人员应当根据国务院卫生主管部门制定的临床应用指导原则，使用麻醉药品和精神药品。

第四章第三十九条　具有麻醉药品和第一类精神药品处方资格的执业医师,根据临床应用指导原则,对确需使用麻醉药品或者第一类精神药品的患者,应当满足其合理用药需求。在医疗机构就诊的癌症疼痛患者和其他危重患者得不到麻醉药品或者第一类精神药品时,患者或者其亲属可以向执业医师提出申请。具有麻醉药品和第一类精神药品处方资格的执业医师认为要求合理的,应当及时为患者提供所需麻醉药品或者第一类精神药品。

第四章第四十条　执业医师应当使用专用处方开具麻醉药品和精神药品,单张处方的最大用量应当符合国务院卫生主管部门的规定。

五、《医疗用毒性药品管理办法》

第九条　医疗单位供应和调配毒性药品,凭医生签名的正式处方。国营药店供应和调配毒性药品,凭盖有医生所在的医疗单位公章的正式处方。每次处方剂量不得超过二日极量。

六、《放射性药品管理办法》(2017 修订)

第五章第二十条　医疗单位设置核医学科、室(同位素室),必须配备与其医疗任务相适应的并经核医学技术培训的技术人员。非核医学专业技术人员未经培训,不得从事放射性药品使用工作。

七、《医疗机构处方审核规范》

第四章第十三条　合法性审核。
(一)处方开具人是否根据《执业医师法》取得医师资格,并执业注册。
(二)处方开具时,处方医师是否根据《处方管理办法》在执业地点取得处方权。
(三)麻醉药品、第一类精神药品、医疗用毒性药品、放射性药品、抗菌药物等药品处方,是否由具有相应处方权的医师开具。

第四节　处方规范性审核的相关法律法规

一、《处方管理办法》

第二章第五条　处方标准(附件 1)由卫生部统一规定,处方格式由省、自治区、直辖市卫生行政部门(以下简称省级卫生行政部门)统一制定,处方由医疗机构按照规定的标准和格式印制。

第二章第六条　处方书写应当符合下列规则:

（一）患者一般情况、临床诊断填写清晰、完整，并与病历记载相一致。

（二）每张处方限于一名患者的用药。

（三）字迹清楚，不得涂改；如需修改，应当在修改处签名并注明修改日期。

（四）药品名称应当使用规范的中文名称书写，没有中文名称的可以使用规范的英文名称书写；医疗机构或者医师、药师不得自行编制药品缩写名称或者使用代号；书写药品名称、剂量、规格、用法、用量要准确规范，药品用法可用规范的中文、英文、拉丁文或者缩写体书写，但不得使用"遵医嘱""自用"等含糊不清字句。

（五）患者年龄应当填写实足年龄，新生儿、婴幼儿写日、月龄，必要时要注明体重。

（六）西药和中成药可以分别开具处方，也可以开具一张处方，中药饮片应当单独开具处方。

（七）开具西药、中成药处方，每一种药品应当另起一行，每张处方不得超过 5 种药品。

（八）中药饮片处方的书写，一般应当按照"君、臣、佐、使"的顺序排列；调剂、煎煮的特殊要求注明在药品右上方，并加括号，如布包、先煎、后下等；对饮片的产地、炮制有特殊要求的，应当在药品名称之前写明。

（九）药品用法用量应当按照药品说明书规定的常规用法用量使用，特殊情况需要超剂量使用时，应当注明原因并再次签名。

（十）除特殊情况外，应当注明临床诊断。

（十一）开具处方后的空白处画一斜线以示处方完毕。

（十二）处方医师的签名式样和专用签章应当与院内药学部门留样备查的式样相一致，不得任意改动，否则应当重新登记留样备案。

第二章第七条　药品剂量与数量用阿拉伯数字书写。剂量应当使用法定剂量单位：重量以克（g）、毫克（mg）、微克（μg）、纳克（ng）为单位；容量以升（L）、毫升（ml）为单位；国际单位（IU）、单位（U）；中药饮片以克（g）为单位。片剂、丸剂、胶囊剂、颗粒剂分别以片、丸、粒、袋为单位；溶液剂以支、瓶为单位；软膏及乳膏剂以支、盒为单位；注射剂以支、瓶为单位，应当注明含量；中药饮片以剂为单位。

第四章第十七条　医师开具处方应当使用经药品监督管理部门批准并公布的药品通用名称、新活性化合物的专利药品名称和复方制剂药品名称。医师开具院内制剂处方时应当使用经省级卫生行政部门审核、药品监督管理部门批准的名称。医师可以使用由卫生部公布的药品习惯名称开具处方。

第四章第二十条　医师应当按照卫生部制定的麻醉药品和精神药品临床应用指导原则，开具麻醉药品、第一类精神药品处方。

第四章第二十一条　门（急）诊癌症疼痛患者和中、重度慢性疼痛患者需长期使用麻醉药品和第一类精神药品的，首诊医师应当亲自诊查患者，建立相应的病历，要求其签署《知情同意书》。

病历中应当留存下列材料复印件：

（一）二级以上医院开具的诊断证明。

（二）患者户籍簿、身份证或者其他相关有效身份证明文件。

（三）为患者代办人员身份证明文件。

第四章第二十二条　除需长期使用麻醉药品和第一类精神药品的门（急）诊癌症疼痛患者和中、重度慢性疼痛患者外，麻醉药品注射剂仅限于医疗机构内使用。

第四章第二十三条　为门（急）诊患者开具的麻醉药品注射剂，每张处方为一次常用量；控缓释制剂，每张处方不得超过 7 日常用量；其他剂型，每张处方不得超过 3 日常用量。第一类精神药品注射剂，每张处方为一次常用量；控缓释制剂，每张处方不得超过 7 日常用量；其他剂型，每张处方不得超过 3 日常用量。哌醋甲酯用于治疗儿童多动症时，每张处方不得超过 15 日常用量。第二类精神药品一般每张处方不得超过 7 日常用量；对于慢性病或某些特殊情况的患者，处方用量可以适当延长，医师应当注明理由。

第四章第二十四条　为门（急）诊癌症疼痛患者和中、重度慢性疼痛患者开具的麻醉药品、第一类精神药品注射剂，每张处方不得超过 3 日常用量；控缓释制剂，每张处方不得超过 15 日常用量；其他剂型，每张处方不得超过 7 日常用量。

第四章第二十五条　为住院患者开具的麻醉药品和第一类精神药品处方应当逐日开具，每张处方为 1 日常用量。

第四章第二十六条　对于需要特别加强管制的麻醉药品，盐酸二氢埃托啡处方为一次常用量，仅限于二级以上医院内使用；盐酸哌替啶处方为一次常用量，仅限于医疗机构内使用。

第四章第二十七条　医疗机构应当要求长期使用麻醉药品和第一类精神药品的门（急）诊癌症患者和中、重度慢性疼痛患者，每 3 个月复诊或者随诊一次。

二、《医疗机构处方审核规范》

第四章第十四条　规范性审核。

（一）处方是否符合规定的标准和格式，处方医师签名或加盖的专用签章有无备案，电子处方是否有处方医师的电子签名。

（二）处方前记、正文和后记是否符合《处方管理办法》等有关规定，文字是否正确、清晰、完整。

（三）条目是否规范。

（1）年龄应当为实足年龄，新生儿、婴幼儿应当写日、月龄，必要时要注明体重。

（2）中药饮片、中药注射剂要单独开具处方。

（3）开具西药、中成药处方，每一种药品应当另起一行，每张处方不得超过 5 种药品。

（4）药品名称应当使用经药品监督管理部门批准并公布的药品通用名称、新活性化合物的专利药品名称和复方制剂药品名称，或使用由原卫生部公布的药品习惯名称；医院制剂应当使用药品监督管理部门正式批准的名称。

（5）药品剂量、规格、用法、用量准确清楚，符合《处方管理办法》规定，不得使用"遵医嘱""自用"等含糊不清字句。

（6）普通药品处方量及处方效期符合《处方管理办法》的规定，抗菌药物、麻醉药品、精神药品、医疗用毒性药品、放射药品、易制毒化学品等的使用符合相关管理规定。

（7）中药饮片、中成药的处方书写应当符合《中药处方格式及书写规范》。

三、《国家中医药管理局关于印发中药处方格式及书写规范的通知》

第八条　中药处方应当包含以下内容：

（1）一般项目，包括医疗机构名称、费别、患者姓名、性别、年龄、门诊或住院病历号、科别或病区和床位号等。可添列特殊要求的项目。

（2）中医诊断，包括病名和证型（病名不明确的可不写病名），应填写清晰、完整，并与病历记载相一致。

（3）药品名称、数量、用量、用法，中成药还应当标明剂型、规格。

（4）医师签名和/或加盖专用签章、处方日期。

（5）药品金额，审核、调配、核对、发药药师签名和/或加盖专用签章。

第九条　中药饮片处方的书写，应当遵循以下要求：

（1）应当体现"君、臣、佐、使"的特点要求。

（2）名称应当按《中华人民共和国药典》规定准确使用，《中华人民共和国药典》没有规定的，应当按照本省（区、市）或本单位中药饮片处方用名与调剂给付的规定书写。

（3）剂量使用法定剂量单位，用阿拉伯数字书写，原则上应当以克（g）为单位，"g"（单位名称）紧随数值后。

（4）调剂、煎煮的特殊要求注明在药品右上方，并加括号，如打碎、先煎、后下等。

（5）对饮片的产地、炮制有特殊要求的，应当在药品名称之前写明。

（6）根据整张处方中药味多少选择每行排列的药味数，并原则上要求横排及上下排列整齐。

（7）中药饮片用法用量应当符合《中华人民共和国药典》规定，无配伍禁忌，有配伍禁忌和超剂量使用时，应当在药品上方再次签名。

（8）中药饮片剂数应当以"剂"为单位。

（9）处方用法用量紧随剂数之后，包括每日剂量、采用剂型（水煎煮、酒泡、打粉、制丸、装胶囊等）、每剂分几次服用、用药方法（内服、外用等）、服用要求（温服、凉服、顿服、慢服、饭前服、饭后服、空腹服等）等内容，例如："每日 1 剂，水煎 400ml，分早晚两次空腹温服"。

（10）按毒麻药品管理的中药饮片的使用应当严格遵守有关法律、法规和规章的规定。

第十条　中成药处方的书写，应当遵循以下要求：

（1）按照中医诊断（包括病名和证型）结果，辨证或辨证辨病结合选用适宜的中成药。

（2）中成药名称应当使用经药品监督管理部门批准并公布的药品通用名称，院内中药制剂名称应当使用经省级药品监督管理部门批准的名称。

（3）用法用量应当按照药品说明书规定的常规用法用量使用，特殊情况需要超剂量使用时，应当注明原因并再次签名。

（4）片剂、丸剂、胶囊剂、颗粒剂分别以片、丸、粒、袋为单位，软膏及乳膏剂以支、盒为单位，溶液制剂、注射剂以支、瓶为单位，应当注明剂量。

（5）每张处方不得超过 5 种药品，每一种药品应当分行顶格书写，药性峻烈的或含毒性成分的药物应当避免重复使用，功能相同或基本相同的中成药不宜叠加使用。

（6）中药注射剂应单独开具处方。

第五节　处方适宜性审核的相关法律法规

一、《处方管理办法》

第五章第三十五条　药师应当对处方用药适宜性进行审核，审核内容包括：

（一）规定必须做皮试的药品，处方医师是否注明过敏试验及结果的判定。

（二）处方用药与临床诊断的相符性。

（三）剂量、用法的正确性。

（四）选用剂型与给药途径的合理性。

（五）是否有重复给药现象。

（六）是否有潜在临床意义的药物相互作用和配伍禁忌。

（七）其他用药不适宜情况。

第五章第三十六条　药师经处方审核后，认为存在用药不适宜时，应当告知处方医师，请其确认或者重新开具处方。药师发现严重不合理用药或者用药错误，应当拒绝调剂，及时告知处方医师，并应当记录，按照有关规定报告。

第五章第三十七条　药师调剂处方时必须做到"四查十对"：查处方，对科别、姓名、年龄；查药品，对药名、剂型、规格、数量；查配伍禁忌，对药品性状、用法用量；查用药合理性，对临床诊断。

二、《医疗机构处方审核规范》

第四章第十五条　适宜性审核。

（一）西药及中成药处方，应当审核以下项目：

（1）处方用药与诊断是否相符。

（2）规定必须做皮试的药品，是否注明过敏试验及结果的判定。

（3）处方剂量、用法是否正确，单次处方总量是否符合规定。

（4）选用剂型与给药途径是否适宜。

（5）是否有重复给药和相互作用情况，包括西药、中成药、中成药与西药、中成药与中药饮片之间是否存在重复给药和有临床意义的相互作用。

（6）是否存在配伍禁忌。

（7）是否有用药禁忌：儿童、老年人、孕妇及哺乳期妇女、脏器功能不全患者用药是否有禁忌使用的药物，患者用药是否有食物及药物过敏史禁忌证、诊断禁忌证、疾病史禁忌证与性别禁忌证。

（8）溶媒的选择、用法用量是否适宜，静脉输注的药品给药速度是否适宜。

（9）是否存在其他用药不适宜情况。

（二）中药饮片处方，应当审核以下项目：

（1）中药饮片处方用药与中医诊断（病名和证型）是否相符。

（2）饮片的名称、炮制品选用是否正确，煎法、用法、脚注等是否完整、准确。

（3）毒麻贵细饮片是否按规定开方。

（4）特殊人群如儿童、老年人、孕妇及哺乳期妇女、脏器功能不全患者用药是否有禁忌使用的药物。

（5）是否存在其他用药不适宜情况。

（鄢　欢　张　觅　张颖佩）

第三章　合理用药与处方审核

第一节　合理用药的基础知识：安全、有效、经济、适宜

一、合理用药的概念

1985 年,世界卫生组织(World Health Organization,WHO)最早提出了合理用药的定义:"合理用药要求患者接受的药物适合其临床需求、药物的剂量符合其个体需要、疗程足够、药价对患者及其社区最为低廉。"在 WHO 的不断努力下,世界各国逐步认识到合理用药的重要性,同时合理用药的定义也逐步完善为:"合理用药就是以当代药物学和疾病的系统知识和理论为基础,安全、有效、经济、适宜地使用药物。"

《国家卫生计生委等 3 部门关于加强合理用药健康教育工作的通知》中,合理用药健康教育核心信息指出:合理用药是指安全、有效、经济地使用药物;优先使用基本药物是合理用药的重要措施;不合理用药会影响健康,甚至危及生命。

二、合理用药的基本要素

(一) 安全性

安全性是合理用药的首要前提。安全性不是药物的毒副作用最小,或者无不良反应这类绝对的概念,而是强调让用药者承受最小的治疗风险获得最大的治疗效果,即获得单位效果所承受的风险(风险/效果)应尽可能小。

(二) 有效性

有效性是合理用药的首要目标。有效性的表现有多种,例如根除致病原、治愈疾病,延缓疾病进程,缓解临床症状,避免某种不良反应的发生及调节人的生理功能等。判断药物有效性的指标包括治愈率、显效率、好转率、无效率、疾病发生率、降低死亡率等。

(三) 经济性

经济性是合理用药的社会基础。经济性是指获得相同的治疗效果所投入的成本应该尽可能的低,而不是少用药或使用廉价药品。

（四）适宜性

适宜性是实现合理用药的有力保障。适宜性就是指将适宜的药品，以适宜的剂量，在适宜的时间，经适宜的途径，给适宜的对象，并使用适宜的疗程以达到适宜的用药目的。

三、处方审核在合理用药中的作用

国家卫生健康委员会、国家中医药管理局、中央军委后勤保障部三部门联合制定的《医疗机构处方审核规范》指出：处方审核是指药学专业技术人员运用专业知识与实践技能，根据相关法律法规、规章制度与技术规范等，对医师在诊疗活动中为患者开具的处方，进行合法性、规范性和适宜性审核，并做出是否同意调配发药决定的药学技术服务。

处方审核是合理用药的重要手段之一。2019 年 1 月，《国务院办公厅关于加强三级公立医院绩效考核工作的意见》正式出台，三级公立医院绩效考核工作全面启动。2019 年 12 月，国家卫健委发布《关于加强二级公立医院绩效考核工作的通知》，2020 年在全国启动二级公立医院绩效考核工作，各省（区、市）结合实际，逐步将辖区内二级公立医院纳入绩效考核范围。其中，三级公立医院绩效考核指标（55 项）较二级公立医院考核指标（28 项）覆盖面更广，其中合理用药指标有 6 项，分别是：①点评处方占处方总数的比例；②抗菌药物使用强度（DDDs）；③门诊患者基本药物处方占比；④住院患者基本药物使用率；⑤基本药物采购品种数占比；⑥国家组织药品集中采购中标药品使用比例。处方点评是发现临床不合理用药的重要手段之一，通过对不合理处方的剖析，及时发现问题，合理干预，将有利于提高临床医师合理用药水平。

2020 年 2 月印发的《关于加强医疗机构药事管理 促进合理用药的意见》中明确指出：强化药品合理使用的举措之一就是强化药师或其他药学技术人员对处方的审核。其具体内容如下：加大培养培训力度，完善管理制度，提高药师或其他药学技术人员参与药物治疗管理的能力。药师或其他药学技术人员负责处方的审核、调剂等药学服务，所有处方均应当经审核通过后方可进入划价收费和调配环节。要加大处方审核和点评力度，重点对处方的合法性、规范性、适宜性进行审核，对于不规范处方、用药不适宜处方及超常处方等，应当及时与处方医师沟通并督促修改，确保实现安全、有效、经济、适宜用药。

第二节　不合理处方的分类

根据《医院处方点评管理规范（试行）》（卫医管发〔2010〕28 号）处方点评结果分为合理处方和不合理处方。不合理处方包括：不规范处方、用药不适宜处方及超常处方。

一、不规范处方

（1）处方的前记、正文、后记内容缺项，书写不规范或者字迹难以辨认的。

（2）医师签名、签章不规范或者与签名、签章的留样不一致的。

（3）药师未对处方进行适宜性审核的（处方后记的审核、调配、核对、发药栏目无审核调配药师及核对发药药师签名，或者单人值班调剂未执行双签名规定）。

（4）新生儿、婴幼儿处方未写明日、月龄的。

（5）西药、中成药与中药饮片未分别开具处方的。

（6）未使用药品规范名称开具处方的。

（7）药品的剂量、规格、数量、单位等书写不规范或不清楚的。

（8）用法、用量使用"遵医嘱"、"自用"等含糊不清字句的。

（9）处方修改未签名并注明修改日期，或药品超剂量使用未注明原因和再次签名的。

（10）开具处方未写临床诊断或临床诊断书写不全的。

（11）单张门急诊处方超过 5 种药品的。

（12）无特殊情况下，门诊处方超过 7 日用量，急诊处方超过 3 日用量，慢性病、老年病或特殊情况下需要适当延长处方用量未注明理由的。

（13）开具麻醉药品、精神药品、医疗用毒性药品、放射性药品等特殊管理药品处方未执行国家有关规定的。

（14）医师未按照抗菌药物临床应用管理规定开具抗菌药物处方的。

（15）中药饮片处方药物未按照"君、臣、佐、使"的顺序排列，或未按要求标注药物调剂、煎煮等特殊要求的。

二、用药不适宜处方

（1）适应证不适宜的。

（2）遴选的药品不适宜的。

（3）药品剂型或给药途径不适宜的。

（4）无正当理由不首选国家基本药物的。

（5）用法、用量不适宜的。

（6）联合用药不适宜的。

（7）重复给药的。

（8）有配伍禁忌或者不良相互作用的。

（9）其他用药不适宜情况的。

三、超常处方

（1）无适应证用药。

（2）无正当理由开具高价药的。

（3）无正当理由超说明书用药的。

（4）无正当理由为同一患者同时开具 2 种以上药理作用相同药物的。

第三节　审核的依据来源

处方审核的依据来源主要分为两大部分:国家药品管理相关法律法规和临床药物治疗专业知识,包括中国药典、药品说明书、教材、指导原则、诊疗指南,临床路径及专家共识等。其实以上都可以作为用药依据,但按法律效力大小顺序排列依次是:药典>药品说明书>最新版教科教材>原卫生部指导原则>临床实践指南>临床路径>专家共识。

一、国家药品管理相关法律法规依据

参见第二章及附录。

二、临床药物治疗专业知识依据

(一) 药典

药典是国家为保证药品质量可控、确保人民用药安全有效而依法制定的药品法典,是药品研制、生产、经营、使用和管理都必须严格遵守的法定依据,国家药品标准体系的核心。药典在医生用药规范中处于最高的法律地位,药典中有记录的就应该按照药典的要求来用药。

(二) 药品说明书

药品说明书是药品重要信息的法定文件,是选用药品的法定指南,是药理与毒理实验、临床试验等一系列研究的结晶,经医学、药学专家的评估认同,经国家药监部门审核批准,所以它具有法律效力,医务人员和患者在一般情况下都应遵循药品说明书的有关规定。药品说明书的内容包括药品的通用名称、规格、剂型、生产企业、批准文号、产品批号、有效期以及该药品的主要成分、药理作用、适应证、用法用量、禁忌、不良反应、贮存条件和注意事项等,中药制剂说明书还应包括主要药味(成分)性状等。药品说明书能提供用药信息,是医务人员、患者了解该药品的重要途径,它的规范程度和质量与医疗质量密切相关。

(三) 专业教材

全国高等学校临床医学专业教材,是在教育部、国家卫生健康委员会领导和支持下,由全国临床医学专业教材评审委员会审定,院士、专家把关,全国各医学院校知名专家、教授编写,具有科学性、权威性。

(四) 指导原则

《抗菌药物临床应用指导原则》于2004年8月19日由原卫生部、国家中医药管理局和总后卫生部联合公布实施。原卫生部在2006年初又组织委托相关专家起草制定《麻醉药品临床应用指导原则》和《精神药品临床应用指导原则》,于2007年1月25日发布实行。《抗菌药物临床应用指导原则》在抗菌药物合理应用和专项整治工作中起到了重要作用。原卫生部在 2012 年初又组织专家对该指导原则进行了修订，并已于 2015 年 7 月 24 日颁发了《抗菌药物临床应用指导原则（2015 年版）》（国卫办医发〔2015〕43 号）。

（五）临床实践指南

临床实践指南的原始定义（1990 年发布）是系统地制定出的、帮助临床医生和患者根据特定的临床情况做出恰当决策的指导意见。该定义中指出指南应该具备的属性：有效性、可靠性/可重复性、临床上针对特定人群的适用性、临床应用的灵活性、明确性等。临床实践指南的新定义（2011 年发布）：通过系统综述生成的证据以及对各种备选干预方式的利弊评价之后提出的最优指导意见。因此，可以看出，指南如果想要具有可靠性，必须做到：①基于对现有证据的系统评价；②由来自专业团队、各学科的专家和主要相关团体的代表共同制定；③适当的考虑重要患者亚群体和患者偏好；④过程透明，使干扰、偏倚和利益冲突最小化；⑤对各备选干预措施及相应的结局之间的关系提供合理的解释，并对证据质量和推荐意见进行分级；⑥当有重要的新证据时要对原由指南进行合理的重新审议和修订。

临床指南是对现有资料和证据的全面客观总结，各种疾病诊治指南已得到广泛的认可。随着医学实践的不断深入，临床指南也在进行不断地更新。

（六）临床路径

临床路径是指针对某一疾病建立的一套标准化治疗模式与治疗程序，是一个有关临床治疗的综合模式，以循证医学证据和指南为指导来促进治疗组织和疾病管理的方法，最终起到规范医疗行为、减少变异、降低成本、提高质量的作用。相对于指南来说，其内容更简洁、易读、适用于多学科多部门具体操作，是针对特定疾病的诊疗流程，注重治疗过程中各专科间的协同性、注重治疗的结果、注重时间性。但我国出台的临床路径，没有制定临床用药路径，而只是提出了某一疾病的基本用药原则。

（七）专家共识

专家共识强调专家经验在制定过程中发挥的作用，其专家经验主要来源于多学科专家代表组成的团队针对具体临床问题的诊疗方案进行共识的结果，专家共识的制定团队一般只有一个，主要由相关领域的知名专家组成，一般是自发性质，具有一定权威性。

三、常用检索工具

（一）用药助手

用药助手是丁香园旗下面向医务人员的专业应用，目前有网页版和手机 App 客户端，可用来查询药品说明书，查看用药指南摘要及全文，使用常用医学计算工具。

（二）用药参考

用药参考是医脉通旗下的临床药品信息查询平台，有手机 App 和网页版。用药参考堪称医学行业的"百科全书"，医务人员可以在这庞大的药品信息数据库里查询到各种药品相关信息。

（三）临床指南

临床指南是一款面向临床医师的指南查询阅读的手机应用，收录了目前国内外各权威机构发布的指南及国内专家的解读、翻译，同时提供最新的医学资讯。

（四）药智网数据库

药智网数据库是药智网旗下全国最大的医药数据库，可在线查询下载药品标准、药品说明书、中国药典、红光外谱图、基本药物目录、医保目录、药材标准、药材辞典、国外药典、保健品化妆品等一系列标准查询。

（五）UpToDate 临床顾问

UpToDate 临床顾问是基于循证医学原则的临床决策支持系统，成为医生在诊疗时获取医学知识的主要资源，为他们提供基于循证医学原则且不断更新的信息。UpToDate 整合了研究证据并给出分级的推荐意见，这些意见都能够运用于临床实践。权威、准确、实用、最新，是 UpToDate 能够受到众多医生青睐的原因。

（六）文献数据库

常用中文数据库有中国知网和万方数据库，它们均面向海内外读者提供中国学术文献、外文文献、学位论文、报纸、会议、年鉴、工具书等各类资源统一检索、统一导航、在线阅读和下载服务。

（七）外文数据库

最常使用的外文数据库是 PubMed。PubMed 是一个免费的搜寻引擎，提供生物医学方面的论文搜寻以及摘要的数据库。其数据主要来源有 MEDLINE、OLDMEDLINE、Record in process、Record supplied by publisher 等。数据类型包括期刊论文、综述以及与其他数据库链接，提供原文获取服务，免费提供题录和文摘，可提供原文的网址链接，提供检索词自动转换匹配，操作简便、快捷。

第四节　处方审核的流程

（1）处方审核按图 3-1 的流程进行。

（2）审方药师接收医师开具的待审处方，并对处方的合法性、规范性及适宜性进行审核，并进行判断。

（3）若未发现有问题，则判断该处方合格，处方进入划价收费、处方调配、核对发药的流程，并对患者进行用药交代。

（4）若发现有问题，则判断该处方为不合理处方。

（5）审核未通过的不合理处方，审方药师联系医师修改处方，经修改后再次进入审核流程。

（6）未修改的严重不合理处方，药师应拒绝调配。

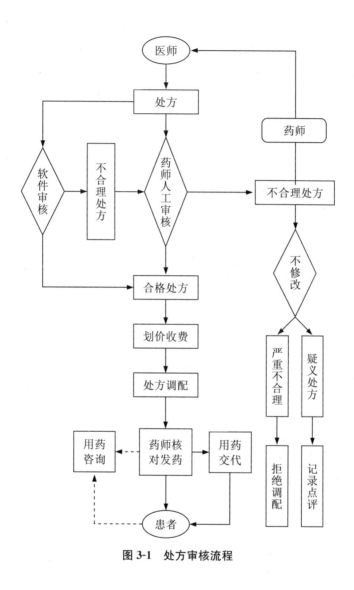

图 3-1　处方审核流程

（曾芳　周莹）

第四章 处方合法性及规范性审核

第一节 合法性审核

由国家卫生健康委员会办公厅、国家中医药管理局办公室、中央军委后勤保障部办公厅于 2018 年 6 月 29 日印发的《医疗机构处方审核规范》第十三条对处方的合法性审核内容做了相关规定，处方合法性审核内容包括以下几个方面。

一、西医医师、中医医师处方合法性的审核

（一）医师处方权限的审核

《中华人民共和国执业医师法》和《处方管理办法》的相关法律条款对医师开具处方的合法性要求做了明确说明。目前，湖北省二级以上医疗机构对于医师处方权限的授予基本已实现了信息化管理，药师在审核医师处方合法性方面可以基于信息化手段从权限源头进行控制。但是对于还未实现信息化权限管理的医疗机构，药师在审核医师处方合法性时需要格外留意医师签名与留样是否一致，还应确认试用期人员的处方有效性以及进修医师的处方权限问题。

（二）开具中成药、中药饮片处方权限的审核

《关于印发第一批国家重点监控合理用药药品目录（生化药及生物制品）的通知》对开具中成药和中药饮片相关的医师资质进行了规定。目前，各医疗机构西医医师开具中成药处方的现象普遍存在，但是根据相关规定，部分医师尚未取得中成药处方开具的资格，药师还应协助医务部门完成相应权限的资格认定和授予工作，并按规定进行处方合法性审核。

二、特殊药品处方合法性的审核

《中华人民共和国药品管理法》第一百一十二条　国务院对麻醉药品、精神药品、医疗用毒性药品、放射性药品、药品类易制毒化学品等有其他特殊管理规定的，依照其规定。下面分别对麻、精、毒、放等药品的处方合法性审核做相关说明。

（一）麻、精药品处方合法性审核

为了规范麻、精药品的流通和使用,国家相关部门的多项法律法规涉及麻、精药品的管理。包括《中华人民共和国药品管理法》《中华人民共和国药品管理法实施条例》《麻醉药品和精神药品管理条例》《医疗机构麻醉药品、第一类精神药品管理规定》《麻醉药品临床应用指导原则》《医疗机构药事管理规定》等。目前,对于麻、精药品处方的合法性审核主要以《麻醉药品和精神药品管理条例》的相关要求为审核依据。该条例相关条款对医师开具麻、精药品处方的合法性做了明确要求。药师在审核医师麻、精处方时需要格外留意处方医师是否具有本医疗机构授予的麻醉药品和第一类精神药品处方权限,处方签名与留样是否一致。

（二）毒性药品处方合法性审核

《医疗用毒性药品管理办法》是为加强医疗用毒性药品的管理,防止中毒或死亡事故的发生,根据《中华人民共和国药品管理法》的规定制定。参照《医疗用毒性药品管理办法》相关条款,药师在审核毒性药品处方合法性时,应注意常规审核医师是否有开具医疗用毒性药品处方的权限。

（三）放射性药品处方合法性审核

《放射性药品管理办法》（2011修订）规定医疗单位设置核医学科、室（同位素室）,必须配备与其医疗任务相适应的并经核医学技术培训的技术人员。非核医学专业技术人员未经培训,不得从事放射性药品使用工作。目前,对于医师开具放射性药品的权限问题尚无相关法规单独明确提出,药师在审核放射性药品处方合法性时可参照医师处方合法性审核相关要求。

三、处方的时效性

根据《处方管理办法》相关规定,处方开具当日有效,特殊情况下需延长有效期的,由开具处方的医师注明有效期限,但有效期最长不得超过3天。所谓的特殊情况是指在处方开具的当日,因患者或医院双方的特殊原因,患者当日不能执行处方,需延长有效期,如医院信息系统当日瘫痪或出现大面积停电现象,抢修不及时,需延时或改日执行处方。或者由于患者本身原因,不能当日执行处方,需延长处方有效期。同时为住院患者开具的麻醉药品和第一类精神药品处方应当逐日开具。此外,普通处方、急诊处方、儿科处方保存期限为1年,医疗用毒性药品、第二类精神药品处方保存期限为2年,麻醉药品和第一类精神药品处方保存期限为3年。处方保存期满后,经医疗机构主要负责人批准、登记备案,方可销毁。

第二节　规范性审核

《医疗机构处方审核规范》中第二条规定,处方审核是指药学专业技术人员运用专业知识与实践技能,根据相关法律法规、规章制度与技术规范等,对医师在诊疗活动中为患者开具的处方,进行合法性、规范性和适宜性审核,并做出是否同意调配发药决定的药学技术服务。第一节内容已经对处方合法性审核要求进行了详细概述,本节对处方规范性审核要求做如下阐述。

一、前记的规范性审核

处方的前记包括医疗、预防、保健机构名称,处方编号,费别,患者姓名、性别、实足年龄,门诊或住院病历号,科别或病室和床位号,临床诊断,开具日期等,并可添列专科特殊要求的项目。《处方管理办法》对处方前记需注意的不同事项做了规定。针对特殊人群(新生儿、婴幼儿、孕妇、老年人)处方前记审核的注意事项,现举例分析如下,仅供参考。

案例 1

××医院门诊处方单(笺)

姓名:李××	年龄:1岁	性别:女	临床诊断:支气管肺炎
过敏试验/过敏史:无	开单科室:儿科门诊		处方号:×××××

药品名称	规格	用法用量	数量
×××××	×××××	×××××	×××××
医师签名:	审核/调配签名:		核对/发药签名:

解析:该患儿实际年龄是 1 岁 3 个月,处方中未写明患儿的具体日、月龄,根据《处方管理办法》规定:新生儿(0~28 天)、婴幼儿(1~3 岁)处方应书写明日、月龄,必要时要注明体重,以便精确计算药物剂量。

案例 2

××医院门诊处方单(笺)

姓名:杜××	年龄:30 岁	性别:女	临床诊断:右眼角上皮挫伤
过敏试验/过敏史:无	开单科室:眼科门诊		处方号:×××××

药品名称	规格	用法用量	数量
×××××	×××××	×××××	×××××
医师签名:	审核/调配签名:		核对/发药签名:

解析:该患者其实是位孕妇,但处方中未体现该患者是位孕妇,记载孕妇临床诊断时应注明妊娠周期,以便药师审核处方用药的适宜性和安全性。

案例 3

××医院门诊处方单(笺)

姓名:熊××	年龄:65 岁	性别:男	临床诊断:冠心病
过敏试验/过敏史:无	开单科室:心内科门诊		处方号:×××××

药品名称	规格	用法用量	数量
阿司匹林肠溶片	100mg	100mg/次,qd,po	1 盒
苯磺酸氨氯地平片	5mg	5mg/次,qd,po	1 盒
盐酸贝那普利片	10mg	10mg/次,qd,po	1 盒
医师签名:	审核/调配签名:		核对/发药签名:

解析:该患者患有高血压病 2 级,临床诊断未填写完全。根据《处方管理办法》规定:书写临床诊断时,应根据患者患有不同疾病(包括原有基础疾病)分别罗列出所有的临床诊断,以便药师审核处方用药是否与临床诊断相符。

案例 4

××医院门诊处方单(笺)

姓名:肖××	年龄:46 岁	性别:女	临床诊断:待查
过敏试验/过敏史:无	开单科室:胃肠外科门诊		处方号:×××××

药品名称	规格	用法用量	数量
复方聚乙二醇电解质散	68.5g/袋	68.5g/次,qd,po	3 袋
医师签名:	审核/调配签名:		核对/发药签名:

解析:该患者临床诊断不明。根据《处方管理办法》规定:记载患者一般情况、临床诊断应清晰、完整,并与病历记载相一致。

二、正文的规范性审核

处方正文是处方的重要组成部分,主要包括药品名称、剂型、规格、数量、用法用量等。其中药品名称的书写、药品剂量与数量的书写、用法用量的书写及药品数目是药师审核处方的关键内容。《处方管理办法》对审核处方正文需注意的事项作了相关规定。

(1) 书写药品名称、剂量、规格、用法、用量要准确规范。①药品名称应当使用规范的中文名称书写,没有中文名称的可以使用规范的英文名称书写。②医疗机构或者医师、药师不得自行编制药品缩写名称或者使用代号;应当使用经药品监督管理部门批准并公布的药品通用名称、新活性化合物的专利药品名称和复方制剂药品名称,或使用由原卫生部公布的药品习惯名称。③医院制剂应当使用药品监督管理部门正式批准的名称。④药品剂量与数量用阿拉伯数字准确书写。剂量应当使用法定剂量单位:重量以克(g)、毫克(mg)、微克(μg)、纳克(ng)为单位;容量以升(L)、毫升(ml)为单位;国际单位(IU)、单位(U);中药饮片以克(g)为单位。片剂、丸剂、胶囊剂、颗粒剂分别以片、丸、粒、袋为单位;溶液剂以支、瓶为单位;软膏及乳膏剂以支、盒为单位;注射剂以支、瓶为单位,应当注明含量;中药饮片以剂为单位。⑤药品用法可用规范的中文、英文、拉丁文或者缩写体准确书写,但不得使用"遵医嘱""自用"等含糊不清字句。

(2)药品用法用量应当按照药品说明书规定的常规用法用量使用,特殊情况需要超剂量使用时,应当注明原因并再次签名。

(3)西药和中成药可以分别开具处方,也可以开具一张处方,中药饮片、中药注射剂要单独开具处方。

(4)开具西药、中成药处方,每一种药品应当另起一行,每张处方不得超过 5 种药品。

(5)开具处方后的空白处画一斜线以示处方完毕。

案例 1

××医院门诊处方单(笺)

姓名:易××	年龄:30 岁　　性别:女		临床诊断:慢性胃炎
过敏试验/过敏史:无	开单科室:消化门诊		处方号:×××××

药品名称	规格	用法用量	数量
艾司奥美拉唑镁肠溶片	20mg	20mg,口服,1 次	1 盒
盐酸伊托必利片	50mg	50mg,口服,1 次	1 盒
医师签名:	审核/调配签名:		核对/发药签名:

分析:该处方中药品用法书写不规范。药品用法可用规范的中文、英文、拉丁文或者缩写体准确书写,如拉丁文缩写表示为 qd、bid、tid 等,中文表示为 n 次/m d。

案例 2

××医院门诊处方单(笺)

姓名:何××	年龄:72 岁　　性别:男		临床诊断:冠状动脉介入治疗术后
过敏试验/过敏史:无	开单科室:心血管门诊		处方号:×××××

药品名称	规格	用法用量	数量
立普妥	20mg	20mg,qd,po	1 盒
拜阿司匹林	0.1g	0.1g,qd,po	1 盒
医师签名:	审核/调配签名:		核对/发药签名:

分析:该处方中药品名称书写不规范。处方中不得使用药品商品名,应当使用经药品监督管理部门批准并公布的药品通用名称、新活性化合物的专利药品名称和复方制剂

药品名称,或使用由原卫生部公布的药品习惯名称。

三、后记的规范性审核

处方后记包括医师签名和(或)加盖专用签章,药品金额以及审核、调配、核对、发药的药学专业技术人员签名。根据《处方管理办法》规定,审核处方后需注意以下事项:处方医师的签名式样和专用签章应当与院内药学部门留样备查的式样相一致,不得任意改动,否则应当重新登记留样备案(医师不得为自己开具麻醉药品、第一类精神药品处方)。

四、中药处方的规范性审核

中药处方是医生对患者的病情进行辩证后所开具的医疗文书,是药剂人员调配药物和指导病人用药的依据。中药处方是否规范化直接关系到患者用药的安全性、有效性。

《医疗机构处方审核规范》第十四条规范性审核(三)条目是否规范第 7 条指出:中药饮片、中成药的处方书写应当符合《中药处方格式及书写规范》。

国家中医药管理局《中药处方格式及书写规范》(本节以下简称《规范》)由各级中医医疗机构在临床工作中遵照执行。《规范》第九条指出:中药饮片处方的书写,应当遵循以下要求:

(1) 应当体现"君、臣、佐、使"的特点要求。

(2) 名称应当按《中华人民共和国药典》规定准确使用,《中华人民共和国药典》没有规定的,应当按照本省(区、市)或本单位中药饮片处方用名与调剂给付的规定书写。

(3) 剂量使用法定剂量单位,用阿拉伯数字书写,原则上应当以克(g)为单位,"g"(单位名称)紧随数值后。

(4) 调剂、煎煮的特殊要求注明在药品右上方,并加括号,如打碎、先煎、后下等。

(5) 对饮片的产地、炮制有特殊要求的,应当在药品名称之前写明。

(6) 根据整张处方中药味多少选择每行排列的药味数,并原则上要求横排及上下排列整齐。

(7) 中药饮片用法用量应当符合《中华人民共和国药典》规定,无配伍禁忌,有配伍禁忌和超剂量使用时,应当在药品上方再次签名。

(8) 中药饮片剂数应当以"剂"为单位。

(9) 处方用法用量紧随剂数之后,包括每日剂量、采用剂型(水煎煮、酒泡、打粉、制丸、装胶囊等)、每剂分几次服用、用药方法(内服、外用等)、服用要求(温服、凉服、顿服、慢服、饭前服、饭后服、空腹服等)等内容,例如:"每日 1 剂,水煎 400ml,分早晚两次空腹温服。"

(10) 按毒麻药品管理的中药饮片的使用应当严格遵守有关法律、法规和规章的规定。

《规范》第十条指出,中成药处方的书写,应当遵循以下要求:

（1）按照中医诊断（包括病名和证型）结果，辨证或辨证辨病结合选用适宜的中成药。

（2）中成药名称应当使用经药品监督管理部门批准并公布的药品通用名称，院内中药制剂名称应当使用经省级药品监督管理部门批准的名称。

（3）用法用量应当按照药品说明书规定的常规用法用量使用，特殊情况需要超剂量使用时，应当注明原因并再次签名。

（4）片剂、丸剂、胶囊剂、颗粒剂分别以片、丸、粒、袋为单位，软膏及乳膏剂以支、盒为单位，溶液制剂、注射剂以支、瓶为单位，应当注明剂量。

（5）每张处方不得超过 5 种药品，每一种药品应当分行顶格书写，药性峻烈的或含毒性成分的药物应当避免重复使用，功能相同或基本相同的中成药不宜叠加使用。

（6）中药注射剂应单独开具处方。

案例 1

××医院门诊处方单（笺）

姓名:黄××	年龄:54 岁	性别:男	临床诊断:NASH
过敏试验/过敏史:无	开单科室:消化门诊		处方号:×××××

药品名称	规格	用法用量	数量
肝得治胶囊	0.45g	1.8g,tid,po	4 盒
水飞蓟宾胶囊	35mg	105mg,tid,po	6 盒
医师签名:	审核/调配签名:		核对/发药签名:

分析:该处方没有明确的中医诊断，且未按照中医诊断（包括病名和证型）结果，辨证或辨证辨病结合选用适宜的中成药。

案例 2

××医院门诊处方单（笺）

姓名:余××	年龄:33 岁	性别:女	临床诊断:甲减
过敏试验/过敏史:无	开单科室:内分泌门诊		处方号:×××××

药品名称	规格	用法用量	数量
益气维血胶囊	0.45g	0.45g,tid,po	7 盒
左甲状腺素钠片	50μg	25μg,qd,po	1 盒
医师签名:	审核/调配签名:		核对/发药签名:

分析:益气维血胶囊超剂量用药未注明原因，无医师再次签名。

案例3

××医院门诊处方单(笺)

姓名:付××	年龄:63岁 性别:男	临床诊断:2型糖尿病
过敏试验/过敏史:无	开单科室:内分泌门诊	处方号:×××××

药品名称	规格	用法用量	数量
瑞舒伐他汀钙片	10mg	10mg,qd,po	4盒
大活络丹	0.25g	1g,tid,po	6盒
硝苯地平缓释片	10mg	10mg,bid,po	1盒
诺和锐笔芯注射液	300U	30U,bid,	4盒
(门冬胰岛素)		皮下注射	
医师签名:	审核/调配签名:		核对/发药签名:

分析:大活络丹使用不规范,未按照中医诊断(包括病名和证型)结果,辨证或辨证辨病结合选用适宜的品种。

(刘 刚 郭咸希 吴 玥 张 帆)

第五章　处方适宜性审核

根据《医疗机构处方审核规范》，适宜性审核有以下内容。

西药及中成药处方审核项目包括：

（1）处方用药与诊断是否相符。

（2）规定必须做皮试的药品，处方医生是否注明过敏试验及结果的判定。

（3）处方剂量、用法是否正确，单次处方总量是否符合规定。

（4）选用剂型与给药途径是否适宜。

（5）是否有重复给药和药物相互作用的情况，包括西药、中成药、中成药与西药、中成药与中药饮片之间是否存在重复给药和有临床意义的相互作用。

（6）是否存在配伍禁忌。

（7）是否有用药禁忌。儿童、老年人、孕妇及哺乳期妇女、脏器功能不全患者是否有禁忌使用的药物，患者用药是否有食物及药物过敏史禁忌症、诊断禁忌症、疾病禁忌症与性别禁忌症等。

（8）溶媒的选择、用法用量是否适宜，静脉输注的药品给药速度是否适宜。

（9）是否存在其他用药不适宜的情况。

第一节　适应证审核

适应证是指某一种药物或治疗方法所能治疗的疾病范围。适应证审核是审查处方用药与临床诊断是否相符，既是适宜性审核的第一步，也是合法性和规范性审核的核心工作。规范的临床诊断是顺利开展适应证审核的前提条件，目前国际通用的临床诊断分类规则是国际疾病分类（international classification of diseases，ICD）第十版。

一、ICD-10

（一）简介

ICD 是世界卫生组织（World Health Organization，WHO）制定的国际统一的疾病分类方法，它是根据疾病的病因、病理、临床表现和解剖位置等特性，将疾病分门别类，使其成为一个有序的组合，并用编码的方法来表示的系统。ICD 是临床诊断的分类标准，也是报告疾病与健康信息的国际标准。目前全世界通用的是《国际疾病分类》第 10 次修订本(ICD-10)。ICD-11 已于 2019 年由世界卫生大会执行委员会讨论通过,将于 2022 年 1 月 1 日生效。

ICD 已有 110 年的发展历史。1891 年,为了对死亡进行统一登记,国际统计研究所组织成立了一个对死亡原因进行分类的委员会。1893 年,该委员会主席 Jacques Bertillon 提出了一个分类方法——《国际死亡原因编目》。此即为 ICD 第一版,以后约每 10 年修订一次。1940 年,WHO 承担了第 6 次修订工作,首次引入了疾病分类,并强调继续沿用病因分类。1994 年,第 10 次修订在日内瓦完成,该修订版本在世界范围得到了广泛应用,这就是全球通用的 ICD-10。2010 年 WHO 发布了 ICD-10 更新版本。

WHO 只提供 4 位编码的 ICD-10,各国在引用的时候可以添加附加码来增加疾病数量。澳大利亚于 1998 年发布了首部 5 位编码的 ICD-10AM。紧随其后,加拿大、法国、泰国、韩国分别于 2000 年、2005 年、2007 年、2008 年出版了 ICD-10 的国家标准。2013 年 10 月,美国正式启用 6 位编码的 ICD-10。根据 WHO 的规定,各国的本地化版本都可以对照转换成标准的 ICD-10 编码以便国际间交流。

ICD 分类依据疾病的 4 个主要特征,即病因、部位、病理及临床表现(包括症状体征、分期、分型、性别、年龄、急慢性发病时间等)。每一特性构成了一个分类标准,形成一个分类轴心,因此 ICD 是一个多轴心的分类系统。

ICD 分类的基础是对疾病的命名,没有名称就无法分类。但疾病又是根据其内在本质或外部表现来命名的,因此疾病的本质和表现正是分类的依据,分类与命名之间存在一种对应关系。当对一个特指的疾病名称赋予一个编码时,这个编码就是唯一的,且表示了特定疾病的本质和特征,以及它在分类里的上下左右联系。

(二)国际标准中国化

2001 年,我国卫生计生委统计信息中心与北京世界卫生组织国际分类家族合作中心联合出版了《国际疾病分类(ICD-10)应用指导手册》,该书在国内广泛应用,反应良好。

2010 年,为了统一全国的统计口径,使我国 ICD 临床修订本合法化,受国家卫生计生委法规司委托,国家卫生计生委统计信息中心、北京世界卫生组织国际分类家族合作中心和中国医院协会病案管理专业委员会承担 ICD-10 本地化研究,重新制定新的《疾病分类与代码》标准,即 ICD 的扩展编码标准手册。2012 年该项目正式立项,项目编号为 GB/T 14396-2012。

关于推行 ICD-11,WHO 给予成员国 3 年准备时间,我国也进行了中文版适应性测试。国家卫生健康委组织有关专家编译形成了《国际疾病分类第十一次修订本(ICD-11)中文版》。2018 年 12 月,国家卫生健康委网站发布《关于印发国际疾病分类第十一次修订本(ICD-11)中文版的通知》(以下简称《通知》)。

《通知》要求各级各类医疗机构要积极推进 ICD-11 中文版全面使用。自 2019 年 3 月 1 日起,各级各类医疗机构应当全面使用 ICD-11 中文版进行疾病分类和编码。地方各级卫生健康行政部门加大 ICD-11 中文版应用管理和监督指导力度。与此同时要求卫生健康行政部门开展医疗机构绩效考核、质量控制与评价等工作时,均应当采用 ICD-11 中文版进行医疗数据统计分析。

（三）ICD 的意义

1. 标准化　疾病名称标准化、格式化。

2. 共享性　疾病信息得到最大范围的共享,可以反映国家卫生状况,还是医学科研和教学的工具和资料。

3. 利于管理　ICD 是医院医疗和行政管理的依据。对于药师审方而言,标准化的疾病命名可以让药师准确的获得疾病信息,从而快速进行处方适应证的审核,既利于合理用药,也利于医保控费。

二、适应证审核要点

适应证审核是审查处方用药与临床诊断是否相符,其不合理情况主要包括临床诊断不全、适应证不适宜、无适应证用药、无正当理由超适应证用药四个方面。适应证审核可以规范临床用药,让药品回归临床治疗属性,避免药物滥用。适应证审核的难点在于:①区分"超适应证用药"与"无适应证用药",其本质区别就是看有无充分的循证医学证据支持,超适应证用药可以参考国外的审批机构已经批准的适应证、相关专业的权威指南、各大学会发布的超说明书用药目录。然而,不管证据级别如何,都需要在医院做好相应的备案。②区分"无适应证用药"与"临床诊断不全",如果处方正文中部分药品的适应证或功能主治包含了临床诊断所列疾病,其他药品的适应证虽不包含临床诊断,但能防治临床诊断所列疾病的并发症、危险因素或原发病,可以考虑该处方存在"临床诊断书写不全"的情况。③"适应证不适宜"和"遴选的药物不适宜"有交叉类似的地方,在实际工作中容易因个人理解不同形成误差。如果患者有指征使用治疗某类疾病的药品,处方正文所列药品属于治疗这类疾病的药品。因其药理学、药代动力学等因素,用于该患者可能治疗效果不佳,建议考虑处方存在"适应证不适宜"的情况。如果处方正文所列药品的适应证包含临床诊断,但相对于其他有相同适应证的药品,未考虑特殊人群的特点或未遵循经济原则等,建议考虑存在"遴选药品不适宜"的情况。

规范和齐全的临床诊断在适应证审核中起着重要的作用,建立相互独立的中医和西医的诊断名称数据库是适应证审核的必要条件。适应证审核是处方审核的重点,需要综合考虑所有临床相关信息后才能完成,因此药师需要谨慎,获取全面的临床信息及权威资料,做出最后判断。

三、适应证审核的案例分析

临床治疗疾病的原则:①对因治疗;②对症治疗;③辅助治疗;④预防治疗。适应证审核的关键在于了解临床治疗原则,根据临床诊断的疾病病因、临床表现和并发症,药物的药效学、药代动力学、禁忌证等做出判断。所以医生应把患者每个需要治疗的疾病全部列出,药师根据诊断,逐一进行药品适应证审核。处方上每一种药物均应与临床诊断相符,否则,需要与医生沟通,更换药品或补充诊断。

下面根据日常工作,以案例的形式列出几种常见的情况,以供参考。

案例1 临床诊断不规范

××医院门诊处方单(笺)

姓名:×××	年龄:31岁	性别:男	临床诊断:家中的健康问题
过敏试验/过敏史:无	开单科室:妇科门诊		处方号:×××

药品名称	规格	用法用量	数量
地屈孕酮片	10mg×20片	10mg,口服,2次/d	1盒
戊酸雌二醇片	1mg×21片	1mg,口服,1次/d	3盒
黄体酮软胶囊	100mg×30粒	100mg,阴道用药,1次/d	1盒
医师签名:	审核/调配签名:		核对/发药签名:

点评分析:该处方不合理,为诊断不规范、性别不适宜处方。①家中的健康问题不是一个临床诊断,因为国情原因,几乎每家医院都有为方便慢性病患者开药而设置的"方便门诊"。处方来自于"方便门诊",诊断多为手写。类似"诊断名"有不适、健康查体、××病症待查等。②地屈孕酮片、戊酸雌二醇片和黄体酮软胶囊均为女性用药,但该患者是男性。

案例2 以症代证

××医院门诊处方单(笺)

姓名:×××	年龄:4月15天	性别:男	临床诊断:咳嗽
过敏试验/过敏史:无	开单科室:儿科门诊		处方号:×××

药品名称	规格	用法用量	数量
多索茶碱注射液	0.1g:10ml	0.025g,静滴,1次/d	1支
葡萄糖注射液	5g:50ml	50ml,静滴,1次/d	1袋
小儿电解质补给注射液	100ml	100m,l静滴,1次/d	1袋
注射用头孢曲松钠他唑巴坦钠	1g	0.8g,静滴,1次/d	1瓶
注射用地塞米松钠	5mg	1.5mg,静滴,1次/d	1瓶
医师签名:	审核/调配签名:		核对/发药签名:

点评分析:该处方不合理,存在诊断不规范、无适应证用药、体外配伍禁忌。①咳嗽是一种症状并不是一种诊断,导致咳嗽的原因很多,单一症状并不是使用抗菌药物的指征。常见的此类诊断名有:头痛、妊娠状态、腹泻、便秘等。因此,药师需要联系医生,询问病人信息,敦促其更正诊断。②头孢曲松钠他唑巴坦钠与地塞米松磷酸钠注射液在体

外配伍时不稳定,容易产生沉淀或发生理化性质的改变,建议分开输注。

案例3 中医诊断名用于西医治疗

××医院门诊处方单(笺)

姓名:×××	年龄:30 岁	性别:女	临床诊断:心悸
过敏试验/过敏史:无	开单科室:心内科门诊		处方号:×××

药品名称	规格	用法用量	数量
琥珀酸美托洛尔缓释片	47.5mg×7 片	47.5mg,口服,1 次/d	5 盒
盐酸曲美他嗪缓释片	35mg×30 片	35mg,口服,2 次/d	2 盒
医师签名:	审核/调配签名:		核对/发药签名:

点评分析:该处方不合理,存在诊断不规范。心悸是中医病证名,是因外感或内伤,致气血阴阳亏虚,心失所养,或痰饮淤血阻滞,心脉不畅,引起以心脏急剧跳动,惊慌不安,甚则不能自主等为主要临床表现的一种心脏常见病证,也可作为临床多种病证的症状表现之一,如胸痹心痛、失眠、健忘、眩晕、水肿、喘证等。西医中各种原因引起的心律失常,如心动过速、心动过缓、过早搏动、心房颤动或扑动、房室传导阻滞、病态窦房结综合征、预激综合征及心功能不全、神经官能症等,凡以心悸为主要临床表现时,均可归为心悸病。

翻看旧版说明书,包括美托洛尔和曲美他嗪在内的治疗上述症状的药物,其禁忌症里均有"心悸";于是就给人造成了这些药物既治疗"心悸"又禁用于"心悸"的尴尬误解。

随着学科建设的深入进行,现在的说明书用语也越来越严谨规范;新版本的西药说明书里几乎没有中医名词。常见的此类诊断名有伤寒、心衰、癫痫、肺痨等。

案例4 适应证不适宜

××医院门诊处方单(笺)

姓名:×××	年龄:1 岁1 月	性别:女	临床诊断:疱疹性咽炎
过敏试验/过敏史:无	开单科室:儿科门诊		处方号:×××

药品名称	规格	用法用量	数量
阿奇霉素干混悬剂(希舒美)	100mg×6 支	100mg,口服,1 次/d	1 盒
医师签名:	审核/调配签名:		核对/发药签名:

点评分析:该处方不合理,属于适应证不适宜处方。疱疹性咽炎由病毒感染引起,阿奇霉素干混悬剂的适应证与之不相符;建议更换成抗病毒药物,如伐昔洛韦颗粒。如需治疗合并的细菌感染,应补全诊断信息。

案例 5　超适应证用药

××医院门诊处方单（笺）

姓名:×××	年龄:41 岁　性别:女	临床诊断:子宫平滑肌瘤
过敏试验/过敏史:无	开单科室:妇科门诊	处方号:×××

药品名称	规格	用法用量	数量
替勃龙片	2.5mg×7	1 片,口服,1 次/d	2 盒
医师签名:	审核/调配签名:	核对/发药签名:	

点评分析:该处方不合理,属于无正当理由超适应证用药。①根据提供的临床诊断,已确诊或怀疑的激素依赖性肿瘤时,不推荐使用替勃龙片;②根据《子宫内膜异位症的诊治指南(2015)》,替勃龙作为促性腺激素释放激素激动剂(GnRH-a)治疗的反向添加方案,用于控制雌二醇水平和防止骨质疏松;若为此适应证,需医生补充临床诊断说明。

案例 6　无适应证用药

患者男,23 岁,体重 65kg,查体辅检无特殊异常。手术名称:鞘膜囊肿切除术。手术开始时间:××××年××月××日 09:00;手术结束时间:××××年××月××日09:30。

××医院医嘱

药品名称	规格	用法用量	数量
注射液用头孢唑林钠	1g/支	2g,静脉滴注,临时,1 次	2 支
0.9%氯化钠注射液	100ml/袋	100ml,静脉滴注,临时,1 次	1 袋

点评分析:该医嘱不合理,属于无适应证给药。根据《抗菌药物临床应用指导原则》,鞘膜囊肿切除手术,为Ⅰ类切口手术,该患者年龄 23 岁,体重 65kg,不存在高龄、营养不良等高危因素,且手术时间未超过 3 小时,因此该患者没有预防性使用抗菌药物的指征。

案例 7　超适应证用药

××医院门诊处方单（笺）

姓名:×××	年龄:60 岁　性别:男	临床诊断:三叉神经痛
过敏试验/过敏史:无	开单科室:内科门诊	处方号:×××

药品名称	规格	用法用量	数量
盐酸度洛西汀肠溶胶囊	60mg×14 粒	60mg,口服,1 次/d	3 盒
普瑞巴林胶囊	75mg×8 粒	150mg,口服,2 次/d	4 盒
医师签名:	审核/调配签名:	核对/发药签名:	

点评分析:该处方不合理,属于无正当理由超适应证用药。患者诊断为三叉神经痛,而盐酸度洛西汀说明书无此适应证;神经病理性疼痛相关指南推荐度洛西汀为治疗神经病理性疼痛的一线治疗药物,但三叉神经痛除外,因为该类药物在治疗三叉神经痛中的疗效尚缺乏循证医学证据。

案例 8　适应证不适宜

患者男,68 岁,体重 68kg,查体辅检无特殊异常。临床诊断:右侧股骨头缺血坏死、双侧扁平髋;手术:7 月 6 日行"右侧全髋关节置换术"。

××医院医嘱

药品名称	规格	用法用量	数量
氟比洛芬酯注射液	50mg/支	100mg,脉滴滴注,1 次/d	2 支
0.9%氯化钠注射液	250ml/袋	250ml,脉滴滴注,1 次/d	1 袋
丁丙诺啡透皮贴剂	5mg/贴	5mg,贴皮,1 次/w	1 贴

点评分析:该医嘱不合理,属于适应证不适宜。术后疼痛属于急性疼痛,而丁丙诺啡透皮贴剂适应证为慢性疼痛。

案例 9　超适应证用药

××医院门诊处方单(笺)　　　　　　　　　　　　　麻

姓名:×××	年龄:34 岁　　性别:女	临床诊断:慢性癌痛
过敏试验/过敏史:无	开单科室:肿瘤科	处方号:×××

药品名称	规格	用法用量	数量
盐酸羟考酮缓释片	10mg×10 片	10mg,口服,q12h	1 盒
盐酸阿米替林片	25mg×100 片	12.5mg,口服,qn	1 盒
医师签名:	审核/调配签名:	核对/发药签名:

点评分析:该处方合理,属于超适应证用药。阿米替林说明书批准的适应证为各种抑郁症,而对于癌痛患者,美国国立综合癌症网络(NCCN)指南推荐阿米替林可作为辅助镇痛的一线用药;神经病理性疼痛相关指南推荐阿米替林为一线用药。因此,药师可以将阿米替林治疗慢性癌痛在医院做好备案,当做合理的超适应证用药。

案例 10　无适应证用药

患者女,39 岁,体重 58kg,查体辅检无特殊异常。临床诊断:左桡骨骨折术后;手术:7 月 9 日行"左桡骨内固定物取出术"。

××医院医嘱

药品名称及用量	用法	数量
注射用磷酸肌酸钠(2g/支)2g	脉滴滴注,1次/d	1支
0.9%氯化钠注射液(250ml/袋)250ml		1袋

点评分析:该医嘱不合理,属于无适应证用药。磷酸肌酸钠的适应证是心脏手术时加入心脏停搏液中保护心肌,或缺血状态下的肌代谢异常。该患者查体辅检无异常,也不是心脏手术,没有使用磷酸肌酸钠的指征。

四、思考

(1) 何种级别的证据可以作为超适应证用药的依据?

目前对于超适应证用药,可以参考临床试验、指南、共识、国外说明书等等,但并没有明确的规定,何种级别的证据可以作为合理的超适应证用药的依据。因此,缺乏一个统一的标准来规范医疗机构的超适应证用药。

(2) 如何获得规范且齐全的临床诊断信息?

针对病情不断变化的患者,尤其是住院患者,可能存在临床诊断来不及及时更新的情况,会给审方药师限时审核增加难度,增加临床医生和药师间发生矛盾的风险。考虑到规范且齐全的临床诊断是适应证审核的前提条件,因此,医院如何去保证及时获取规范齐全的临床诊断信息,值得我们去探索,去思考。

第二节　皮试及过敏审核

一、概述

(一) 药物过敏试验

药物过敏反应也称药物变态反应,是由药物引起的过敏反应,与人的特异性过敏体质相关,仅见于少数人。药物过敏反应属于 B 型药物不良反应。按照其发生机制可分为IgE介导的速发型(Ⅰ型)、IgG介导的细胞毒型(Ⅱ型)、IgG和药物抗原介导的循环免疫复合物型(Ⅲ型)、T细胞介导的迟发型(Ⅳ型)。Ⅰ型过敏反应主要表现为皮疹、瘙痒、喷嚏、流涕、哮喘发作、甚至低血压、全身水肿、休克等;Ⅱ型过敏反应主要表现为贫血、出血、紫癜等;属于Ⅲ型过敏反应的有发热、淋巴结肿大、关节肿痛等;属于Ⅳ型过敏反应的有湿疹、固定的疱疹、皮肤色素沉着等。

为了避免药物过敏反应的发生,临床上在使用某些药物前需要进行过敏试验。其中,皮肤敏感试验(以下简称皮试)是最常用的一种方法,即通过皮内注射少量药品以检测机体是否会发生过敏反应的一种方法。皮试仅对 IgE 介导的 I 型过敏反应有预测价值,并且有"假阳性"或"假阴性"的可能。

(二)相关政策法规

《中华人民共和国药典临床用药须知》(2015 版)(以下简称《临床用药须知》)、药品说明书、《抗菌药物临床应用指导原则》(2015 版)中明确规定了部分药品在使用前必须做皮试。

《处方管理办法》《医疗机构处方审核管理规范》等均明确规定,药师在进行处方用药适宜性审核时,应审核"规定必须做皮试的药品,处方医师是否注明过敏试验及结果的判定"。

二、必须进行过敏试验药物的种类

(一)抗菌药物

1. 青霉素类　《临床用药须知》规定:用药前必须先做青霉素皮肤敏感试验,阳性反应者禁用。《抗菌药物临床应用指导原则》(2015 年版)中明确规定:无论采取何种给药途径,用青霉素类抗菌药物前必须详细询问患者有无青霉素类过敏史、其他药物过敏史,并且必须先做青霉素皮肤试验。具体包括青霉素、普鲁卡因青霉素、苄星青霉素、苯唑西林、氨苄西林、哌拉西林、阿莫西林、美洛西林等。

2. 头孢菌素类　对于头孢菌素类药物,不同厂家说明书中对于皮试的要求不一致,但《抗菌药物临床应用指导原则》(2015 年版)和《临床用药须知》均未要求其在使用前做皮试。如果药品说明书中明确规定需要做皮试的,则必须做。如说明书上未明确规定,则没有强制要求,需临床根据患者是否为过敏体质、既往药物过敏史等情况综合考虑是否需要做皮试。

(二)生物制品

多数生物制品,尤其是源自于动物血清蛋白的药物,说明书可能会要求在使用前进行皮试。具体包括破伤风抗毒素、白喉抗毒素、多价气性坏疽抗毒素、肉毒抗毒素、多种抗蛇毒血清、抗狂犬病血清、抗炭疽血清、A 群链球菌、金葡素等。

(三)其他

除了抗菌药物和部分生物制品外,还有一些药物在使用前也是要求做皮试的。如细胞色素 C、青霉胺、普鲁卡因、门冬酰胺酶、鲑鱼降钙素、胸腺肽注射液等。

三、常见药物的皮试方法

(一)抗菌药物

1. 青霉素类　目前青霉素皮试的方法有传统的青霉素皮试法和快速仪器试验法。比较常用的仍然是传统皮试法,具体方法如图 5-1 所示。

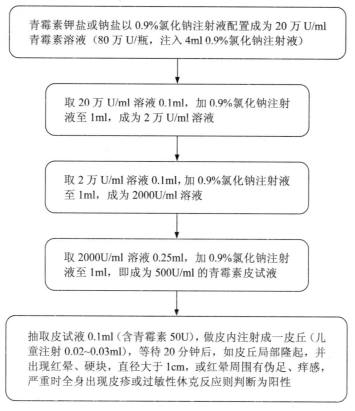

图 5-1　青霉素传统皮试法

临床应用时需注意青霉素皮试液配制后在冰箱中保存时间不应超过 24 小时,更换同类药物或不同批号,或停药 3 天以上者,均需重新做皮试。

2. 头孢菌素类　对于头孢类抗菌药物,如果需要做皮试,不能使用青霉素皮试液代替,也不能用某一种头孢菌素配成的皮试液做所有头孢类抗菌药物的皮试,必须使用原药配置成皮试液。皮试液的浓度目前还没有统一规范,参考浓度一般为 $300\sim500\mu g/ml$,注射量为 0.1ml,结果判断可参照青霉素皮试的方法。

(二)生物制品

1. 破伤风抗毒素、多价气性坏疽抗毒素、抗狂犬病血清　用 0.9% 氯化钠注射液将抗血清稀释 10 倍(0.1ml 血清,加 0.9ml 氯化钠注射液,混匀),在前臂掌侧皮内注射 $0.05\sim0.1ml$,观察 30 分钟,注射部位无明显反应或皮丘小于 1cm、红晕小于 2cm,同时无其他不适反应,即为阴性。

2. 白喉抗毒素、抗炭疽血清　用 0.9% 氯化钠注射液将抗毒素稀释 20 倍(取 0.1ml 抗毒素,加 1.9ml 氯化钠注射液混匀),在前臂掌侧皮内注射 $0.05\sim0.1ml$,观察 30 分钟,注射部位无明显反应或皮丘小于 1cm、红晕小于 2cm,同时无其他不适反应,即为阴性。

3. 抗蛇毒血清(抗蝮蛇毒血清、抗五步蛇毒血清、抗银环蛇毒血清、抗眼镜蛇毒血清)

取本品 0.1ml 加 0.9％氯化钠注射液 1.9ml,在前臂掌侧皮内注射 0.1ml,经 20～30 分钟判定结果。

4. 肉毒抗毒素　用 0.9％氯化钠注射液将抗毒素稀释 10 倍(0.1ml 抗毒素加 0.9ml 氯化钠注射液),在前臂掌侧皮内注射 0.05ml,观察 30 分钟。注射部位无明显反应者,即为阴性。

5. A 群链球菌　本品含有青霉素 G 钾盐,注射前应进行青霉素皮试。停药 1 周以上者,再次使用时须重新做皮试。

(三) 其他

1. 细胞色素 C　将本品注射液以 0.9％氯化钠注射液稀释成 0.03mg/ml 浓度,注入皮内 0.03～0.05ml,20 分钟后显阴性者方可用药。治疗结束后再需用本品,必须重新做皮试。

2. 青霉胺　使用青霉胺前应先进行青霉素皮试,皮试阴性才可服用。

3. 普鲁卡因　皮内注射 1％～2％普鲁卡因溶液 0.1ml,局部出现红疹、发热或肿块者为对普鲁卡因过敏。

4. 门冬酰胺酶　加 5ml 的灭菌注射用水或氯化钠注射液入小瓶内摇动,使小瓶内 1 万 IU 的门冬酰胺酶溶解,抽取 0.1ml(每 1ml 含 2000IU),注入另一个含 9.9ml 稀释液的小瓶内,配制成浓度约为每毫升含 20IU 的皮试药液。用 0.1ml 皮试液(约 2.0IU)做皮试,至少观察 1 小时,如有红斑或风团即为皮试阳性反应。

5. 胸腺肽　配制成 25μg/ml 的溶液,皮内注射 0.1ml。临床上常以青霉素皮试结果判断方法作为胸腺肽皮试结果判断标准。用药前或治疗终止后再用药时需做皮试,阳性反应者禁用。

四、特殊情况下的皮试要求

为了避免严重的药物过敏反应发生,临床上在使用某些药物之前需要做皮试。但是临床实际遇到的问题往往比较复杂,在某些特殊情况下能不能做皮试、皮试的注意事项有哪些,这些都是值得思考的。

《青霉素皮肤试验专家共识》指出:

(1) 皮试禁用于以下情况。①近 4 周内发生过速发型过敏反应者;②过敏性休克高危人群,如哮喘控制不佳、小剂量过敏原导致严重过敏反应病史等;③有皮肤划痕症、皮肤肥大细胞增多症、急慢性荨麻疹等皮肤疾病。

(2) 青霉素皮试前注意事项。①皮试本身亦可能导致速发型过敏反应,应有抢救设备与药品准备。一旦发生过敏反应,应及时就地救治;②应用 H_1 受体拮抗剂可能影响皮试结果,皮试前应停用全身应用苯海拉明至少 72 小时,停用西替利嗪、氯雷他定至少 1 周;停用鼻腔喷雾剂至少 72 小时;③雷尼替丁等 H_2 受体拮抗剂应停用至少 48 小时;④β 受体阻滞剂和血管紧张素转化酶抑制剂(ACEI)等药物可能影响对速发型过敏反应的救治,皮试前应停用至少 24 小时,尤其患者存在可能发生严重过敏反应的风险时。

对于其他需要做皮试的药物,由于应用范围有限且尚未形成共识。禁用对象、注意事项可以参考青霉素的皮试要求,并注意患者是否合并使用抗组胺类药物、全身性肾上腺皮质激素、免疫抑制剂等可能影响皮试结果的药物。

五、过敏史的审核

除了常规需要做皮试的药物,其他药物也有引发过敏反应的可能。临床上需要注意患者是否对药物中某一成分过敏,对于高敏体质者应谨慎用药、密切监测。例如对磺胺类药物过敏的患者,可能对很多与其结构相似的药物都有交叉过敏现象,包括呋塞米、氢氯噻嗪、塞来昔布、柳氮磺吡啶、格列本脲、格列吡嗪、布林佐胺等。药师审方时需密切关注患者过敏史,警惕药物过敏。

六、药品皮试的相关思考

需要指出的是,目前皮试规范仍然存在一些问题:①一些药物在《临床用药须知》中并不要求做皮试,而部分厂家的说明书中却要求做皮试,给临床的实际操作造成了困扰。比较常见的如头孢菌素注射液使用前是否需要做皮试,就存在着诸多争议。②同种成分的药物由于生产厂家不同而对皮试的要求不一致,如注射用糜蛋白酶、维生素 B_1 注射液等。③医院电子系统没有及时更新患者的皮试情况、不能记录患者上次就诊的皮试结果,都会影响审方药师的实际工作。④某些药物只能由患者取药后用原药配置皮试液,处方前置审核存在困难,皮试审核更多的由护士完成。

因此,各个医院应根据实际情况,综合考虑《临床用药须知》、药物说明书、相关政策法规以及循证医学证据等制定合理的皮试规范。

七、皮试及过敏案例分析

案例 1

××医院门诊处方单(笺)

姓名:×××	年龄:22 岁　性别:男	临床诊断:支气管炎
过敏试验/过敏史:	开单科室:内科门诊	处方号:×××

药品名称	规格	用法用量	数量
注射用阿莫西林钠舒巴坦钠	1.5g	1.5g,每 8 小时 1 次,静脉滴注	9 支
医师签名:	审核/调配签名:	核对/发药签名:	

分析:该处方不合理,为过敏试验/过敏史项内容缺失。阿莫西林(属青霉素类药物)须做青霉素皮试,皮试阳性患者禁用。

案例 2

××医院门诊处方单(笺)

姓名:×××	年龄:63 岁	性别:男	临床诊断:骨质疏松
过敏试验/过敏史:	开单科室:骨科门诊		处方号:×××

药品名称	规格	用法用量	数量
鲑鱼降钙素注射液	1ml:50IU	50IU,每日 1 次,肌内注射	3 支
医师签名:	审核/调配签名:		核对/发药签名:

分析:该处方不合理,为过敏试验结果缺失。由于鲑鱼降钙素是一种多肽,可能发生系统性过敏反应。用药前应详细询问患者过敏史(是否对蛋类、肉类等蛋白质过敏、是否为过敏体质、是否有过敏性疾病史),对疑似过敏患者,用药前应使用稀释后的无菌鲑鱼降钙素注射液做皮试。

案例 3

××医院门诊处方单(笺)

姓名:×××	年龄:45 岁	性别:男	临床诊断:腰痛待查
过敏试验/过敏史:磺胺	开单科室:疼痛门诊		处方号:×××

药品名称	规格	用法用量	数量
塞来昔布胶囊	0.2g×6 粒	200mg,每日 2 次,口服	1 盒
医师签名:	审核/调配签名:		核对/发药签名:

分析:该处方不合理,为遴选药品不适宜。塞来昔布具有磺胺结构,不可用于已知对磺胺过敏者。

案例 4

××医院门诊处方单(笺)

姓名:×××	年龄:28 岁	性别:男	临床诊断:扁桃体炎
过敏试验/过敏史:阿莫西林皮试阳性	开单科室:内科门诊		处方号:×××

药品名称	规格	用法用量	数量
注射用哌拉西林钠他唑巴坦钠	2.25g	4.5g,每 8 小时 1 次,静脉滴注	12 支
医师签名:	审核/调配签名:		核对/发药签名:

分析:该处方不合理,为遴选药品不适宜。阿莫西林与哌拉西林同属于青霉素类药物,使用前都应进行青霉素皮试。阿莫西林皮试阳性患者同样禁用哌拉西林。

案例 5

××医院门诊处方单(笺)

姓名:×××	年龄:35 岁　　性别:男	临床诊断:过敏性鼻炎、肺部感染
过敏试验/过敏史:无	开单科室:内科门诊	处方号:×××

药品名称	规格	用法用量	数量
氯雷他定片	10mg	10mg,每日 1 次,口服	1盒
青霉素皮试剂	2500U,5ml	0.1ml,皮内注射	1支
医师签名:	审核/调配签名:	核对/发药签名:	

分析:该处方不合理,为存在药物相互作用。根据《青霉素皮肤试验专家共识》,氯雷他定为 H_1 受体拮抗剂,可能会影响皮试结果,皮试前应停用氯雷他定至少一周。

案例 6

××医院门诊处方单(笺)

姓名:×××	年龄:63 岁　　性别:女	临床诊断:高血压 2 级、肺部感染
过敏试验/过敏史:无	开单科室:内科门诊	处方号:×××

药品名称	规格	用法用量	数量
培哚普利片	4mg	4mg,每日 1 次,口服	1盒
青霉素皮试剂	2500U,5ml	0.1ml,皮内注射	1支
医师签名:	审核/调配签名:	核对/发药签名:	

分析:该处方不合理。培哚普利属血管紧张素转化酶抑制剂(ACEI)类药物,此类药物可能影响对速发型过敏反应的救治,皮试前应停用至少 24 小时,尤其患者存在可能发生严重过敏反应的风险时。

案例 7

××医院门诊处方单(笺)

姓名:×××	年龄:29 岁　　性别:女	临床诊断:手指外伤
过敏试验/过敏史:	开单科室:急诊外科	处方号:×××

药品名称	规格	用法用量	数量
破伤风抗毒素	1500IU	1500IU,皮下注射,立即使用	1支
医师签名:	审核/调配签名:	核对/发药签名:	

分析：该处方不合理，为过敏试验/过敏史项内容缺失。破伤风抗毒素在使用前应先做皮试，皮试阴性方可使用。

第三节　处方的用法用量审核

一、用法用量的定义

用法用量是药品说明书的核心内容之一，是指药品的使用剂量、频次和使用方法，是指导医生处方、药师调剂、患者正确使用药品的重要依据。其中，药物使用的剂量和频次，直接影响药物治疗效果、不良反应的发生；而药物使用方法正确与否，则可影响药物的生物利用度，同样对治疗结果产生影响。

二、处方的用法审核

1. 给药途径错误　常见错误如口服或外用药物用于静滴，肌肉注射药物用于静脉注射，雾化用药用于静脉注射。

2. 给药剂量错误　有的处方加大给药剂量，甚至超过了最大剂量；有的处方则是在不超过日最大剂量的前提下通过加大剂量、增加用药频次达到多开药的目的。

3. 给药频次错误　间隔过长，如时间依赖型的抗菌药物，使用间隔时间太长，不仅达不到抑菌浓度，且易引起细菌耐药；间隔过短，一些半衰期比较长或特殊的缓控释剂型药物，缩短给药时间易导致药物在体内蓄积，引起不良反应或造成不必要的浪费。

4. 其他　需要间断服用的药物，如口服阿奇霉素，支原体感染的肺炎患者一般服药3天后停药4天，如此重复至治疗结束。女性患者的雌激素治疗一般要求避开生理期，于月经结束后服用至下次月经之前停药。

三、处方的用量审查

处方的用量是整个药物治疗过程的核心，剂量不同，机体对药物的反应程度即药物的效应也不一样。如果剂量过小，可能达不到预期的疗效。剂量过大，可能增加不良反应甚至毒性反应发生的风险。

（一）药物剂量与效应关系

1. 药物量效关系　药物效应的强弱在一定范围内随药物剂量或浓度的变化规律，即量效关系，常用浓度-效应关系表示。

（1）量效曲线。定量阐明药物量效关系的一种呈现方式，如以药物的效应为纵坐标，药物的剂量或浓度为横坐标作图，绘制直方双曲线；如药物浓度或剂量改用对数值作图，绘制曲线呈S形曲线，这就是量效曲线。量效曲线有助于了解药物作用的性质，为临床用药提供参考。

（2）效价与效能。比较同类药物作用强弱有两个指标，一是效价，表示达到同等效应所需剂量；二是效能，表示所能达到的最大效应。

（3）安全范围。指 ED95（95％患者有效或达到最大效应的 95％的剂量）与 TD5（5％的患者中毒或达到最大毒效的 5％的剂量）之间的距离（TD5～ED95）。因最大效应和最小中毒量都不能准确测定，故采用 ED95 和 TD5 标准。药物安全范围越窄，用药越不安全，有的药物安全范围为负值（ED95 与 TD5 相互重叠），提示该药极易中毒。

（4）治疗窗。使大多数病人产生理想治疗反应的药物浓度的范围，即介于最小有效浓度和最小中毒浓度之间的血药浓度。

2. 药物量效关系的个体差异　药物效应的各种数据带有群体均值的性质，但人体对药物的反应存在着个体差异，有的甚至很大。不同病人对同一剂量的同一药物的反应存在着量与质的差别，即个体差异。对个体差异大且安全范围窄的药物应实行剂量（或用药方案）个体化。

（1）特异性。对药物的反应，不同人群有一定差异性。如对某种药物的反应超出该药物正常的药理反应，常见于别嘌呤醇和卡马西平，个体特异性较为明显。

（2）高敏性。小剂量某种药物即产生明显效果，用量稍大则可能导致中毒反应，临床称之为高敏性。对高敏性的药物，应酌情减量使用。

（3）耐受性。部分人群对某些药物的敏感性较低，使用一般常用量时疗效不明显，甚至无效。对于具有耐受性的病人，应酌情增量使用这种药物。

3. 量效关系与连续用药　除了每次剂量，药物在体内发挥作用需要维持一定的浓度，给药时间间隔对于维持稳态血药浓度十分重要。由于药品半衰期的差异，不同的药品往往需要不同的给药间隔。针对不同的患者，不同的疾病状态，制定一个合理的给药剂量与给药间隔是一张处方的关键。

4. 量效关系、药物剂型和给药途径　不同剂型可影响量效关系，是指某药剂型不同，即使所含药物剂量相同，效应亦不同。这是因为个体使用不同剂型药物实际吸收进入血液循环的药量不同，即人体对药物的生物利用度不同。不同厂家的产品即使所含药物量的标示量相同，其效应也可能不同，称之为相对生物利用度不同。此外，随着药学的发展，出现了一些新的剂型，如缓释制剂和控释制剂等，影响药物的起效、达峰和维持时间，也会影响量效关系。

5. 量效关系与年龄　儿童因机体发育不完善，功能与成年人有异，故药代动力学与药效学有其自身特点，但有关数据相对较少，且缺乏共同规律，故应在临床实践中注意摸索个体用法。老年人用药应注意肝肾功能减退、体液量低等特点。

药师在调配处方时可能会接触到许多疑似超剂量的处方，这就要求药师首先要熟悉药品的用法、用量和注意事项，并结合临床诊断和医师的用药目的判断分析。如果未进行充分分析而一味拒绝调配可疑处方，则会影响医疗工作。

（二）用法用量审核要点

1. 给药途径审查　详见"给药途径审查"。

2. 单次给药剂量审查　单次给药剂量是指一次给药后产生药物治疗作用的数量,使药物达到有效血药浓度。常见错误为单次给药剂量大于或小于说明书规定剂量,且单次给药剂量与药品规格不匹配,导致用药剂量不准确。

3. 给药频次　指一段时间内用药的频率与次数。正确的给药频次是由药物的半衰期和有效血药浓度决定的,可使药物血药浓度超过有效浓度,达到较好的疗效。

四、用法用量案例分析

案例 1

××医院门诊处方单(笺)

姓名:×××	年龄:68 岁　性别:男		临床诊断:腰痛
过敏试验/过敏史:无	开单科室:急诊外科		处方号:×××

药品名称	规格	用法用量	数量
双氯芬酸二乙胺乳胶剂	20g	20g,每日 3 次,外用	1 支
复方对乙酰氨基酚片	20 片	1 片,每日 3 次,口服	3 盒
医师签名:	审核/调配签名:	核对/发药签名:	

分析:该处方不合理,为用法用量不适宜、处方过量。①双氯芬酸二乙胺乳胶剂一次用量过量,不合理。②复方对乙酰氨基酚片超过急诊规定的 3 日用量。

案例 2

××医院门诊处方单(笺)

姓名:×××	年龄:32 岁　性别:女		临床诊断:阴道出血
过敏试验/过敏史:无	开单科室:急诊外科		处方号:×××

药品名称	规格	用法用量	数量
奥硝唑阴道栓	0.5g×7 粒	0.5g,每日 1 次,外用	3 盒
医师签名:	审核/调配签名:	核对/发药签名:	

分析:该处方不合理,为诊断不规范、处方过量和用法用量不适宜。①阴道出血是疾病症状,不是规范的诊断名称;②处方开具药品时超过“急三慢七”的原则,医生未给出特殊情况说明;③奥硝唑阴道栓外用不适宜,易造成患者误解。

案例 3

××医院门诊处方单（笺）

姓名:××× 　　　　　年龄:32 岁　　性别:女　　　　　临床诊断:胃溃疡

过敏试验/过敏史:无　　开单科室:急诊外科　　　　　处方号:×××

药品名称	规格	用法用量	数量
奥美拉唑肠溶片	20mg×14 片	20mg,每日 2 次,口服	3 盒
克拉霉素缓释片	500mg×16 粒	500mg,每日 3 次,口服	10 盒
阿莫西林胶囊	500mg×3 片	1000mg,每日 3 次,口服	4 盒
医师签名:	审核/调配签名:	核对/发药签名:	

分析:该处方不合理,为适应证和用法用量不适宜,如为 Hp 感染,建议增加诊断。克拉霉素缓释片给药应为 1g,每日 1 次,阿莫西林胶囊给药应为 1000mg,每日 2 次。

案例 4

××医院门诊处方单（笺）

姓名:××× 　　　　　年龄:32 岁　　性别:男　　　　　临床诊断:乳腺增生

过敏试验/过敏史:无　　开单科室:外科门诊　　　　　处方号:×××

药品名称	规格	用法用量	数量
小金胶囊	0.3g×16 粒	1.8g,每日 2 次,口服	6 盒
红金消结浓缩丸	0.2g×60 丸	2g,每日 3 次,静滴	4 盒
医师签名:	审核/调配签名:	核对/发药签名:	

分析:该处方不合理,为用法用量不适宜。红金消结浓缩丸正确用法应为口服而非静滴。

案例 5

××医院门诊处方单（笺）

姓名:××× 　　　　　年龄:32 岁　　性别:男　　　　　临床诊断:腹痛

过敏试验/过敏史:无　　开单科室:外科门诊　　　　　处方号:×××

药品名称	规格	用法用量	数量
达克罗宁胶浆	10ml	10ml,每日 1 次,外用	1 支
医师签名:	审核/调配签名:	核对/发药签名:	

分析:该处方不合理,为诊断不规范、用法用量不适宜。①诊断不适宜,腹痛是疾病

症状,而不应作为诊断。②达克罗宁胶浆正确用法应为口服,而非外用。

第四节　给药途径审核

一、给药途径审核意义

随着科学的进步和药剂学的发展,同一化学成分的药物,临床可选择的剂型越来越多。药物剂型在一定程度上决定了其给药途径。同一种药物,给药途径不同,其药效可能存在极大的差别。适宜的剂型加上正确的给药途径对发挥药效、减少药物毒副作用、方便患者用药、方便医护人员使用具有重要意义。强化药物剂型的合理应用意识、确保药物给药途径的合理性,是提高药物应用有效性与安全性的关键,也是提高医院医疗服务质量的重要保障。

二、给药途径审核要点

目前临床上部分医生与护士缺乏充分的药学背景知识,对药物剂型因素与合理用药之间的关系重视度不足,临床治疗时常出现药物剂型与给药方式不适宜的情况,影响了药物的合理应用与药效的发挥。

为全面提升临床药物的应用合理性,需关注以下几点:

(1)结合药物剂型评估药物用法用量的适宜性。例如注射剂是否可以口服或外用,肠溶片是否可掰开使用半片剂量等。

(2)结合临床治疗具体情况选用药物剂型与给药的途径。根据患者的年龄、并发症、疾病特点与病情发展程度、身体承受能力等选择最佳用药方案。

(3)结合临床用药的安全性,合理选择药物剂型与给药途径。例如阿司匹林对消化道刺激较大,选择肠溶片的治疗效果更好,且胃肠道不良反应较小。

(4)结合患者依从性选择适宜给药途径。对儿童患者,可尽量选用分散片、颗粒剂或泡腾片等剂型,提高治疗依从性。

三、给药途径审核常见问题类型

(一)药品剂型或给药途径不适宜

1. 缓释片、控释片咀嚼或者碾碎服用　缓释片、控释片服用后能维持稳定有效的血药浓度,对于提高药物疗效、减少服药次数均具有重要作用。咀嚼或者碾碎后服用,破坏了剂型结构,不具有缓释、控释的功能,可导致药物在短时间内大量释出,血药浓度增高,发生毒性反应或不良反应的可能性大大增加。同时大部分缓释片、控释片也不建议掰开服用,如通过单层膜溶蚀系统、渗透泵系统实现缓释作用的药物,掰开会引起体内药物浓度骤然上升。极少部分缓控释片通过独特的微囊技术,此类药品生产时多已做好明显的刻痕可供掰开服用,但仍不可咀嚼或者碾碎服用。

2. **胶囊剂打开服用**　胶囊剂的胶囊壳对药物起遮味、保护等作用。目前临床上为了儿童用药方便,常把成年人用的胶囊剂打开用于小儿,这样不仅破坏了胶囊壳的保护作用,同时可能释放药物的不良异味、增加药物的刺激性和副作用,造成儿童恶心、呕吐等不良反应,同时还增加了药物污染的概率。

3. **肠溶片剂掰开或碾碎服用**　肠溶片剂外的肠溶衣对药物的片芯起保护作用:一方面防止药物在胃液中水解而降低疗效;另一方面减少药物对胃黏膜的刺激。临床上为了儿童或老年人使用方便,常把肠溶片剂掰开或碾碎服用,易导致药物疗效较低,不良反应增加。如胰酶片、头孢呋辛酯片等掰开使用疗效降低;红霉素肠溶片、阿司匹林肠溶片、吲哚美辛(消炎痛)肠溶片等掰开使用可能造成胃溃疡、胃出血等不良后果。

4. **舌下含片或口腔含片用于口服**　舌下含片是根据药物的脂溶性特点,制成舌下黏膜给药吸收完全而迅速,发挥全身疗效的片剂。如硝酸甘油片、复方丹参滴丸、速效救心丸等,舌下给药迅速,血药浓度高,可起到急救作用,改为口服给药则吸收缓慢,易被灭活,血药浓度低,疗效仅为舌下含服的1/10,不能发挥急救的作用。

口腔含片是口腔及咽部局部给药,具有局部治疗功能,如草珊瑚含片、西地碘含片等,改为口服给药无法达到局部治疗的目的。

5. **注射剂用于口服或外用**　注射剂口服或外用不经济,并有可能无效;注射剂口服或外用可能只发挥局部作用,而达不到全身给药的目的;注射剂型的药物改为口服,药物可能被消化液或胃液酶的破坏,从而失效或减效,或是刺激消化道黏膜造成不良反应等。

6. **肌内注射剂用于静脉注射或静脉滴注**　由于同一药物不同规格的注射剂所用的溶媒不同,工艺处方不同,制剂工艺和质量标准要求不同,随意替代使用可能引起严重的不良反应,甚至危及患者的生命安全。临床曾有将肌内注射维生素 B_1、维生素 B_{12} 静脉滴注使用,导致严重不良反应的报道。

7. **注射剂用于滴眼使用**　注射剂、滴眼剂均有不同的质量标准和质量要求。眼睛是人体重要器官,也是最脆弱的器官,因此眼用制剂在某些方面有其特殊的标准和要求,如pH、渗透压等要求不同于注射剂,将注射剂滴眼使用可能导致眼部不良反应。

8. **滴耳剂用于滴眼**　滴眼剂与滴耳剂溶剂不同,滴眼剂的溶剂以水性、油性为主,而滴耳剂除水性、油性溶剂外,还可能使用乙醇为溶剂。

9. **口服片剂用于阴道**　普通口服片剂不含发泡剂或易溶基质,在阴道内很难完全崩解释放,显效甚微,一般不建议口服片剂用于阴道。

(二)注射方式不适宜

1. **不宜直接静脉推注的药物**　①高浓度电解质,如硫酸镁、氯化钾等。10%或25%硫酸镁注射液必须充分稀释后静脉注射,否则可能引起呼吸抑制,甚至呼吸麻痹;10%氯化钾注射液10ml静脉推注后血钾浓度迅速上升,损害心肌,可导致患者猝死。②局部刺激大的药物,如万古霉素、去甲万古霉素局部刺激强烈,静脉注射可引起注射部位剧痛、静脉炎和组织坏死等,易增加药品不良反应发生率;氟喹诺酮类、乳糖酸红霉素、磷霉素、亚胺培南/西司他丁钠等,应采用静脉滴注并控制滴速;③利尿药,如呋塞米等,大剂量静脉快速注射(>4mg/min)时可能会引起突发性耳鸣、耳聋;④氨基糖苷类抗生素如庆大霉素、阿米卡星、链霉素、奈替米星、妥布霉素等,以及多黏菌素B、克林霉素、林可霉素等,直接静脉注射可发生神经-肌肉接头阻滞,导致呼吸抑制;⑤肌内注射的药品,如普鲁卡因青霉素、苄星青霉素、维生素 B_1、维生素 B_{12} 等标示用法为肌内注射的药品,仅供肌内注射,不能静脉注射;⑥氯霉素注射液、氢化可的松注射液的溶剂为乙醇,禁止静脉注射;⑦氨茶碱、利多卡因、苯妥英钠等药物,静脉注射速度过快可能导致患者死亡。

2. **不宜肌内注射的药物** ①局部刺激性大的药物,如大环内酯类抗生素、四环素类抗生素酸性较强药物;钙盐如葡萄糖酸钙、氯化钾及其他各种钾盐、酸类药物、碱类药物以及两性霉素B、阿昔洛韦、磷霉素、喹诺酮类药物及某些抗肿瘤药物等局部刺激性强烈的药物均不适宜肌内注射。②局部吸收差的药物,如地西泮等药物,肌内注射吸收慢且不完全,不能达到有效血药浓度,达不到有效治疗效果,不建议肌内注射。③药物溶液体积过大,如甲硝唑、膦甲酸钠等,药物溶解度低,需要大量溶媒,使得治疗剂量的药物溶液体积较大,不适宜肌内注射。

3. **只能肌内注射而不能静脉注射的药物** ①油溶液型注射剂,有的药物因在水中不溶解或不稳定或为了延缓药效而采用非水溶剂,如注射用油制成油溶液型注射剂,这类注射剂仅供肌内注射或局部注射,不得用于静脉给药,如维生素 D_2、维生素 D_3、维生素A、黄体酮注射液等。②混悬型注射剂,如苄星青霉素等,仅可肌内注射。③加入局部止痛药的注射剂。有的药物注射时可引起剧烈疼痛,有时会加入局部止痛剂,一般仅限于肌内或皮下注射,如普鲁卡因青霉素注射液。④可引起严重不良后果的注射剂。氨基糖苷类静脉注射时,血药浓度骤然升高,可引起呼吸抑制作用,只可肌内注射和静脉滴注。⑤因剂型特点或其他原因不能用于静脉给药的注射剂,包括维生素 B_1、维生素 B_2、维生素 B_{12}、维生素 K_1、肾上腺素注射液、预混胰岛素等。

四、给药途径案例分析

案例1

××医院门诊处方单(笺)

姓名:×××	年龄:34 岁	性别:女	临床诊断:滴虫性阴道炎
过敏试验/过敏史:无	开单科室:妇科门诊		处方号:×××

药品名称	规格	用法用量	数量
甲硝唑片	0.2g×100 片	0.2g,每日 1 次,阴道给药	1盒
医师签名:	审核/调配签名:		核对/发药签名:

分析:①该处方不合理。②硝基咪唑类药物是有效治疗滴虫感染的药物,对于不能耐受口服药物或者不适宜全身用药者,可选择相应剂型阴道局部用药。该处方中将甲硝

唑普通片用于阴道给药是不合理的,口服片剂和阴道制剂的制剂工艺和辅料成分完全不同,吸收方式也不同。甲硝唑阴道栓剂基质多具有亲水性,对组织细胞具有良好的亲和力,能达到局部治疗作用。甲硝唑普通片无上述特性,且普通片微生物检查的要求也低于阴道给药栓剂。

案例 2

××医院门诊处方单(笺)

姓名:×××	年龄:37 岁	性别:男	临床诊断:化脓性中耳炎
过敏试验/过敏史:无	开单科室:耳鼻喉头颈外科门诊		处方号:×××

药品名称	规格	用法用量	数量
氯化钠注射液	500ml	每次 250ml,每日 1 次,冲洗	1 袋
氧氟沙星滴眼液	5ml:15mg	每次 0.5ml,每日 2 次,点双耳	1 支
医师签名:	审核/调配签名:	核对/发药签名:	

分析:①该处方不合理。②本处方将滴眼液用于点双耳,药品剂型与给药途径不匹配。一般滴耳剂以乙醇、水、甘油为溶剂,且常加入溶菌酶、玻璃酸酶等,以淡化分泌物,促进药物分散;而滴眼剂一般渗透性差,停留时间短,不利于药物分散,且滴眼剂无菌要求高,价格较贵,应选择氧氟沙星滴耳剂使用。

案例 3

××医院门诊处方单(笺)

姓名:×××	年龄:4 岁 11 个月	性别:女	临床诊断:过敏性咳嗽
过敏试验/过敏史:无	开单科室:儿科门诊		处方号:×××

药品名称	规格	用法用量	数量
重组人干扰素 α-2b 注射液	500 万 IU/支	500 万 IU,每日 1 次,雾化吸入	6 支
吸入用布地奈德混悬液	2ml:1mg	1ml,每日 1 次,雾化吸入	6 支
硫酸特布他林注射液	2ml:0.5mg	2ml,每日 1 次,雾化吸入	6 支
注射用糜蛋白酶	4000U	4000U,每日 1 次,雾化吸入	6 瓶
医师签名:	审核/调配签名:	核对/发药签名:	

分析:①本张处方为不合理处方。②首先该患者诊断为过敏性咳嗽,使用重组人干扰素 α-2b 注射液无用药指征。③重组人干扰素 α-2b 注射液及注射用糜蛋白酶均为注射剂,用于雾化吸入给药途径不适宜,非雾化制剂的药物无法达到雾化颗粒要求,可能在肺部沉积,可能增加肺部感染的发生率,且静脉制剂中常含有酚、亚硝酸盐等防腐剂,吸入后可诱发哮喘,因此不推荐雾化使用。

案例 4

××医院门诊处方单（笺）

姓名:×××	年龄:45 岁　性别:男	临床诊断:膀胱占位性病变
过敏试验/过敏史:无	开单科室:泌尿外科门诊	处方号:×××

药品名称	规格	用法用量	数量
治疗用卡介苗	60mg	120mg,每 4 周 1 次,外用	2 支
0.9%氯化钠注射液	100ml		1 袋
医师签名:	审核/调配签名:	核对/发药签名:	

分析:①该处方不合理。②治疗用卡介苗用于治疗膀胱原位癌和预防复发,给药途径为卡介苗 120mg(以 40～50ml 生理盐水溶解),经导尿管注入膀胱腔进行膀胱灌注治疗。外用的给药途径不合理。

案例 5

××医院门诊处方单（笺）

姓名:×××	年龄:24 岁　性别:女	临床诊断:瘢痕疙瘩
过敏试验/过敏史:无	开单科室:皮肤科门诊	处方号:×××

药品名称	规格	用法用量	数量
醋酸曲安奈德注射液	40mg	40mg,每日 1 次,外用	1 支
医师签名:	审核/调配签名:	核对/发药签名:	

分析:①该处方不合理。②《中国瘢痕疙瘩临床治疗推荐指南》推荐对于小型瘢痕疙瘩,可使用 5-FU 联合糖皮质激素(曲安奈德)注射治疗。此处方给药途径外用不适宜,应该用于瘢痕部位注射给药。

案例 6

××医院门诊处方单（笺）

姓名:×××	年龄:38 岁　性别:男	临床诊断:勃起功能障碍
过敏试验/过敏史:无	开单科室:泌尿外科门诊	处方号:×××

药品名称	规格	用法用量	数量
前列地尔注射液	10μg	10μg,每日 1 次,皮下注射	1 支
医师签名:	审核/调配签名:	核对/发药签名:	

分析:①该处方不合理。②前列地尔注射液用于治疗勃起功能障碍,用法为阴茎海

绵体内注射,此处方为皮下注射,给药途径不适宜。

案例 7

患者男,1 岁 11 个月,体重 13kg,诊断:回肠造口状态。

××医院医嘱

药品名称	规格	用法用量	数量
盐酸右美托咪定注射液	2ml,200μg	10μg,临时,1 次,滴鼻	1 支

分析:①这是一条合理医嘱。②右美托咪啶说明书无滴鼻的给药途径,但患者年龄较小,根据中华医学会麻醉学分会《小儿手术室外麻醉/镇静专家共识(2017)》,可选择盐酸右美托咪啶滴鼻进行麻醉镇静,幼儿用药依从性较高。

五、思考

给药途径审核过程种,常遇见医生开具电子处方选择给药途径时,一些特殊给药途径在病历系统中不存在,例如案例 5 中醋酸曲安奈德注射液用于瘢痕部位注射,案例 6 中前列地尔用于阴茎海绵体注射,以及雷珠单抗注射液用于眼科玻璃体内注射,左炔诺孕酮宫内节育系统用于子宫腔内给药等,由于医生开具医嘱时无法选择以上给药途径,医生常选择其他相近用法,如外用、皮下注射等。为避免此类不合理处方,药师可积极与医生、医院信息部门沟通,增加临床特殊给药途径。

第五节　重复用药审核

一、重复用药定义

在对处方适宜性审核的内容中,相关文件重点提出了必须对处方重复用药进行审核。重复用药是指无正当理由为同一患者同时开具两种或以上药理作用相同的药物。根据 2012 年《北京市医疗机构处方专项点评指南》(试行)的定义,重复用药的常见情况有以下 3 种:①同一种药物成份但不同商品名或不同剂型的药物重复使用,或单一成分与含有相同主要成分的复方制剂联用;②相同药理作用的药物重复使用;③同类药物,同种作用机制的药物重复使用。

二、重复用药审核意义

查阅并分析国内涉及重复用药关键词的相关文献,发现处方审核问题中,重复用药出现频次比较靠前。特别是我国独有的中草药、中成药及含有中、西药成分的复方制剂,品种多、成分复杂、一药多名、听似药品、同名异药的现象多见,在临床实际应用时,容易出现重复用药的情况。从主观因素来看，临床对处方审核工作缺少正确的认识及足够的重视是重要因素。目前的情况迫切需要加强药师对处方重复用药的审核工作，确保患者的用药安全。

同时，在药物治疗过程中，经常需要联合用药以达到良好的治疗效果（增强药物治疗效果、降低药物的耐药性、降低药物的毒副作用等）。合理的联合用药，可以取得良好的治疗效果，反之则可能给患者造成经济上的损失和身体上的伤害，甚至危及生命。

在处方审核工作中，药师必须详细了解各类药品的化学成分、药理作用、作用机制并了解临床合理的药物联用方案，及时与临床医生进行沟通，在保障临床医疗工作顺利进行的同时，加强对不合理重复用药的审核和拦截。

三、审核中常见的重复用药问题

1. 含有西药成分的中成药重复用药　中成药复方制剂中的西药成份的重复用药问题在处方审核中容易被忽视，当处方中出现中成药和西药时，药师应及时发现药品成份是否重复，同时关注重叠的药物的剂量，避免因重复的药物剂量过大导致严重药物不良反应。在中成药的复方制剂中，常见的西药成份有解热镇痛药（对乙酰氨基酚、吲哚美辛、阿司匹林）、降糖药（格列本脲）、抗组胺药（氯苯那敏、苯海拉明）、中枢兴奋药（咖啡因）、中枢镇静药（异戊巴比妥、苯巴比妥）、抗病毒药（金刚烷胺）、平喘药（麻黄碱）、利尿剂（氢氯噻嗪）等。

2. 复方感冒药的重复用药　复方感冒药里通常含有抗过敏成分，用于缓解鼻塞、流涕的症状，部分感冒药中含氯苯那敏，部分感冒药中用的苯海拉明，这两种药物属于同类药物，不建议重复使用。同时含这两种成分的感冒药都不建议与其他抗过敏药同时服用，如氯雷他定、地氯雷他定、赛庚啶、西替利嗪、左西替利嗪、氯马斯汀、非索非那定等。

3. 相同药理作用的药物重复用药　非甾体抗炎药具有良好的解热、镇痛和抗炎作用，临床使用十分广泛，但其不良反应也十分明显。最常见的不良反应为消化道损伤（胃、十二指肠溃疡、出血等）、心血管系统损伤、肝脏损伤、肾脏损伤以及血液系统的异常等。同时使用两种或两种以上的非甾体抗炎药，会导致不良反应增加。

4. 相同作用机制的药物重复用药　如相同作用机制降糖药物联用（如联用两种胰岛素促泌剂，磺脲类的促泌剂及加上格列奈类的促泌剂，联用两种 α 糖苷酶抑制剂，阿卡波糖和伏格列波糖），两种 ACEI 类降压药物联用，此类联用是不合理的，易增加不良反应风险，同时无法获得更多的治疗收益，建议联用相同治疗目的不同作用机制的药物，以减少不良反应风险，提高治疗效果。

四、临床常见的合理联合用药

1. 高血压药物的联合使用　采取 ABCD 原则联合使用。A 代表血管紧张素抑制酶抑制剂或血管紧张素 II 受体拮抗剂，B 代表 β 受体阻滞剂，C 代表钙离子拮抗剂，D 代表利尿剂。根据不同的临床情况和患者个体差异，可以采用单药治疗，或者 C＋A、A＋D、C

＋D、C＋B、C＋A＋D、C＋A＋B、A＋B＋C＋D 等联合方案治疗。

2. 哮喘和 COPD 药物的联合使用 常用药物有长效 β_2 受体激动剂(LABA)、长效 M 受体抑制剂(LAMA)、吸入性糖皮质激素(ICS)。根据不同的临床情况和患者个体差异,可以采用 ICS＋LABA、白三烯受体抑制剂＋ICS、白三烯受体抑制剂＋ICS＋LAMA、LAMA＋LABA 等联合用药治疗。

3. 帕金森病的联合用药 常用药品有复方左旋多巴、中枢 M 受体抑制剂、多巴胺受体激动剂、COMT 抑制剂、金刚烷胺等。根据不同的临床情况和患者个体差异,可以采用复方左旋多巴＋多巴胺受体激动剂、复方左旋多巴＋中枢 M 受体抑制剂、复方左旋多巴＋COMT 抑制剂、复方左旋多巴＋多巴胺受体激动剂＋COMT 抑制剂等联合用药治疗。

4. 糖尿病药物的联合使用 常见药物有二甲双胍、胰岛素促泌剂、α-糖苷酶抑制剂、二肽基肽酶 4(DPP-4)抑制剂、噻唑烷二酮类、钠-葡萄糖协调转运蛋白 2(SGLT2)抑制剂、胰岛素等。根据不同的临床情况和患者个体差异,可以采用二甲双胍＋胰岛素促泌剂/糖苷酶抑制剂/DPP-4 抑制剂/噻唑烷二酮类/SGLT2 抑制剂的二联疗法、二甲双胍＋其他两种不同作用机制的口服降糖药物的三联疗法、二甲双胍＋胰岛素多次注射的强化降糖治疗。

5. 抗幽门螺杆菌的联合治疗 经典的四联疗法采用质子泵抑制剂＋铋剂＋2 种抗菌药物。抗菌药物的联用有阿莫西林＋克拉霉素、阿莫西林＋左氧氟沙星、阿莫西林＋甲硝唑、克拉霉素＋甲硝唑等多种联合方案选择。

随着药物的种类和临床使用经验不断增加,临床联合用药将会更加复杂,药师需要及时更新药品信息及应用的相关知识,准确分辨临床合理的联合用药和不合理的重复用药,让患者获得更好的治疗效果,避免药物滥用。

五、重复用药案例分析

案例 1

××医院门诊处方单(笺)

姓名:×××	年龄:45 岁　性别:男	临床诊断:骨关节炎
过敏试验/过敏史:	开单科室:骨科门诊	处方号:×××

药品名称	规格	用法用量	数量
氨酚羟考酮片	对乙酰氨基酚 325mg＋盐酸羟考酮 5mg×10 片	每次 1 片,每日 3 次,口服	2 盒
对乙酰氨基酚片	0.5g×20 片	每次 1 片,每日 3 次,口服	2 盒
医师签名:	审核/调配签名:	核对/发药签名:	

分析:①此张处方不合理。②氨酚羟考酮片与对乙酰氨基酚片属于重复用药。③氨

酚羟考酮片是由盐酸羟考酮 5mg 和对乙酰氨基酚 325mg 组成的复方制剂,目前已归为二类精神药品管理,适用于各种原因引起的中、重度急、慢性疼痛。该药与对乙酰氨基酚片合用,导致对乙酰氨基酚日剂量超过 2g,容易导致患者肝损伤。

案例 2

××医院门诊处方单(笺)

姓名:×××	年龄:52 岁	性别:女	临床诊断:2 型糖尿病
过敏试验/过敏史:	开单科室:内分泌科		处方号:×××

药品名称	规格	用法用量	数量
消渴丸	30g(含格列本脲 30mg)/120 丸	每次 10 丸,每日 3 次,口服	2 盒
格列本脲片	2.5mg×100 片	每次 1 片,每日 3 次,口服	1 瓶
医师签名:	审核/调配签名:		核对/发药签名:

分析:①此张处方不合理。②同时开具消渴丸和格列本脲片属于重复用药。③消渴丸由葛根、地黄、黄芪、天花粉、玉米须、五味子、山药、格列本脲组成,每 10 丸含有 2.5mg 格列本脲。消渴丸和格列本脲合用,如果不调整剂量,很可能引起低血糖,严重的还可能有生命危险,药师审方时应及时拦截,不建议同时使用。

案例 3

××医院门诊处方单(笺)

姓名:×××	年龄:32 岁	性别:男	临床诊断:牙龈肿痛
过敏试验/过敏史:	开单科室:口腔科		处方号:×××

药品名称	规格	用法用量	数量
新癀片	0.32g(含吲哚美辛 6.8mg)×36 片	每次 4 片,每日 3 次,口服	1 盒
洛索洛芬钠片	60mg×20 片	每次 1 片,每日 3 次,口服	1 盒
医师签名:	审核/调配签名:		核对/发药签名:

分析:①此张处方不合理。②同时开具新癀片和洛索洛芬片属于重复用药。③新癀片具有清热解毒,活血化瘀,消肿止痛之功效。用于热毒瘀血所致的咽喉肿痛、牙痛、胁痛、黄疸、无名肿毒等病证。每片中含有 6.8mg 吲哚美辛。吲哚美辛和洛索洛芬同为环氧化酶抑制剂,具有解热镇痛的作用。两者合用疗效无明显增加,且可能增加不良反应如消化道不适、出血。

案例 4

××医院门诊处方单（笺）

姓名：×××	年龄：45 岁　性别：男	临床诊断：病毒性感冒
过敏试验/过敏史：	开单科室：急诊内科	处方号：×××

药品名称	规格	用法用量	数量
酚麻美敏片	20 片	每次 1 片，每日 2 次，口服	1 盒
复方甲氧那明胶囊	60 片	每次 2 片，每日 3 次，口服	1 瓶
医师签名：	审核/调配签名：	核对/发药签名：	

分析：①此张处方不合理。②同时开具酚麻美敏片和复方甲氧那明胶囊属于重复用药。③酚麻美敏片为复方制剂，每片含有对乙酰氨基酚 325mg、盐酸伪麻黄碱 30mg、氢溴酸右美沙芬 15mg、马来酸氯苯那敏 2mg。复方甲氧那明胶囊同样也为复方制剂，每粒胶囊中含盐酸甲氧那明 12.5mg，那可丁 7mg，氨茶碱 25mg，马来酸氯苯那敏 2mg。2 种药物合用导致马来酸氯苯那敏的剂量偏大，可引起嗜睡、疲劳、乏力等症状，对老年人和驾驶车、船或操作危险的机器工作者影响较大。同时合用外周镇咳药那可丁和中枢性镇咳药右美沙芬也可能过度抑制咳嗽反应，导致排痰困难，加重呼吸道阻塞。建议医生调整药物，避免重复用药。

案例 5

××医院门诊处方单（笺）

姓名：×××	年龄：28 岁　性别：女	临床诊断：上呼吸道感染
过敏试验/过敏史：	开单科室：呼吸内科	处方号：×××

药品名称	规格	用法用量	数量
莫西沙星注射液	400mg	每次 400mg，每日 1 次，静脉滴注	3 支
莫西沙星片	400mg×3 片	每次 1 片，每日 1 次，口服	1 盒
医师签名：	审核/调配签名：	核对/发药签名：	

分析：①此张处方合理。②门诊同时开具同一药物的注射剂和口服剂型考虑为序贯用药。莫西沙星是广谱和具有抗菌活性的 8-甲氧基氟喹诺酮类抗菌药。临床上用于治疗上呼吸道和下呼吸道感染如急性鼻窦炎、慢性支气管炎急性发作、社区获得性肺炎以及皮肤和软组织感染等。本张处方医生为患者同时开具了莫西沙星的口服剂型和注射剂，医生及药师应告知患者使用注射剂完后再使用口服剂型，防止患者注射期间同时服用口服剂型导致药物过量。

案例 6

××医院门诊处方单（笺）

姓名：×××	年龄：74 岁　　性别：男	临床诊断：2 型糖尿病、高血压、心绞痛
过敏试验/过敏史：	开单科室：内科门诊	处方号：×××

药品名称	规格	用法用量	数量
硝酸甘油片	0.5mg×100 片	每次 1 片，必要时，舌下含服	1 瓶
尼可地尔片	5mg×20 片	每次 1 片，每日 3 次，口服	1 盒
医师签名：	审核/调配签名：	核对/发药签名：	

分析：①此张处方合理。②硝酸甘油片和尼可地尔片均属于硝酸酯类化合物，可起到扩张冠脉血管，增加冠脉血流量，抑制冠脉痉挛的作用。但硝酸甘油片为舌下片，舌下给药后 2～3 分钟起效，5 分钟达到最大效应，主要用于迅速缓解冠心病心绞痛发作。尼可地尔每日 3 次口服，用于扩张冠脉血管，缓解冠脉痉挛。两种药物使用时机不同。医生与药师应详细告知患者两种药物用法，避免重复用药。

案例 7

××医院门诊处方单（笺）

姓名：×××	年龄：63 岁　　性别：男	临床诊断：COPD
过敏试验/过敏史：	开单科室：中医科	处方号：×××

药品名称	规格	用法用量	数量
乙酰半胱氨酸泡腾片	0.6g×6 片	每次 1 片，每日 3 次，口服	10 盒
福多斯坦片	0.2g×20 片	每次 2 片，每日 3 次，口服	2 盒
医师签名：	审核/调配签名：	核对/发药签名：	

分析：①此张处方不合理。②乙酰半胱氨酸泡腾片用法用量不适宜，泡腾片不可直接口服，用法应该为充分溶于温水中服用。③福多司坦可降低痰液黏度、利于痰液排出，乙酰半胱氨酸具有增强细胞抗氧化功能，减少细胞外基质沉淀作用。采用福多司坦联合乙酰半胱氨酸治疗 COPD 并发肺纤维化患者疗效显著，能改善患者肺功能，抑制肺纤维化进程，且安全性较高。

案例 8

××医院门诊处方单(笺)

姓名:×××		年龄:58 岁	性别:女		临床诊断:骨关节炎
过敏试验/过敏史:		开单科室:中医科			处方号:×××

药品名称	规格	用法用量	数量
布洛芬缓释胶囊	300mg×20 粒	每次 1 粒,每日 2 次,口服	1 盒
塞来昔布胶囊	200mg×6 粒	每次 1 片,每日 2 次,口服	2 盒
医师签名:	审核/调配签名:	核对/发药签名:	

分析:①此张处方不合理。②布洛芬和塞来昔布同属于环氧酶抑制剂,合用解热镇痛效果增加不明显,且可能增加胃肠道不良反应和心血管事件风险。同时使用属于重复用药,建议医生选择其中一种药物治疗。

六、思考

目前,大部分医院均在建立处方前置审核系统,通过电子审方系统提高处方审核效率,实现门急诊处方和住院医嘱 100%审核率。但处方前置审核系统对于重复用药的定义一般较为死板,常出现无临床意义的假阳性问题,如门诊同时开具抗菌药物、质子泵抑制剂等药物的注射剂型与口服剂型序贯用药,或同时开具激素类药物口服全身用药及局部用药等常被判定为重复用药处方,审方药师应及时与临床医生沟通,针对临床用药实际情况对系统规则进行精细化规则设置,避免对临床治疗工作造成干扰。

第六节 药物相互作用审核

药物相互作用(drug-drug interactions,DDI)是指两种或两种以上药物同时或在一定时间内先后使用时,在机体因素(药物代谢酶、药物转运蛋白、药物结合蛋白、药物基因多态性等)的参与下,药物因彼此之间交互作用而发生的药代动力学或(和)药效学的变化,临床表现为药效增加和(或)不良反应加重,也可表现为药效减弱和(或)不良反应减轻。因此,药物在体内的相互作用可分为两种:一种为药代动力学相互作用,即影响药物的吸收、分布、代谢和排泄过程;另一种为药效学相互作用,即影响药物的药理效应。

20 世纪 70 年代之前,药物数量相对较少,临床对药物代谢关注较少,特别是药物相互作用更没有引起临床的足够重视。直到 20 世纪 90 年代,WHO 国际药物不良反应监测中心注意到非镇静类抗组胺类药物与 CYP3A4 强抑制剂合用后出现严重的药物相互作用而导致致死性心律失常事件后,临床开始注意到药物相互作用的潜在危害。有研究者统计,1998 年到 2004 年,数十种药物因为 DDI 产生的严重不良反应或治疗失败而撤市。例如特非那定、阿司咪唑、米贝地尔、溴芬酸钠、曲格列酮、西利伐他汀、依曲替酯等。为了临床安全用药、减少不良反应的发生,科研及临床工作者越来越关注药物相互作用的危害。现研究比较深入且临床意义明确的药物相互作用如环孢素与咪康唑类药物引起前者的血药浓度增高,在抗凝治疗中华法林与CYP2C9抑制剂引起的出血反应,地高辛与克拉霉素/罗红霉素合用引起的中毒反应等。目前,临床上最常见的不良反应为代谢性不良反应,约占全部药物相互作用的40%。因此,在药物相互作用的处方审核工作中,审方药师需要掌握药物相互作用的相关理论知识,牢记临床常见肝药酶抑制剂或诱导剂以及相关的底物。

一、药代动力学相互作用

(一)吸收环节的相互作用

1. pH值变化产生的相互作用　大部分药物呈弱酸性或弱碱性,其吸收的快慢取决于环境的pH值大小以及药物本身固有的解离常数(pKa)。如胃内的pH值升高,可增加弱酸性药物如阿司匹林的解离度,减少其在胃内的吸收。同时药物的溶解度也会影响药物的吸收。如抗真菌药物伊曲康唑、酮康唑口服后,需要在酸性环境下才易被吸收,因此不宜与抗酸药、抗胆碱药、H_2受体拮抗药或质子泵抑制剂等合用。如需合用,则至少应间隔2小时。

2. 离子和药物形成难溶性络合物的相互作用　含二价或三价的金属离子(钙制剂、含铁制剂、镁、铝盐等)药物,在胃肠道内可与某些药物发生相互作用,形成难溶性络合物。这些药物包括四环素类、喹诺酮类抗菌药物、左甲状腺素钠、异烟肼、左旋多巴以及双磷酸盐类药物(依替膦酸钠、阿仑膦酸钠)等。因此,必须同时服用这些药物时,至少要间隔2小时。

3. 影响胃肠道运动导致的相互作用　一些药物会通过影响胃肠动力而影响其他药物的吸收。如抗胆碱药(阿托品、溴丙胺太林等)、抗酸药和镇静催眠药等,可延长胃排空时间,进而延长药物在胃内的停留时间,可能会增加某些药物的吸收。而一些促胃动力药如多潘立酮、西沙必利等可以加快药物在胃肠道内的排空,对于一些解离度小,难吸收的药物影响较为明显。如地高辛与促胃动力药合用时,血药浓度可降低30%左右;而抑制胃肠蠕动的药物则可使其血药浓度增加30%左右,引发地高辛中毒。

4. 食物与药物的相互作用　食物可影响胃肠道的pH值、排空时间或直接与药物结合,从而影响药物的吸收。如螺内酯与食物同服,其吸收量明显高于空腹服用;泊沙康唑与食物同服,则可促进其吸收。但一些药物则建议空腹服用(如四环素类抗菌药物),可减少食物对其吸收的影响。另外,食物中的脂肪对药物的吸收也有影响,例如高脂饮食可显著降低他克莫司的吸收。

(二)分布过程中的相互作用

药物被吸收后,迅速地由血液运输到机体各个部位。药物的血浆蛋白结合率、组织血流量、各种组织屏障、药物与组织的亲和力等因素均影响药物的组织分布。一般情况下,与血浆蛋白亲和力较大的药物可将另一种亲和力较小的药物从结合状态中置换出来,导致后者血药浓度升高。

(三)代谢过程中的相互作用

肝脏是药物代谢的主要器官,肝脏在对药物或内、外源物进行生物转化时依赖肝微粒体中的多种酶系,其中最重要的是细胞色素 P450 混合功能氧化酶系(CYP450)。目前已经发现了数百种细胞色素同工酶,其中有 7 种同工酶特别重要,分别是 CYP1A2、CYP2B6、CYP2C9、CYP2C19、CY2D6、CYP2E1 和 CY3A4。机体内以 CYP3A4 的含量最高,约占人体肝脏 CYP 总量的 30%,底物最广泛(约 50% 的药物经其催化代谢),因此在药物代谢中具有相当重要的地位。

CYP450 可受遗传、年龄、机体状态、营养、疾病、吸烟和饮酒等多种因素影响,尤其是药物,能够显著影响药酶的活性。诱导药酶活性增强(称酶促作用),使其他药物或本身代谢加速,导致药效减弱(但可使前体药物更快发生药效)的药物,称为药酶诱导剂。抑制或减弱药酶活性(称酶抑制作用)减慢其他药物代谢,导致药效增强的药物,称酶抑制剂。一般而言,对酶的抑制作用所致的代谢性药物相互作用的临床意义大于酶促作用,占该酶系统全部相互作用的 70%。

FDA(美国食品药品监督管理局)在 2017 年发布的《药品生产企业临床药物相互作用研究-试验设计、数据分析、临床应用的指南》中,提出了酶抑制剂活性的分级标准。根据酶抑制剂对底物药物的 AUC 增加的倍数来进行分级。如果底物 AUC 增加≥5 倍,则为强抑制剂,2 倍≤AUC 增加<5 倍为中等抑制剂,1.25 倍≤AUC 增加<2 倍为弱抑制剂。几种常见的 CYP450 抑制剂的分级见表 5-1。

表 5-1　FDA 部分酶抑制剂强弱分级表

酶	强抑制剂(AUC 增加≥5 倍)	中等抑制剂(2 倍≤AUC 增加<5 倍)
CYP3A4[①]	波普瑞韦、泰利霉素、阿扎那韦、利托那韦、伊曲康唑、酮康唑、伏立康唑、克拉霉素、地尔硫卓、奈法唑酮、奈非那韦、葡萄柚汁[②]	阿瑞匹坦、西咪替丁、环丙沙星、克霉唑、环孢素、红霉素、氟康唑、氟伏沙明、伊马替尼、维拉帕米
CYP1A2	环丙沙星、依诺沙星、氟伏沙明、扎鲁斯特	甲氧西林、口服抗凝药、美西律
CYP2C8	氯吡格雷、吉非贝齐	地拉罗司、特立氟胺
CYP2C9	无	胺碘酮、氟康唑、咪康唑、罂粟碱、非尔氨酯
CYP2C19	氟康唑、氟西汀、氟伏沙明、噻氯匹定、伏立康唑、奥美拉唑	无
CYP2D6	丁螺环酮、氟西汀、帕罗西汀、奎尼丁、特比萘芬	西咪替丁、西那卡塞、度洛西汀、氟伏沙明、米拉贝隆

注:①CYP3A4 强抑制剂可使敏感底物 AUC 增加≥10 倍。②葡萄柚汁因品牌,浓度等原因,对CYP3A4 的作用差异较大,有的研究归入强抑制剂,有的则归为中等抑制剂。

（四）药物排泄的影响

肾脏是药物排泄的主要器官，药物的排泄与尿液的 pH 值有关。如在酸性尿液时有更多的酸性药物（如阿司匹林、保泰松、磺胺类）会从尿液中重吸收返回血液，从而延长、加强药物的活性，而碱性尿液则使其排泄增加。另一种作用机制为两种药物为竞争肾小管的同一主动转运系统，减少其排泄，延长药物作用时间。例如阿司匹林可抑制地高辛、甲氨蝶呤的排泄，合用可增加后者的血液毒性。双香豆素与保泰松都能抑制磺酰脲类降糖药的排泄，进而加强了后者的降糖效应，可能导致低血糖的发生。碘造影剂会抑制阿卡波糖的排泄，增加其在体内的蓄积。

二、药物的药效学相互作用

临床上联合应用两种或两种以上的药物，由于药代动力学或药效学的原因，影响它们单独使用时所产生的效应，可能出现药理作用增强，称为协同作用（synergism），作用减弱或消失，称为拮抗作用（antagonism）。华法林因与维生素 K 存在拮抗作用，抑制肠内维生素 K 的产生（如使用抗生素），华法林的作用增强，诱发出血。华法林与阿司匹林同服，导致胃出血的风险也会提高。他克莫司可损害肾功能，如果与氨基糖苷类、糖肽类抗菌药物、两性霉素 B 以及非甾体类抗炎药等药物合用，会使肾毒性加重。

三、中西药药物相互作用

中药在我国应用历史悠久，临床上中西药的合用情况非常普遍。但由于中药成分复杂以及研究有限，对于中药与西药联合使用发生相互作用的评价理论依据也非常有限。尽管如此，我们在处方审核过程中，也需要关注中西药的合用情况，对于一些比较常见或者确定的相互作用应给予医生和患者相应提醒和警示，避免盲目应用产生不良反应，对保障患者用药安全具有十分重要的意义。

四、处方审核要点

药师在审核药物的相互作用过程中，应注意以下几点。

（一）评估药物相互作用是否具有临床意义

相互作用导致的药代动力学或药效学变化可大可小，从临床角度来说需要确定是否具有临床意义：①临床是否应该避免合用；②临床是否应该调整给药方案，密切监测，谨慎合用；③相互作用后果不具有临床意义，可以合用。

（二）哪种情况的相互作用可以通过用药交代避免

一些由于胃肠道的吸收引起的相互作用，可以通过延长给药间隔进行规避；如患者病情必须使用的药物之间会产生相互作用，可以建议医生进行给药方案的调整，或监测血药浓度等方式谨慎合用。

（三）药物可以通过相同或不同的给药途径导致相互作用

一种药物口服后可以与静脉、皮下注射或口腔吸入的另一种药物产生相互作用，比如口服伊曲康唑对吸入布地奈德(气雾剂)的代谢可产生显著的抑制作用。有些药物相互作用的发生依赖给药途径,如影响胃肠道吸收的药物。如某些喹诺酮类药物与含阳离子药物同时服用,可发生络合反应从而显著降低喹诺酮类药物的生物利用度。但是,喹诺酮类药物静脉给药和口服该类药物就发生相互作用可能性小。酮康唑静脉给药时与很多经 CYP3A4 代谢的药物存在严重的药物相互作用,但是其外用制剂(洗剂、软膏制剂等)就不存在类似相互作用。

（四）发生相互作用的两种(或更多)药物有可能不同时共存于机体内

某些药物对代谢酶或转运蛋白的抑制是不可逆的(如红霉素不可逆地抑制 CYP3A4,吉非罗齐代谢物不可逆地抑制 CYP2C8),即使停用此种药物后也需经过较长的时间,机体才能恢复该酶的正常活性,如果在恢复期内给予此种酶的底物,仍会产生具有临床意义的相互作用。

（五）相互作用软件的使用

在审核处方相互作用的过程中,药师除具备扎实的知识储备,谨记一些严重的药物不良反应,特别是治疗窗窄的药物、或者需要维持一定血药浓度的药物(如抗凝药、抗惊厥药、抗感染药、细胞毒药、降压药、降糖药、洋地黄苷以及免疫抑制药等)相互作用,强的肝药酶抑制剂以及其敏感底物,还需要借助一些相互作用查询软件。中文软件如"用药助手"中的"相互作用"模块,或 UpToDate 软件嵌入的药物信息数据库系统"lexicomp",可以查阅在世界范围内报道过的药物相互作用,并提供相互作用的循证依据。尽管如此,最终判断相互作用对临床影响的实际意义,仍需药师根据患者的具体情况进行辨别,如存在相互作用的药物是应避免合用,还是在监测下谨慎使用,均需药师与临床沟通后进行人工审查。

五、相互作用审核案例分析

案例 1

××医院门诊处方单(笺)

姓名:×××	年龄:69 岁	性别:男	临床诊断:心脏病和慢性胃炎
过敏试验/过敏史:无	开单科室:内科门诊	处方号:×××	

药品名称	规格	用法用量	数量
奥美拉唑胶囊	20mg×14 粒	20mg,每日 2 次,口服	1瓶
地高辛片	0.25mg×20 片	0.125mg,每日 1 次,口服	1盒
医师签名:	审核/调配签名:	核对/发药签名:	

分析:该处方不合理,遴选药物不适宜。PPI抑制剂会降低胃液酸度,减少地高辛水解,增加其吸收,使血药浓度升高,进而增强药理作用,同时还会增加低镁血症发生的风险。如果必须联用,应交代患者定时监测地高辛和血镁的浓度。

案例 2

××医院门诊处方单（笺）

姓名:×××	年龄:56 岁　　性别:男	临床诊断:真菌感染,高血脂
过敏试验/过敏史:无	开单科室:内科门诊	处方号:×××

药品名称	规格	用法用量	数量
伏立康唑片	200mg×30 片	200mg,每日 2 次,口服	1 瓶
辛伐他汀胶囊	10mg×7 片	10mg,每日 1 次,口服	1 盒
医师签名:	审核/调配签名:	核对/发药签名:	

分析:该处方不合理,该处方遴选药品不适宜,存在药物相互作用。伏立康唑片可抑制经 CYP3A4 介导的辛伐他汀的代谢,使其血药浓度升高,可能出现不良反应(包括肌病和横纹肌溶解)。建议选用不依赖于 CYP3A4 代谢的他汀类药物如普伐他汀、氟伐他汀、瑞舒伐他汀等。

案例 3

××医院门诊处方单（笺）

姓名:×××	年龄:56 岁　　性别:男	临床诊断:PCI 术后
过敏试验/过敏史:无	开单科室:内科门诊	处方号:×××

药品名称	规格	用法用量	数量
艾司奥美拉唑镁肠溶片	20mg×14 粒	20mg,每日 1 次,口服	1 瓶
硫酸氢氯吡格雷片	75mg×7 片	75mg,每日 1 次,口服	1 盒
医师签名:	审核/调配签名:	核对/发药签名:	

分析:该处方不合理,遴选药品不适宜。艾司奥美拉唑镁肠溶片可抑制硫酸氢氯吡格雷片经 CYP2C19 的代谢而使其活性代谢物的血药浓度降低,药理作用减弱。可考虑使用与氯吡格雷无相互作用的 PPI,如泮托拉唑、兰索拉唑等替代品种。

案例 4

××医院门诊处方单（笺）

姓名:×××	年龄:62 岁　　性别:女	临床诊断:尿路感染、胃部不适
过敏试验/过敏史:无	开单科室:泌尿门诊	处方号:×××

药品名称	规格	用法用量	数量
左氧氟沙星片	500mg×30 片	500mg,每日 1 次,餐中口服	1 盒
硫糖铝咀嚼片	0.25g×100 粒	1.0g,每日 4 次,餐前及睡前服	1 瓶
医师签名:	审核/调配签名:	核对/发药签名:	

分析:该处方给药时间不合理,存在药物相互作用。含铝制剂与氟喹诺酮药物能在胃肠道发生金属螯合作用,从而严重影响氟喹诺酮类药物的吸收,应尽可能避免同时服用(研究显示间隔4小时可以避免相互作用),或改用其他胃粘膜保护剂。

案例5

××医院门诊处方单(笺)

姓名:×××	年龄:56岁 性别:男		临床诊断:上呼吸道感染、高血脂
过敏试验/过敏史:无	开单科室:呼吸内科		处方号:×××

药品名称	规格	用法用量	数量
辛伐他汀片	10mg×14 片	10mg,每日1次,口服	1盒
克拉霉素缓释胶囊	0.5g×6 粒	0.5g,每日1次,口服	1瓶
医师签名:	审核/调配签名:	核对/发药签名:	

分析:该处方不合理,存在药物相互作用。该患者为高血脂患者,一直接受辛伐他汀降脂治疗,处方中克拉霉素可抑制辛伐他汀经CYP3A4代谢,从而增加辛伐他汀的血药浓度及肌病的风险。应避免同时使用,建议更换其他非CYP3A4抑制剂的抗菌药物。

案例6

××医院门诊处方单(笺)

姓名:×××	年龄:46岁 性别:男		临床诊断:糖尿病真菌感染
过敏试验/过敏史:无	开单科室:内分泌		处方号:×××

药品名称	规格	用法用量	数量
格列齐特缓释片	30mg×30 片	30mg,每日1次,早餐口服	1盒
伏立康唑片	50mg×10 粒	200mg,每日2次,口服	1盒
医师签名:	审核/调配签名:	核对/发药签名:	

分析:该处方不合理,存在药物相互作用。磺酰脲类降糖药主要代谢途径为CYP2C9,而伏立康唑为CYP2C9强抑制剂,会影响磺酰脲类降糖药的代谢从而使血药浓度升高而发生低血糖的风险,避免合用。如确需合用,应监测血糖水平。

案例7

××医院门诊处方单(笺)

姓名:×××	年龄:57岁 性别:男		临床诊断:糖尿病
过敏试验/过敏史:无	开单科室:内分泌		处方号:×××

药品名称	规格	用法用量	数量
二甲双胍片	500mg×30 片	500mg,每日3次,餐中口服	1盒
多替拉韦钠片	10mg×30 片	50mg,每日1次,口服	1盒
医师签名:	审核/调配签名:	核对/发药签名:	

分析:该处方不合理,存在药物相互作用。多替拉韦钠片为 MATE1 和 OCT2 抑制剂,增加二甲双胍暴露量,使得二甲双胍血药浓度增高,肾损害加重以及降糖作用增强,出现低血糖风险增高,应避免合用。

案例 8

患者女,55 岁,体重 65kg。入院诊断:高血压、抑郁症。

药品名称	规格	用法用量	数量
马来酸氟伏沙明片	50mg	50mg,每日 1 次,睡前服	1 片
硝苯地平缓释片	10mg	10mg,每日 2 次,口服	2 片

分析:这是一条不合理医嘱,存在药物相互作用。医嘱显示患者之前一直在服用氟伏沙明抗抑郁焦虑治疗,而该药为一种强的 CYP3A4 抑制剂,此时医嘱使用硝苯地平(CYP3A4 底物)常规降压治疗,会使硝苯地平血药浓度显著增加,患者很可能会出现严重低血压的症状,建议换用其他非 CYP3A4 底物的降压药,如厄贝沙坦等。

案例 9

患者女,66 岁,体重 55kg。入院诊断:冠心病、呼吸道感染。

药品名称	规格	用法用量	数量
地高辛片	0.25mg	0.125mg,每日 1 次,口服	0.125mg
罗红霉素胶囊	150mg	150mg,每日 2 次,口服	300mg

分析:这是一条不合理医嘱,存在药物相互作用。罗红霉素为 P-gp 抑制剂,而地高辛为 P-gp 底物,两药合用,会使地高辛吸收增加,血药浓度增加 $50\%\sim300\%$,极易引起地高辛中毒。因此两药应避免同时使用。

六、药物相互作用审核存在的问题

目前世界范围内药物相互作用信息系统主要包括 Drug-Reax、Drug Interactions Facts、Lexi-Interact 等。研究发现,这些数据库的判断标准存在较大的偏倚,而人工(临床药学专家)识别与软件系统的差异更大,这类差异主要发生在轻度或中度级别的药物相互作用,这可能跟软件系统不考虑患者的具体情况,不考虑剂量的调整和密切监测有关,频繁地报告不具有临床意义的药物相互作用。但目前因为种种原因,没有一个研究能够给出药物相互作用发生率的准确结果。因此,现阶段在处方审核中,药师更多需要做的是结合临床,对一些明确的严重的药物相互作用提前进行干预;而对于可能存在的潜在相互作用,需要跟临床进行沟通,能避免尽量避免,不能避免应跟踪和关注相关不良反应的发生,提前做好相关防范措施。

第七节 配伍禁忌的审核

一、配伍禁忌定义

配伍禁忌指两种或两种以上药物配合在一起,包括一种药物与溶媒的混合时,发生物理变化、化学反应或药理学改变,是不利于临床应用或治疗的配伍变化。药物配伍禁忌主要分为物理性、化学性和药理性。

二、配伍禁忌的危害及预防

由于药物种类多、病情复杂,常需联合用药。临床上常出现 2～3 种甚至 4～5 种药物配伍输液的现象,多种药物之间的配伍问题是药师审方经常遇到也是较为棘手的问题。部分药物之间或药物与溶媒之间配伍后可以出现变色、沉淀或者形成凝块的现象,然而在许多情况下肉眼观察不到变化,但并不代表配伍没有问题,微粒倍增现象随着添加药物的增多或 pH 值的改变而出现,输液反应的发生与此相关。

常见配伍禁忌危害:①有些配伍使药物的治疗作用减弱或失效,导致治疗失败;②有些配伍使副作用或毒性增强,引起严重不良反应;③有些配伍使治疗作用过度增强,超出了机体所能耐受的能力,也可引起不良反应。

因此应该尽量做到一种溶媒中只加一种药物,确保配伍安全。由于联合用药对机体中药物的吸收、药效及安全性具有相当重要的影响,所以在临床用药中更应该对药物相互作用给予高度重视,避免不良反应的发生。合理规避药物与药物或药物与溶媒之间的配伍禁忌,一般可采取以下措施。

(1) 避免物理性配伍禁忌。物理性配伍禁忌是指药物配伍后发生了物理性状的变化,如分离、沉淀、潮解、液化。某些药物配伍后容易发生沉淀析出。如 20% 甘露醇注射液为过饱和溶液,温度降低时极易出现结晶,在其中加入各种离子均易析出结晶,因此不宜与其他药物配伍,应单独输注。

(2) 避免化学性配伍禁忌。化学性配伍禁忌是指配伍过程中发生了化学变化,如发生氧化还原反应、酸碱中和反应、聚合反应、水解反应等。常见的酸碱性药物配伍,如酸性的维生素 C 注射液与碱性的苯巴比妥钠配伍,会导致苯巴比妥析出,同时也会导致维生素 C 部分分解;此外维生素 C 具有强还原性的烯二醇结构,与胰岛素联用时可使胰岛素失活,效价降低。

(3) 避免出现沉淀或浑浊的配伍。钙离子与枸橼酸盐、可溶性碳酸盐、磷酸盐及硫酸盐可形成沉淀。如醋酸钠林格注射液中含氯化钙,与地塞米松磷酸钠配伍,会形成磷酸钙沉淀。头孢曲松与含"钙"注射液混合后,头孢曲松为阴离子,极易与阳离子"钙"形成不溶性微粒头孢曲松钙。另外，避免配伍后变色，奥硝唑与奥美拉唑配伍后可出现黄褐色浑浊液体。

（4）避免药理学配伍禁忌。药理作用相互对抗的药物不适宜配伍，如升血压药与降血压药、泻药与止泻药、扩瞳药与缩瞳药等；毒性增强的药物不适宜配伍，如呋塞米与阿米卡星配伍，耳毒性增强；这些药物配伍后疗效互相抵消或降低，或毒性增强。此外，还需注意可能遇到的一些其他药理性配伍禁忌，如中药注射剂因成分复杂，原则上只能用适宜的溶媒配伍单独使用，不得与其他药物相混（详见第六节 药物相互作用的审核）。

三、配伍禁忌处方审核要点

（一）评估临床上常见配伍禁忌的临床意义

配伍禁忌导致的药代动力学或药效学变化可大可小，从临床角度出发，充分评估其是否具有临床意义：①绝对禁忌，临床应避免配伍；②相对禁忌，通过合理调整给药时机及途径，避免配伍禁忌。

（二）临床上常见配伍禁忌问题

1. 溶媒适宜性选择　药物溶媒适宜性审核是审方中最普遍的，药物溶媒选用是否合理，包括溶媒的种类、溶媒体积、成品药物的浓度、滴注的速度与时间等。溶媒选用不当是临床上常见的配伍禁忌，如：①多烯磷脂酰胆碱注射液与氯化钠溶液中电解质配伍会导致其分子结构会被破坏，药物效价降低，建议用葡萄糖溶液稀释；②紫杉醇脂质体与氯化钠溶液配伍会导致脂质体聚集，建议使用葡萄糖溶液稀释。表 5-2 归纳了常见的仅可用葡萄糖注射液稀释的药品，建议严格根据药品说明书及权威临床诊疗规范、指南、临床路径及研究文献评估，选择适宜的溶媒配伍。

表 5-2　仅可用葡萄糖注射液稀释的主要药品及药理学分类

药理学分类	药品通用名
抗感染药物/化学合成的抗菌药/喹诺酮类	甲磺酸培氟沙星[abcde]、氟罗沙星[acde]
抗感染药物/抗真菌药	两性霉素 B[abdg]
主要作用于心血管系统的药物/抗心律失常药	胺碘酮[acd]
主要作用于消化系统的药物/肝胆疾病辅助用药	多烯磷脂酰胆碱[ac]
抗肿瘤/干扰转录过程和阻止 RNA 合成的药物	盐酸吡柔比星[d]、盐酸多柔比星脂质体[g]
抗肿瘤药物/微管蛋白活性抑制药	紫杉醇脂质体[g]
抗肿瘤药物/铂类	奥沙利铂[acdf]、洛铂[d]

备注：[a]：拥有其他剂型；[b]：已知与常规胰岛素可能存在配伍禁忌的药品；[c]：注射液；[d]：注射用冻干粉；[e]：葡萄糖注射液；[f]：甘露醇注射液；[g]：脂质体。

2. 药物配伍后引起盐析反应　药物配伍后，胶体分散体系加到含有电解质的输液中，会因盐析作用而产生凝聚。如氟罗沙星等第三代喹诺酮类药物，遇强电解质如氯化钠、氯化钾会发生同离子效应析出沉淀,因而禁与含氯离子的溶液如氯化钠注射液或葡萄糖氯化钠注射液配伍。

3. 酸碱度改变而引起药物破坏,沉淀或变色　每种输液都有规定的 pH 值范围,对加入药物的稳定性都有一定影响。常用的溶媒有 5% 或 10% 葡萄糖注射液、0.9% 氯化钠注射液、葡萄糖氯化钠注射液等、其 pH 值依次为 3.2～5.5、3.5～5.5、4.5～7.0。例如,青霉素水溶液稳定的 pH 值为 6.0～6.5,如使用葡萄糖注射液配伍,易引起青霉素 β-内酰胺环水解而使效价降低,不良反应增加。难溶性碱或酸制成的可溶盐因 pH 值的改变而出现沉淀,如苯巴比妥钠水溶液因水解遇酸或酸性药物后,会析出巴比妥酸,生物碱可溶性盐与碱或碱性药物后会析出难溶性碱的沉淀。

4. 药物配伍后引起氧化还原反应　有些药物本身是氧化剂,能和另外一些具有还原性的药物发生氧化还原反应使药物化学结构改变。如维生素 K 类为一种氧化剂,与还原剂维生素 C 配伍后,维生素 K 的醌式结构会被强还原剂维生素 C 破坏,致作用减弱或失效。

5. 药物配伍后引起钙离子的沉淀反应　钙离子可与磷酸盐、碳酸盐生成钙沉淀。钙离子除常用钙盐外,还存在于林格溶液,乳酸钠林格液,肝素钙等药物中;其与地塞米松磷酸钠、克林霉素磷酸酯、三磷酸腺苷等含有磷酸盐的药物配伍可能形成沉淀。碳酸盐存在部分药物的辅料中,如头孢曲松与钙离子配伍生成沉淀,因而不建议与含钙溶液配伍。头孢曲松与多种药物存在配伍禁忌,建议单独输注。

6. 中药注射液配伍适宜性审核　中药注射剂成分复杂,严禁混合配伍,如确需联合使用其他药品时,应谨慎考虑与中药注射剂的时间间隔以及是否需要冲管等问题。在配制中药注射剂时,应正确地选择溶媒,严格使用说明书中推荐的溶媒。由于中药注射液的成分相对其他注射液成分更为复杂,其成分的稳定性容易受 pH 值等的影响,和其他中西药注射剂配伍时也容易发生变色、沉淀、氧化和水解等物理化学反应。

合适的溶媒可以确保中药注射剂在溶解和稀释时的稳定性,降低由于不溶性微粒引起的药物不良反应。①临床常用的华蟾素注射液、血塞通注射液等要采用 5%～10% 葡萄糖作溶媒。②灯盏细辛注射液、复方苦参注射液等应使用 0.9% 氯化钠注射液为溶媒。③在使用中药注射液时宜单独使用,严禁混合配伍。如双黄连针与氨基糖苷类及大环内酯类等配伍时易产生浑浊或沉淀。然而中药注射液配伍时除了注意混合液外观发生的理化变化外,有许多情况下肉眼观察不到变化,因此,两种以上中药注射剂联用时,要适当间隔一段时间,防止药物在血液中混合发生不良反应,同时在两组输液间隔要注意冲管。

（三）如何合理避配免伍禁忌的发生

对于药物与溶媒之间的配伍禁忌,需要调整溶媒的种类、溶媒体积、成品药物的浓度、滴注的速度与时间等;其次需要重点关注某些药物的特殊配置方法,建议严格参考药品说明书、指南、专家共识及权威文献,如多西他赛注射液需要与专用溶剂混合后,轻轻振摇混合均匀,将混合后的药瓶室温放置 5 分钟,然后检查溶液是否均匀澄明,用注射器吸入混合液,注入 5% 葡萄糖注射液或 0.9% 氯化钠注射液的注射瓶或注射袋中,轻轻摇动,混合均匀,最终浓度不超过 0.9mg/ml。药物之间出现配伍禁忌时,建议分开配置及输注。

对于药物配伍禁忌,我们往往只注意到输液瓶中的配伍禁忌,而忽略了换药时输液管中的配伍禁忌,一旦反生此种不良反应会造成严重后果。如在静滴头孢哌酮舒巴坦时,通过莫菲管加入氨溴索,输液管中的药物全部变为乳白色。氨溴索不仅与头孢哌酮舒巴坦存在配伍禁忌,还与头孢曲松、头孢哌酮钠、头孢唑林钠、清开灵等存在配伍禁忌,建议氨溴索注射液应单独使用。若由莫菲管加入,则加入前后应使用生理盐水冲洗。如使用复方丹参注射液静滴,续用乳酸环丙沙星注射液、氧氟沙星注射液时,两者会在输液管中发生反应生成沉淀。在续贯输入头孢哌酮、环丙沙星时两者也会在输液管中生成沉淀。因此对此类组与组之间有配伍禁忌的输液,应合理安排输液顺序或在换瓶时应生理盐水冲洗输液管。

(四)常见静脉用抗肿瘤类药物处方审核要点

静脉用抗肿瘤类药物发生配伍禁忌,可能会引起严重后果。为此,静脉用细胞毒药物的处方审核一直是医院静脉输液配置中心审方药师工作的重中之重。药师在审核静脉用细胞毒药物的处方时应注意以下几点:①静脉用细胞毒药物溶媒选用是否合理,包括溶媒的种类、溶媒体积、成品细胞毒药物的浓度、滴注的速度与时间等;②静脉用细胞毒药物用量是否合理;③静脉用细胞毒药物一般建议单用,如审核时发现医嘱中存在静脉用细胞毒输液里添加其他的药物,建议尽量分开配置;④静脉用细胞毒药物的批次排序;⑤静脉用细胞毒药物的特殊用法;⑥静脉用细胞毒药物的给药途径是否合理;⑦是否存在重复用药。

有些化疗药物在0.9%氯化钠溶液中不稳定,易发生降解,如奥沙利铂、洛铂等,因此临床上必须用5%葡萄糖溶液配制。而另外一些药物在5%葡萄糖溶液中不稳定,而且容易形成沉淀,如依托泊苷、羟喜树碱等,因此临床上常使用0.9%氯化钠溶液配制。还有一些蛋白类分子靶向药物如曲妥珠单抗、西妥昔单抗,因常用溶媒发生配伍禁忌的机制与物理化学性质密切相关。在选用溶媒时,需充分考虑溶媒pH值的影响,选择与药物pH相近的溶媒。不适宜的溶媒选择常会导致药物出现浑浊、沉淀、效价降低或失效等问题,极易引发不良事件。审核时需要掌握药物理化学性质、了解输液配置情况,必要时,还应进行相应的临床试验研究。

表5-3归纳了临床常见化疗药物静脉滴注溶媒选择及其他审方相关要点。

表5-3 临床常见化疗药静脉滴注溶媒选择及其他审方相关要点

化疗药品	溶媒	推荐溶媒量	成品浓度	成品保存环境及时间(包含滴注时间)	静脉滴注时间
抗肿瘤抗生素类					
表柔比星	NS、GS	—	≤2mg/ml	—	—
多柔比星	NS、注射用水	—	2mg/ml	室温避光,24h;4～10℃,48h	—

续表

化疗药品	溶媒	推荐溶媒量	成品浓度	成品保存环境及时间（包含滴注时间）	静脉滴注时间
盐酸多柔比星脂质体	GS	剂量＜90mg 时,GS 250ml; 剂量≥90mg 时,以 GS 500ml	—	2～8℃,24h	60min、90min
柔红霉素	NS	—	—	—	＜1h
柔红霉素脂质体	GS	—	1mg/ml	2～8℃,6h	—
吡柔比星	GS、注射用水	10ml	—	室温,6h	—
伊达比星	注射用水	—	1mg/ml	2～8℃,48h;室温,24h	—
米托蒽醌	NS、GS	50ml 以上	—	—	≥30min
博来霉素	NS、GS、注射用水	5～20ml	—	—	—
平阳霉素	NS、GS	5～20ml	4～15mg/ml	—	—
放线菌素 D	NS	20～40ml	—	—	—
抗代谢药					
培美曲塞	NS	100ml	—	冷藏,24h	—
雷替曲塞	NS、GS	50～250ml	—	—	—
氟尿嘧啶	NS、GS	—	—	—	静脉滴注时间:泵入 72h,5ml/h
替加氟	NS、GS	500ml	—	—	—
阿糖胞苷	NS,GS,注射用水	—	不高于 100mg/ml	—	—
吉西他滨	NS	—	先溶解至 38mg/ml, 使用前进一步稀释,终浓度可能低至 0.1mg/ml	20～25℃下保存 24h,不得冷藏（因可能析出结晶）	针对不同疾病,滴注时间不同
氟达拉滨	NS	100ml	粉针剂每 50mg 用无菌注射用水 2ml 溶解,使其浓度为 25mg/ml,随后抽取所需剂量 NS 100ml 稀释	2～8℃,24h;室温 8h	30min

化疗药品	溶媒	推荐溶媒量	成品浓度	成品保存环境及时间（包含滴注时间）	静脉滴注时间
烷化剂					
环磷酰胺	NS、GS、林格溶液	500ml	—	8℃以下，24h	30～120min
异环磷酰胺	NS，GS 或林格液 250ml 或 500ml 稀释	—	—	现配现用	≥30min
替莫唑胺	注射用水	—	2.5mg/ml	25℃，14h	90min
微管抑制药					
长春新碱	NS	50～100ml	—	—	—
长春瑞滨	NS	50～100ml	0.5～2.0mg/ml	—	6～10min
紫杉醇	NS、GS、NS＋GS、5％ 葡萄糖林格液	—	0.3～1.2mg/ml	25℃ 及室内照明条件下不超过 27h	3h
紫杉醇脂质体	GS	250～500ml	—	25℃ 及室内照明条件下不超过 24h	3h
紫杉醇(白蛋白结合型)	NS	—	5mg/ml	8h	30min
多西他赛	NS、GS	—	0.3～0.74mg/ml	6h	1h
拓扑异构酶抑制剂					
伊立替康	NS、GS	—	0.12～2.8mg/ml	2～8℃，24h；25℃，6h。	30～90min
依托泊苷(粉针剂)	NS、GS、灭菌注射用水、苯甲醇抑菌注射液、苯甲醇抑菌氯化钠注射液	—	0.1～0.25mg/ml	—	≥30min
依托泊苷(注射液)	NS	—	0.1～0.25mg/ml	—	≥30min
替尼泊苷	NS、GS	—	—	浓度≥0.2mg/ml时，24h；浓度≤0.1mg/ml时，4h	≥30min

续表

化疗药品	溶媒	推荐溶媒量	成品浓度	成品保存环境及时间(包含滴注时间)	静脉滴注时间
铂　类					
顺铂	NS、GS	—	—	—	—
卡铂	GS	250～500ml	0.5mg/ml	室温 8h；冷藏 24h	—
奈达铂	NS	500ml	—	—	≥1h
洛铂	GS	—	—	注射用水溶解后的洛铂可冷藏存放 4h	—
奥沙利铂	注射用水、GS	250～500ml	＞0.2mg/ml	2～8℃,24h	2～6h
影响核酸合成药					
氟达拉滨	NS	100ml	粉针剂每 50mg 用无菌注射用水 2ml 溶解,使其浓度为 25mg/ml,随后抽取所需剂量用 NS100ml 稀释	2～8℃,24h；室温,8h	30min
地西他滨	GS、NS、乳酸林格液	—	0.1～1.0mg/ml	2～8℃,7h	3h
单抗类					
硼替佐米(波替单抗)	NS	—	1mg/ml	—	本药 5 秒内通过中央静脉导管或外周静脉注射,随后用 0.9％ 氯化钠注射液冲洗
贝伐珠单抗	NS	—	1.4～16.5mg/ml	2～8℃,8h	30min、60min、90min

续表

化疗药品	溶媒	推荐溶媒量	成品浓度	成品保存环境及时间（包含滴注时间）	静脉滴注时间
曲妥珠单抗	复溶液配制：配套稀释液、无菌注射用水；成品配制：NS	250ml	复溶液：21mg/ml	以提供的稀释液复溶的溶液：2～8℃，28 日；注射用水复溶的溶液 2～8℃，48h；成品：2～8℃，24h	30min、90min
西妥昔单抗	NS	—	—	—	60min、120min
利妥昔单抗	GS、NS	—	1mg/ml	2～8℃，24h；室温，12h	—
尼妥珠单抗	NS	250ml	—	—	≥60min
其他					
门冬酰胺酶（埃希）	灭菌注射用水或 NS		1 万 U 的门冬酰胺酶粉针剂用 5ml 灭菌注射用水或 NS 溶解为 2000U/ml，经正在滴注的 NS 或 GS 的侧管注入	8h	30min
门冬酰胺酶（欧文）	NS	取 1ml 或 2ml 复溶至 100ml	100U/ml 或 50U/ml	4h（不可冷冻或冷藏）	1～2h
达卡巴嗪	GS	用 10～15ml NS 溶解，再用 GS 250～500ml 稀释	—	现配现用	≥30min（避光）
三氧化二砷	GS、NS	500ml	—	—	3～4h

注：NS,0.9%氯化钠注射液；GS,5%葡萄糖注射液。

此外，还需注意：①洛铂、氟达拉滨、地西他滨、两性霉素 B 等药物需用注射用水溶解后再选择其他溶媒稀释。②化疗药配伍时还应注意药物使用的先后顺序。例如：紫杉醇和顺铂联用时，先用紫杉醇后用顺铂，可以降低紫杉醇所产生的骨髓抑制等不良反应。

四、配伍禁忌案例分析

案例 1

患者男,35 岁,体重 68kg,内科病区,查体辅检无特殊异常。临床诊断为外伤手术后并发肺部感染。

药品名称	规格	用法用量	数量
注射用磺苄西林钠	2g	2g,每日 4 次,静脉滴注	4 支
0.9%氯化钠注射液	250ml	250ml,每日 4 次,静脉滴注	4 袋
夫西地酸钠	0.5g	每次 0.5g,每日 3 次,静脉滴注	3 支
0.9%氯化钠注射液	250ml	每次 250ml,每日 3 次,静脉滴注	3 袋
医师签名:	审核/调配签名:	核对/发药签名:	

分析:这是不合理医嘱。磺苄西林钠与夫西地酸钠存在药物配伍禁忌,两者体外混合产生白色沉淀,建议护士执行医嘱时两瓶药物滴注中间使用 0.9%氯化钠注射液冲管。

案例 2

××医院门诊处方单(笺)

姓名:×××	年龄:65 岁　性别:女	临床诊断:左侧腰腹部皮下血肿
过敏试验/过敏史:无	开单科室:急诊内科	处方号:×××

药品名称	规格	用法用量	数量
维生素 K_1 注射液	1ml:10mg	30mg,每日 1 次,静脉滴注	3 支
维生素 C 注射液	2ml:0.5g	3g,每日 1 次,静脉滴注	6 支
5%葡萄糖氯化钠注射液	500ml	500ml,每日 1 次,静脉滴注	1 袋
医师签名:	审核/调配签名:	核对/发药签名:	

分析:该处方不合理,为配伍禁忌。维生素 C 具有强还原性,与维生素 K_1 配伍后两者发生氧化还原反应,导致维生素 K_1 药效下降,二者不宜配伍使用。建议分瓶配制,分开使用。

案例 3

××医院门诊处方单(笺)

姓名:×××	年龄:57 岁　性别:女	临床诊断:急性非静脉曲张性上消化道出血
过敏试验/过敏史:无	开单科室:消化内科门诊	处方号:×××

药品名称	规格	用法用量	数量
注射用兰索拉唑	30mg	30mg,每日 2 次,静脉滴注	1 支
5%葡萄糖注射液	250ml	250ml,每日 2 次,静脉滴注	1 袋
医师签名:	审核/调配签名:	核对/发药签名:	

分析:该处方不合理,为配伍禁忌。注射用兰索拉唑和5%葡萄糖注射液配伍,溶液颜色发生变化。建议选择0.9%氯化钠注射液作为溶媒。

案例4

××医院门诊处方单(笺)

姓名:×××	年龄:65岁	性别:女	临床诊断:肺炎
过敏试验/过敏史:无	开单科室:急诊内科		处方号:×××

药品名称	规格	用法用量	数量
注射用头孢曲松钠	1g	1g,每日2次,静脉滴注	2瓶
葡萄糖酸钙注射液	1g,10ml	1g,每日2次,静脉滴注	2支
0.9%氯化钠注射液	100ml	100ml,每日2次,静脉滴注	2袋
医师签名:	审核/调配签名:	核对/发药签名:	

分析:该处方不合理,为配伍禁忌。头孢曲松钠与含钙的药物配伍时,可在肺或肾中形成头孢曲松-钙盐沉淀,两者应避免配伍。建议分开配制,分开滴注。

案例5

患者男,56岁,体重75kg,综合肿瘤科病区,查体辅检无特殊异常。临床诊断:直肠恶性肿瘤。

××医院住院处方单(笺)

药品名称	规格	用法用量	数量
注射用奥沙利铂	50mg	150mg,每日1次,静脉滴注	3支
0.9%氯化钠注射液	250ml	250ml,每日1次,静脉滴注	1袋
医师签名:	审核/调配签名:	核对/发药签名:	

分析:这是一条不合理医嘱,属于配伍禁忌。奥沙利铂和0.9%氯化钠注射液配伍时,会产生沉淀或药品理化性质发生改变。因此建议将奥沙利铂和5%葡萄糖注射液配伍。

案例6

患者男,46岁,体重53kg,普通外科病区,查体辅检无特殊异常。临床诊断:HER2阳性转移性乳腺癌。

××医院住院处方单(笺)

药品名称	规格	用法用量	数量
注射用曲妥珠单抗(赫赛汀)	440mg	240mg,每3周1次,静脉滴注	1支
5%葡萄糖注射液	100ml	100ml,每3周1次,静脉滴注	1袋
医师签名:	审核/调配签名:	核对/发药签名:	

分析:这是一条不合理医嘱,属于配伍禁忌。曲妥珠单抗(赫赛汀)在5%葡萄糖注射液中会发生蛋白变性,不宜配伍,建议使用0.9%氯化钠注射液配制,溶媒体积建议250ml为宜。

案例7

患者男,63岁,体重73kg,心内科病区,查体辅检无特殊异常。临床诊断:冠状动脉粥样硬化性心脏病、心力衰竭、心功能Ⅲ级、肺栓塞、社区获得性肺炎、原发性高血压2级。

××医院住院处方单(笺)

药品名称	规格	用法用量	数量
胰岛素注射液	100U	3U,每日1次,静脉滴注	1支
舒血宁注射液	5ml	20ml,每日1次,静脉滴注	4支
5%葡萄糖注射液	250ml	250ml,每日1次,静脉滴注	1袋
医师签名:	审核/调配签名:	核对/发药签名:	

分析:这是一条不合理医嘱,属于配伍禁忌。舒血宁注射液说明书中注意事项明确指出"严禁混合配伍,本品应单独使用,禁止与其他药物混合配伍使用"。《中药注射剂指导原则》也指出中药注射剂禁与其他药物配伍。建议胰岛素注射液与舒血宁注射液分开使用。

案例8

患者男,79岁,体重66kg,呼吸内科病区,查体辅检无特殊异常。临床诊断:新型冠状病毒肺炎、糖尿病、低蛋白血症、脑梗死。

××医院住院处方单(笺)

药品名称	规格	用法用量	数量
胰岛素注射液	400U/支	6U,每日1次,静脉滴注	1支
痰热清注射液	5ml	20ml,每日1次,静脉滴注	4支
5%葡萄糖注射液	250ml	250ml,每日1次,静脉滴注	1袋
医师签名:	审核/调配签名:	核对/发药签名:	

分析:这是一条不合理医嘱,属于配伍禁忌。痰热清说明书指出"本品不得和其他药物混合滴注,如合并用药,在换药时需先冲洗输液管,以免相互作用产生药品不良反应"。《中药注射剂指导原则》也指出中药注射剂禁止与其他药物配伍。建议分开配制,分开滴注。

案例 9

××医院门诊处方单(笺)

姓名:×××	年龄:51 岁 性别:男	临床诊断:慢性胰腺炎并胰胆结石
过敏试验/过敏史:无	开单科室:消化内科门诊	处方号:×××

药品名称	规格	用法用量	数量
中/长链脂肪乳注射液	250ml	250ml,每日 1 次,静脉滴注	1 瓶
氯化钾注射液	10ml:1g	20ml,每日 1 次,静脉滴注	2 支
医师签名:	审核/调配签名:	核对/发药签名:	

分析:该处方不合理,为配伍禁忌。脂肪乳是由大豆油、卵磷脂、甘油三酸酯、注射用水等组成的油水混悬制剂,是不稳定体系,加入电解质如氯化钾、氯化钙、硫酸镁等会产生破乳,不建议配伍使用,建议分开使用。

六、思考

在临床治疗、抢救患者过程中,医师根据病情确定有效治疗的药物,但药物成分复杂,联合配伍使用是否合适,如何提高药物的治疗效果,降低不良反应的发生,是临床药物应用的难点;其次随着临床上新药应用增多,许多药物缺乏相关的配伍资料,需要专业的药学人员参与临床药物配伍的监护,减少药物配伍禁忌的发生。为此建议如下:

(1)在新药使用前应认真阅读使用说明书全面了解新药的特性,避免盲目配伍。

(2)在不了解其他药液对某药的影响时,可将该药单独使用。

(3)数种药物混合配制时,一次只加一种药物到输液瓶中,待混合均匀后液体外观无异常改变再加入另一种药物,两种浓度不同的药物配伍时,应先加浓度高的药物后加浓度低的药物,以减少发生反应的速度。

(4)有色药液应最后加入输液瓶中,以避免瓶中有细小沉淀不易发现。

(5)严格执行注射器单用制度,以避免注射器内残留药液与所配制药物之间发生配伍反应。

(6)根据药物的药理性质合理安排输液顺序,对存在配伍禁忌的药物溶液,在使用时应间隔给药,如需序贯给药,则在 2 组药液之间,必须冲洗输液管过渡。

(7)根据药物性质及说明书选择合适的溶媒,避免发生理化反应。

(8)中药注射液宜单独使用。在西药滴注完毕,冲管后再滴注中药注射剂。

第八节　围手术期预防用抗菌药物审核

围手术期预防使用抗菌药物需综合考虑手术切口类别、手术创伤程度、可能污染的病原菌种类、手术持续时间、感染发生机会、后果严重程度、抗菌药物预防效果的循证证据、对细菌耐药性影响以及经济学评价等因素。盲目地使用抗菌药物、选择不合适的品种，不适当的给药时间，不仅不能有效地预防术后感染，还可能带来细菌耐药问题或者不必要的经济损失。已有研究表明，2006—2009年，美国约1.9%的手术患者发生手术部位感染，而欧洲的术后感染发生率占医院获得性感染的第二位；在经济影响上，美国已开始减少甚至取消报销手术部位感染诊疗费用的政策。因此对围手术期抗菌药物预防使用的医嘱审核，需要考虑多方面因素。

一、围手术期抗菌药物预防使用的医嘱审核要点

（一）审核预防给药的指征

根据手术切口的清洁程度，将手术切口分为Ⅰ～Ⅳ类手术切口。①Ⅰ类清洁切口：不涉及炎症区域，或呼吸道、消化道、泌尿生殖道等人体与外界相通的器官；②Ⅱ类清洁-污染切口：呼吸道、消化道、泌尿生殖道、或经过以上器官的手术，经口咽部手术、胆道手术、子宫全切除术、经直肠前列腺手术、开放性骨折手术和创伤手术；③Ⅲ类污染切口：造成手术部位严重污染的手术；④Ⅳ类污秽-污染切口：已有临床感染或脏器穿孔的手术，有失活组织的陈旧创伤手术。

其中Ⅱ类与Ⅲ类切口需预防使用抗菌药物，Ⅳ类手术使用抗菌药物已不属于预防性应用范畴。

需要进行用药指征审核的主要是Ⅰ类切口手术。Ⅰ类切口手术由于手术部位无污染，通常情况下无抗菌药物预防给药指征，只有少部分情况可考虑使用，包括以下几种情况：①手术范围大、持续时间长、污染机会增加；②手术涉及脑、心脏等重要脏器，一旦发生感染将造成严重后果者；③存在异物植入，例如人工心瓣膜植入，永久性心脏起搏器放置、人工关节置换等；④有感染高危因素，例如高龄、糖尿病、免疫功能低下、营养不良等。如果涉及其中至少一条，则需考虑预防性使用抗菌药物。

一些特殊操作不推荐常规预防性使用抗菌药物。包括：血管介入术、血管造影术、血管成形术、血管支架植入术、导管内溶栓术；下腔静脉滤器植入术；血管畸形、动脉瘤、血管栓塞术（除非存在皮肤坏死）；子宫肌瘤-子宫动脉栓塞术；肝脏以外部位的肿瘤化疗栓塞；肿瘤物理消融术（射频、微波、冷冻）；输尿管镜和膀胱镜检、尿动力学检查、震波碎石术；隧道式血管导管或药盒置入术等，更多操作的用药与否可参考《抗菌药物临床应用指导原则》（2015版）。

（二）审核预防给药的药物品种

围手术期预防使用抗菌药物的品种是根据切口类别、可能的污染菌种、药物的敏感性和在手术部位能到达的有效浓度综合考虑的。选用药物时需选择针对性强，有充分循证医学证据的抗菌药物，避免盲目使用广谱抗菌药物及不必要的联合用药。常见的外科手术切口类别以及抗菌药物选择品种可参考《抗菌药物临床应用指导原则》（2015版），主要使用的是第一、二代头孢菌素、头孢曲松、头霉素、甲硝唑等；若患者对头孢菌素过敏，针对革兰阳性菌可选择万古霉素、去甲万古霉素、克林霉素预防；针对革兰阴性菌可选择

氨曲南、磷霉素或氨基糖苷类。

对于耐甲氧西林的金黄色葡萄球菌(MRSA)高发的单位或有定植的患者,进行脑部手术、全关节置换术及心脏手术时可预防性使用万古霉素、去甲万古霉素,但应严格控制用药持续时间。

根据《抗菌药物超说明书用法专家共识》,国外推荐肝移植手术时预防性应用抗菌药物首选哌拉西林/他唑巴坦,推荐剂量为:术前单次给药 3.375g;也可选择头孢噻肟联合氨苄西林进行预防给药。

由于我国大肠埃希菌对氟喹诺酮类药物耐药率极高,且不良反应较多,严格控制氟喹诺酮类药物作为围术期预防给药。

对于眼科手术,由于多数药物静脉给药在局部无法达到有效浓度,因此眼科手术可选择妥布霉素或左氧氟沙星进行滴眼。

(三)审核预防给药的时机

围手术期预防给药的目的是使切口暴露时,局部组织中的抗菌药物已达到足够消灭手术中侵入细菌的浓度,过早(病房中用而非带入手术室)或过迟给药都影响预防目的。

《抗菌药物临床应用指导原则》(2015 版)指出通过静脉途径预防性地使用抗菌药物,应在皮肤、黏膜切开前 0.5～1 小时内给药;而万古霉素、氟喹诺酮类等由于需输注的时间较长,应在手术前 1～2 小时开始给药。

(四)审核预防给药的剂量

《抗菌药物临床应用指导原则(2015 版)》中并没有关于围手术期预防给药的剂量推荐。2009 年卫生部第 38 号文《卫生部办公厅关于抗菌药物临床应用管理有关问题的通知》中提到围术期预防使用头孢唑林 1～2g;头孢拉定 1～2g;头孢呋辛 1.5g;头孢曲松 1～2g;甲硝唑 0.5g。

《美国医院药师学会外科手术抗菌药物预防使用临床实践指南》中对各类抗菌药物预防给药给出了推荐剂量,见表 5-4。

表 5-4　部分围术期预防用抗菌药物的推荐剂量

药品	成人推荐剂量	儿童推荐剂量
头孢唑林	2g;体重≥120kg 时 3g	30mg/kg
头孢呋辛	1.5g	30mg/kg
头孢曲松	2g	50～75mg/kg
头孢西丁	2g	40mg/kg
万古霉素	15mg/kg	15mg/kg
克林霉素	900mg	10mg/kg
庆大霉素	5mg/kg	2.5mg/kg
氨曲南	2g	30mg/kg
甲硝唑	500mg	15mg/kg;体重<1.2kg 的新生儿 7.5mg/kg

（五）围手术期追加抗菌药物的审核

根据《抗菌药物临床应用指导原则（2015 版）》，如果手术时间超过 3 小时，或超过所用药物半衰期的 2 倍以上，或成人出血量超过 1500ml，术中应追加一次。

关于追加的剂量和间隔时间，国内部分说明书不一定符合《抗菌药物临床应用指导原则（2015 版）》的标准且依据不明。例如某厂家的注射用头孢唑林钠说明书中注明"用于预防外科手术后感染，手术时间超过 6 小时者加用 0.5g～1g；正常成人的血消除半衰期为 1.5～2 小时"。因此完全参照说明书的方法不可取。

由于《抗菌药物临床应用指导原则（2015 版）》（简称《原则》）中"手术时间超过 3h"的说法较为笼统，药物的半衰期也可能表现为变化的范围，因此文中将《美国医院药师学会外科手术抗菌药物预防使用临床实践指南》（简称《实践》）中的相关推荐进行罗列。各预防使用的抗菌药物品种在正常成人的半衰期及追加指征见表 5-5。

表 5-5 常见预防用抗菌药物的半衰期及追加指征

药品	半衰期①	《原则》时间指征 1②	《原则》时间指征 2③	《实践》时间指征 3
头孢唑林	1.2～2.2h	手术超过 3h	手术超过 2.4～4.4h	自术前第一剂起 4h
头孢呋辛	1～2h	手术超过 3h	手术超过 2～4h	自术前第一剂起 4h
头孢曲松	5.4～10.9h	手术超过 3h	手术超过 10.8～21.8h	无
头孢西丁	0.7～1.1h	手术超过 3h	手术超过 1.4～2.2h	自术前第一剂起 2h
万古霉素	4～8h	手术超过 3h	手术超过 8～16h	无
克林霉素	2～4h	手术超过 3h	手术超过 4～8h	自术前第一剂起 6h
庆大霉素	2～3h	手术超过 3h	手术超过 4～6h	无
氨曲南	1.3～2.4h	手术超过 3h	手术超过 2.6～4.8h	自术前第一剂起 4h
磷霉素	1.5～2.8h	手术超过 3h	手术超过 3～5.6h	无
甲硝唑	6～8h	手术超过 3h	手术超过 12～16h	无

注：①说明书：正常肾功能成人药物半衰期。②《抗菌药物临床应用指导原则》（2015 版）原文：如果手术时间超过 3 小时，术中应追加 1 次。③《抗菌药物临床应用指导原则》（2015 版）原文：或超过所用药物半衰期的 2 倍以上术中应追加 1 次。经此计算而来。

需要注意的是，根据《实践》，追加抗菌药物的时间间隔计算起点为术前给予抗菌药物的起始时间，而并非切皮开始的时间点。

（六）围手术期抗菌药物疗程的审核

《抗菌药物临床应用指导原则（2015 版）》中对于围手术期预防使用抗菌药物的疗程进行了明确说明：清洁手术（Ⅰ类切口）预防用药时间不超过 24 小时；心脏手术可延长至 48 小时；清洁-污染（Ⅱ类切口）和污染手术（Ⅲ类切口）的预防用药时间也为 24 小时，污染手术（Ⅲ类切口）必要时可延长至 48 小时。循证医学证据表明，过度延长预防给药时间并不能进一步提高预防感染的效果，且超过 48 小时会增加耐药菌感染的机会。另外，在清洁手术（Ⅰ类切口）或清洁-污染（Ⅱ类切口）手术中，即使存在放置引流管，在手术室内缝合切口后，也无须追加抗菌药物预防切口感染。

二、相关审核案例分析

案例1

患者男，23岁，体重65kg，身高173cm，查体辅检无明显异常。手术名称：鞘膜囊肿切除术。手术开始时间：××××年××月××日09:00；手术结束时间：××××年××月××日09:30。

××医院医嘱

药品名称	规格	用法用量	数量
注射用头孢唑林	0.5g/支	2.0g，临时，1次，静脉滴注	4支

分析：这是一条不合理医嘱，属于无适应证用药。患者年龄23岁，不属于高龄患者，体重65kg，不存在营养不良，非高危手术患者，行鞘膜囊肿切除手术，为Ⅰ类切口手术，且手术时间未超过3小时，此类手术通常不会异常失血，因此该患者没有预防性使用抗菌药物的指征。

案例2

患者男，56岁，体重70kg，身高176cm，辅检空腹血糖8.5mmol/L。手术名称：骨折内固定取出术。手术开始时间：××××年××月××日11:00；手术结束时间：××××年××月××日12:00。

××医院医嘱

药品名称	规格	用法用量	数量
注射用头孢唑林	0.5g/支	1.5g，临时，1次，静脉滴注	3支

分析：这是一条合理医嘱，患者年龄56岁，不属于高龄患者，体重70kg，不存在营养不良，但患者空腹血糖高，考虑糖尿病可能，为存在感染危险因素的手术患者，行Ⅰ类切口手术时，可预防性使用抗菌药物。

案例3

患者男，60岁，体重57kg，身高168cm，因"左侧下颌牙龈癌综合治疗1年"入院。手术名称：鼻前庭病损切除术。手术开始时间：××××年××月××日14:25；手术结束时间：××××年××月××日15:00。

××医院医嘱

药品名称	规格	用法用量	数量
比阿培南	0.3g/支	0.3g，临时，1次，静脉滴注	1支

分析:这是一条不合理医嘱,属于遴选药品不适宜。患者因鼻前庭肿物行择期切除术,为Ⅱ类切口手术。根据《2018年碳青霉烯类抗菌药物临床应用专家共识》,除厄他培南可用于直结肠择期手术的预防用药外,碳青霉烯类抗菌药物无其他预防用药指征,不可作为预防用药。因此选择比阿培南不适宜,建议使用头孢唑林/头孢呋辛联合或不联合甲硝唑,或单用头霉素类。

案例 4

患者男,43岁,体重60kg,身高169cm,查体无明显异常。辅检鼻拭子和会阴拭子MRSA筛查阳性。手术名称:股骨颈骨折闭合复位内固定术。手术开始时间:××××年××月××日07:50;手术结束时间:××××年××月××日10:00。

×× 医院医嘱

药品名称	规格	用法用量	数量
注射用头孢唑林	0.5g/支	2.0g,临时,1次,静脉滴注	4支

分析:这是一条不合理医嘱,属于遴选药品不适宜。该患者多部位检出MRSA,围术期手术切口感染的预防用药需要覆盖该菌,头孢唑林对MRSA无抗菌活性,应选择万古霉素进行预防。

案例 5

患者女,55岁,体重42kg,身高166cm,查体辅检无明显异常。手术名称:第四脑室肿瘤切除术。手术开始时间:××××年××月××日18:00;手术结束时间:××××年××月××日23:15。

×× 医院医嘱

药品名称	规格	用法用量	数量
注射用头孢呋辛 (××月××日17:00)	0.5g/支	2.0g,临时,1次,静脉滴注	4支

分析:这是一条不合理医嘱,未追加抗菌药物。该患者手术时间超过4h,术中应追加一剂抗菌药物。

案例 6

患者女,37岁,体重51kg,身高162cm,查体辅检无明显异常。手术名称:颅骨缺损修补术。手术开始时间:××××年××月××日17:00;手术结束时间:××××年××月××日18:45。患者术后未出现发热,查血常规正常,降钙素原不高,术后连续使用抗菌药物10日。

××医院医嘱

药品名称	规格	用法用量	数量
注射用头孢呋辛	0.5g/支	1.5g,bid,静脉滴注	3 支

分析:这是一条不合理医嘱,属于用药疗程不适宜。患者行颅骨缺损修补术,涉及重要脏器,有预防用药指证,但疗程不超过 48 小时。患者术后无明显感染证据,连续使用抗菌药物 10 日,疗程过长。

三、思考

药师在审核围手术期预防使用抗菌药物的给药时间及术中是否追加药物时,需要准确掌握相关的手术时间节点信息,这就要求审方系统与医院的手术麻醉系统做好对接,但目前很多医院可能并未实现这一要求。因此如何在这种情况下进行给药时间及追加抗菌药物的医嘱审核,值得思考与探讨。

第九节　全肠外营养处方审核

一、全肠外营养定义及意义

全肠外营养(total parenteral nutrition,TPN)是指经静脉为无法经胃肠道摄取营养物质而不能满足自身代谢需要的患者提供包括葡萄糖、氨基酸、脂肪乳、电解质、维生素及微量元素在内的营养素,以抑制分解代谢,促进合成并维持结构蛋白的功能。其主要目的是为超高代谢或者短期不能经口进食以及危重患者提供肠外营养支持治疗,帮助其渡过危重病程,纠正负氮平衡,促进患者康复,改善患者预后,提高免疫功能及生存率。

二、全肠外营养处方审核要点

(一)适宜性及疗程审核

TPN 主要适用于有明显中重度营养不良以及处于应激状态(感染、创伤、手术等)的患者。目前对患者进行营养风险筛查通常使用中华医学会肠外肠内营养学分会推荐的营养风险筛查工具-营养风险筛查 2002(nutritional risk screening 2002,NRS2002),当总分值≥3 分时,表明患者有营养风险,应结合临床制定营养支持计划。

《静脉药物配置中心使用手册》指出,TPN 处方的疗程不宜小于 5 天,因为短期的TPN 治疗无明显的益处,还会增加患者的经济负担,因此临床常把 TPN 治疗<5 天作为TPN 治疗的禁忌证。TPN 疗程长短应根据患者病情、手术类型等因素来决定,有研究表明 TPN 疗程为 5~7 天时可以提高手术的疗效,疗程为 7~10 天能降低术后主要并发症

的发生率和死亡率。TPN 的长期应用也可导致一些并发症,如气胸、血管神经伤、导管相关并发症、代谢性并发症等。但是对于部分处于大手术围手术期的患者或者不能手术治疗的晚期恶性肿瘤的患者,TPN 治疗疗程通常会超过 10 天,为了降低长时间 TPN 治疗导致不良反应发生的风险,对疗程超过 15 天的患者建议经中心静脉输注。

(二)液体量审核

液体量应根据患者每日情况计算供给,综合评估患者心功能、肾功能,密切关注体重变化、出入量平衡,监护患者是否存在脱水、水肿或腔内液体积聚。一般情况下人体液体需要量以 1500ml/20kg 为基本标准,超过 1500ml 的每增加 1kg 增加 20ml 液体的量,通常成年人一日补液量范围为 1.5～3L。而对于部分肝肾功能不全、心肺功能不全的患者应限制液体量。

(三)热氮比审查

蛋白质是人体唯一的氮来源。食物蛋白质中所含的氮,我们称之为膳食氮,蛋白质分解产物从粪便及尿中排出,这些氮分别称粪氮及尿氮。当膳食中摄入的氮与从粪、尿及其他途径如皮肤等排出的氮相等时,称之为氮平衡。适宜的热氮比是保证机体产生正氮平衡的重要物质基础,热氮比过高则过多的非蛋白热量会转化为脂肪,导致高血糖和肝脏脂肪浸润等代谢并发症;而热氮比过低,机体则会利用氨基酸来供能,导致机体无法合成足够蛋白质,破坏正氮平衡。一般情况下,肠外营养液的热氮比为(100～200)∶1。

(四)糖脂比审核

糖脂比是指 TPN 处方中糖和脂肪供能的比例,肠外营养液的能量需由脂肪和糖双能源供能,糖和脂肪供能约占非蛋白热量的 50%～70% 和 30%～50%,即糖脂比为(1∶1)～(2∶1),常见肠外营养制剂的能量参数见表 5-6。糖脂比过高,会使糖代谢紊乱,增加脏器功能损害和中心静脉导管感染发生的风险;糖脂比过低,机体内部糖原分解及糖异生会增强,容易导致反应性高血糖,同时,过多的脂肪可引起免疫抑制、肝功能受损、血脂升高、血栓形成以及增加心血管疾病发生风险的危险性。

表 5-6　常见肠外营养制剂的能量参数

药　物	体积(ml)	pH 值	能量(kcal)	渗透压摩尔浓度(mOsm/L)
20%脂肪乳注射液(C6～24)	250	约 7.6	488	273
30%脂肪乳注射液(C14～24)	250	8	754	310
20%结构脂肪乳注射液(C6～24)	250	8	490	350
ω-3 鱼油脂肪乳注射液	100	8	112	340
8.5%复方氨基酸注射液	250	5.6	87.5	810
5%葡萄糖注射液	250	3.2～6.5	50	250
	500	3.2～6.5	100	250

续表

药 物	体积(ml)	pH 值	能量(kcal)	渗透压摩尔浓度(mOsm/L)
10%葡萄糖注射液	500	3.2～6.5	200	500
50%葡萄糖注射液	250	3.2～6.5	500	2500
	20	3.2～6.5	40	2500
脂肪乳氨基酸(17)葡萄糖(11%)注射液(卡文)	1440	5.6	1000	750

（五）电解质浓度审查

电解质的浓度会对营养液的物理稳定性产生影响。肠外营养液因所含的脂肪颗粒间携带相同的负电荷形成物理稳定性良好的体系,阳离子电解质的加入会中和脂肪粒表面的负电荷,导致脂肪粒的聚集。阳离子浓度越高,脂肪粒就越容易发生聚集,进而产生破乳现象。因此应严格限制电解质的浓度,其中一价阳离子(一般以钾、钠离子为主)浓度不应超过 150mmol/L,二价阳离子(如钙离子、镁离子等)浓度不应超过 10mmol/L,以保证肠外营养液的稳定。

（六）葡萄糖的加入审查

葡萄糖注射液呈弱酸性,其 pH 值在 3.2～6.5,而肠外营养液中脂肪乳在 pH 值 5～6 稳定性好。随着 pH 值的降低,脂肪乳表面的负电位下降,最终会引起脂肪颗粒的聚集。广东省药学会《肠外营养临床药学共识》(第二版)推荐肠外营养液中葡萄糖浓度为 3.3%～23%。

（七）胰岛素的加入审查

机体在创伤应激时会出现血糖升高,糖尿病患者输液使用葡萄糖注射液作为溶媒时,TPN 处方中往往加入外源性的胰岛素。中华医学会肠外肠内营养学分会发布的规范肠外营养液配制共识,不推荐在肠外营养液中加入胰岛素,推荐使用胰岛素泵单独输注。如需在肠外营养液中加入胰岛素,以每克葡萄糖 0.1U 胰岛素的起始比例加入。对于非糖尿病患者,糖∶胰岛素比例为(6～10)g∶1U;糖尿病患者,糖∶胰岛素比例为(4～5)g∶1U,可根据临床具体情况调整。

（八）配伍禁忌

TPN 配制过程中,按先后顺序加入两种或者两者以上药物时,配伍药物的物理化学稳定性可能会发生变化。特别是混合配制时,将所有电解质加入葡萄糖中,如果各种电解质之间的相容性差,就会析出结晶微粒子,进而可能引发间质性肺炎、肺栓塞、肺衰竭等危及生命的不良事件。如维生素 C 与多种微量元素注射液(Ⅱ),维生素 C 极易被氧化,多种微量元素注射液(Ⅱ)含有铬、铜、铁、锰、硒、碘等元素,两者混合,容易导致多种微量元素注射液(Ⅱ)变色,因此应避免两者一起使用;含钙制剂(如葡萄糖酸钙、氯化钙)

与维生素 C,因维生素 C 不稳定,降解成草酸后与钙离子结合生成不溶性微粒,所以两者应避免一起使用;另外维生素 C 和维生素 B_{12} 能加速分解维生素 K_1,维生素 C 能分解维生素 B_{12},也不宜配伍加入肠外营养液中。

三、TPN 处方审核案例分析

案例 1

患者女,62 岁,身高 156cm,体重 54kg,查体辅检无特殊异常。20 年糖尿病史,慢性胰腺炎并胰胆结石。手术名称:胰头切除、胰管切开取石术。手术开始时间:××××年××月××日 09:00;手术结束时间:××××年××月××日 09:44。

××医院医嘱

药品名称	规格	用法用量	数量
浓氯化钠注射液	10ml:1g	3g,临时,1 次,静脉滴注	3 支
氯化钾注射液	10ml:1g	1g,临时,1 次,静脉滴注	2 支
胰岛素注射液	10ml:400IU	10IU,临时,1 次,静脉滴注	1 支
脂肪乳氨基酸(17)葡萄糖(11%)注射液	1440ml	1440ml,临时,1 次,静脉滴注	1 袋

分析:该处方的液体总体积为 30ml+20ml+10ml+1440ml=1500ml,该患者无心功能、肾功能异常,每日补液量应以 1500ml/20kg 为基本标准,超过 1500ml 的每增加 1kg 增加 20ml 液体的量计算,结果为 2180ml。考虑到患者行胰头切除、胰管切开取石术后还需要抗感染等治疗药物,这些治疗药物也需要占据一部分液体量,故在保证患者能量密度适宜及耐受性良好的前提下,肠外营养液体量可参考患者出入量做出调整,故该处方液体量是否适宜需视情况而定。

案例 2

患者女,60 岁,身高 155cm,体重 49kg,查体辅助检无特殊异常。手术名称:直肠癌切除术。手术开始时间:××××年××月××日 15:00;手术结束时间:××××年××月××日 17:20。直肠癌术后 6 个月化疗,给予肠外营养支持。

××医院医嘱

药品名称	规格	用法用量	数量
ω-3 鱼油脂肪乳注射液	10g:100ml	10g,临时,1 次,静脉滴注	1 瓶
10%葡萄糖注射液	50g:500ml	500ml,临时,1 次,静脉滴注	1 袋
浓氯化钠注射液	10ml:1g	2g,临时,1 次,静脉滴注	3 支
氯化钾注射液	10ml:1g	1.5g,临时,1 次,静脉滴注	2 支
复方氨基酸注射液(18AA-Ⅱ)	500ml:25g	500ml,临时 1 次,静脉滴注	1 袋

分析:这是一条不合理医嘱,热氮比偏低。ω-3鱼油脂肪乳注射液不能提供必需脂肪酸,应与含有长链脂肪酸的脂肪乳制剂联合使用,不推荐单独使用。该处方非蛋白热量为282kcal,而复方氨基酸注射液(18AA-Ⅱ)500ml共含氮6.8g,热氮比为41.47∶1,热氮比偏低。建议处方中增加长链或中/长链脂肪乳或结构脂肪乳注射液,增加葡萄糖注射液用量,具体浓度及用量以糖脂比控制在1∶1~2∶1,且出入量平衡为前提。

案例3

患者男,48岁,身高175cm,体重74kg,查体辅检无特殊异常。手术名称:直肠术后5月进行回肠造口还纳术。手术开始时间:××××年××月××日09:00;手术结束时间:××××年××月××日10:30。

××医院医嘱

药品名称	规格	用法用量	数量
20%中长链脂肪乳注射液	250ml∶50g∶3g	250ml,临时,1次,静脉滴注	1袋
50%葡萄糖注射液	10g∶20ml	200ml,临时,1次,静脉滴注	10支
10%葡萄糖注射液	10g∶500ml	500ml,临时,1次,静脉滴注	1袋
浓氯化钠注射液	10ml∶1g	6g,临时,1次,静脉滴注	6支
氯化钾注射液	10ml∶1g	3g,临时,1次,静脉滴注	3支
8.5%复方氨基酸注射液(18AA-Ⅱ)	500ml∶25g	500ml,临时,1次,静脉滴注	1袋
葡萄糖酸钙注射液	10ml∶1g	3g,临时,1次,静脉滴注	3支
硫酸镁注射液	10ml∶1g	3g,临时,1次,静脉滴注	3支
注射用脂溶性维生素(Ⅱ)/注射用水溶性维生素	10ml	10ml,临时,1次,静脉滴注	1盒
甘油磷酸钠注射液	10ml∶2.16g	10ml,临时,1次,静脉滴注	1瓶
多种微量元素注射液	10ml	10ml,临时,1次,静脉滴注	1支

分析:这是一条不合理医嘱,属于离子浓度不适宜。处方总体积为1620ml,一价阳离子40.2mmol + 102.7mmol = 142.9mmol,二价阳离子7.0mmol + 12.2mmol = 19.2mmol,一价阳离子浓度为88.2mmol/L,二价阳离子浓度为11.9mmol/L。根据CSPEN肠外营养液配制规范,肠外营养液中一价阳离子浓度不超过150mmol/L,二价阳离子浓度不超过10mmol/L,该处方中二价阳离子浓度超过规定范围,而阳离子浓度范围超标可致脂肪乳不稳定甚至破乳,应根据患者血电解质检查结果减少处方中硫酸镁或葡萄糖酸钙注射液用量,若患者实际需要量确实超过维持肠外营养液稳定推荐量,则建议超出部分单独补充。

案例4

患者男,56岁,身高161cm,体重56kg,查体辅检无特殊异常。手术名称:胆管癌切

除术术后。手术开始时间：××××年××月××日 09：00；手术结束时间：××××年
××月××日 10：15。

××医院医嘱

药品名称	规格	用法用量	数量
50％葡萄糖注射液 500ml	250g：500ml	400ml,临时,1 次,静脉滴注	1 袋
葡萄糖氯化钠注射液	500ml	1000ml,临时,1 次,静脉滴注	2 袋
胰岛素注射液	400IU/10ml	50IU,临时,1 次,静脉滴注	1 支
中长链脂肪乳注射液(C8-24Ve)	250ml	250ml,临时,1 次,静脉滴注	1 瓶
注射用水溶性维生素	10g：300mg	1 瓶,临时,1 次,静脉滴注	1 瓶
注射用脂溶性维生素	复方制剂	1 瓶,临时,1 次,静脉滴注	1 瓶
葡萄糖酸钙注射液	1g/10ml	0.4g,临时,1 次,静脉滴注	1 支

分析：这是一条不合理医嘱，相关研究表明营养液中的脂肪乳在 pH 值在 6～8 的范围内能够保持其稳定性，当 pH 值<5 时脂肪乳的负电位降低，乳粒间斥力下降并聚集使其稳定性丧失进而发生破乳。根据中国药典标准葡萄糖注射液的 pH 值范围在 3.2～5.5 之间属于酸性液体，葡萄糖与脂肪乳直接单独混合后会降低后者的 pH 值而破坏脂肪乳稳定性。而氨基酸因其同时具有氨基和羧基为两性液体，两性液体可起到缓冲和调节体系 pH 值作用，进而保证脂肪乳的稳定性。建议参考患者体重补充相应量的氨基酸注射液。

案例 5

患者男,67 岁,身高 165cm,体重 50kg,查体辅检无特殊异常。手术名称：结肠癌切除术术后。手术开始时间：××××年××月××日 09：00；手术结束时间：××××年
××月××日 10：15。

××医院医嘱

药品名称	规格	用法用量	数量
50％葡萄糖注射液 500ml	125g：250ml	300ml,临时,1 次,静脉滴注	2 袋
氯化钾注射液	10ml：1g	2.5g,临时,1 次,静脉滴注	3 支
复方氨基酸(15)双肽(2)注射液	500ml	500ml,临时,1 次,静脉滴注	1 瓶
注射用 12 种维生素	复方制剂	1 瓶,临时,1 次,静脉滴注	1 瓶
5％葡萄糖注射液	25g：500ml	1000ml,临时,1 次,静脉滴注	2 袋
丙氨酰谷氨酰胺注射液	10g/50ml	20g,临时,1 次,静脉滴注	2 瓶
胰岛素注射液	400IU/10ml	15IU,临时,1 次,静脉滴注	1 支
浓氯化钠注射液	1g：10ml	6g,临时,1 次,静脉滴注	6 支
多种微量元素注射液(Ⅱ)	2ml	10ml,临时,1 次,静脉滴注	5 支
20％中长链脂肪乳注射液	250ml	250ml,临时,1 次,静脉滴注	1 瓶

　　分析:这是一条不合理医嘱,属于重复用药。处方中同时使用的复方氨基酸(15)双肽(2)注射液与丙氨酰谷氨酰胺注射液,两者的使用目的均为补充谷氨酰胺。复方氨基酸(15)双肽(2)注射液 500ml 中含谷氨酰胺约 10g,丙氨酰谷氨酰胺注射液 100ml 含谷氨酰胺 20g,说明书每日推荐剂量为 0.3~0.4g/kg,每日最大剂量 2.0ml/kg,因此仅使用丙氨酰谷氨酰胺注射液即可满足患者对谷氨酰胺的需求,两种药物联用谷氨酰胺剂量偏大。仅使用复方氨基酸(15)双肽(2)注射液即可满足患者术后对氨基酸的需求。

(李冬艳　李　娟　吴广杰　刘秀兰　卢圆圆　刘金玉
祁骏升　曾　露　李　为　魏安华　桂　玲　李　梦
汪　震　李　洁　刘　璇　李婷婷　陈云舟　李　彬
李　腾　刘　宇　郭梦林　隆青娥)

第六章 特殊人群用药处方审核

第一节 儿童用药处方审核

一、儿童用药现状

儿童作为一个特殊的人群,其合理用药受到世界各国高度重视和关注,规范儿童用药,改善儿童医疗质量,提高儿科治疗水平刻不容缓。近年来,虽然我国在鼓励研发申报儿童药品、支持儿童药品临床试验等方面取得了较大的进展,但儿童用药仍存在以下问题:①儿童专属的药品品种和剂型少、适合儿童使用的小规格药品严重缺乏,医师多将成人药品拆分剂量给儿童使用,存在安全隐患;②药物不配备儿童专用量器,治疗剂量精准性差;③我国药物的临床试验主要在成年人群中展开,药品说明书缺少儿童用药安全性和有效性方面的资料,导致医师只能根据成人用药的临床经验,通过年龄、体质量、体表面积折算等方法来确定儿童用药剂量;④由于药品说明书更新有一定滞后性,不能满足临床治疗需求,导致儿童超说明书用药现象普遍;⑤儿童正处于生长发育过程,各脏器功能发育不完善,酶系统、免疫系统及中枢神经系统发育也不完全。因此,儿童较成人更易发生药物不良反应。

二、儿童药代动力学特征及用药注意事项

(一)儿童药代动力学特点

儿童生长发育是一个连续渐进的过程,其年龄主要分为7期,包括胎儿期(从受精卵开始到出生),新生儿期(自分娩出脐带结扎时开始至28天之前),婴儿期(自出生至1周岁),幼儿期(自1岁至满3周岁),学龄前期(自3周岁至6~7岁入小学前),学龄期(自入小学开始至青春期前)和青春期(一般从10~20岁)。随着年龄的增长,逐渐在心理和生理等多方面表现出与年龄相关的规律。由于儿童年龄因素引起的生理差异在很大程度上影响药物的吸收、分布、代谢和排泄。

1. 吸收 足月新生儿胃液接近中性,pH值可达6~8。早产儿出生后1周内几乎没有胃液分泌,随着胃黏膜的发育,胃酸分泌才逐渐增多,2岁后达成人水平。新生儿胃排

空时间延长达 6～8 小时(6～8 个月才接近成人水平),小肠液 pH 值也较高,肠蠕动又不规则,因此很难估计新生儿口服给药的吸收量。此外,新生儿皮肤角质层较薄,黏膜血管丰富,药物吸收迅速,甚至有些药物经皮吸收过多发生中毒反应,如类固醇激素。新生儿肌肉组织少,皮下组织相对量较大,血循环较差则影响药物的吸收,由于药物吸收缓慢可在局部逐渐蓄积起来。因此,应尽量避免给新生儿肌肉或者皮下注射。

2. **分布**　新生儿体液量大,约占体重的 75%,使得水溶性药物的分布容积增大,降低血药峰浓度而减弱药物最大效应,但代谢排泄减慢而延长药物作用时间;由于新生儿细胞外液较多,使得药物在细胞内浓度高于成人;新生儿脂肪含量低,脂溶性药物不能与之充分结合,使血中游离药物浓度升高。加之新生儿血脑屏障发育不完善,脑组织富含脂质,使脂溶性药易分布入脑;同时,新生儿血浆白蛋白含量少,与药物结合的能力差,致使药物进入新生儿体内后多呈游离型。

3. **代谢**　肝脏是药物代谢的主要途径,而新生儿肝功能尚未健全,影响其对多种药物的代谢。新生儿肝相对较大,肝血流量相对较多,微粒体酶易诱导增生,新生儿药物代谢有关酶活性低使药物代谢减慢,但同时存在的低血浆蛋白结合使血浆游离药物浓度升高,趋向于加速其代谢,故要全面考虑,综合分析,给药浓度需按照治疗血药浓度监测值进行调整。

4. **排泄**　大多数药物经肾排泄,少部分通过胆道,肠道及肺排出。由于新生儿肾小球滤过率低和肾小管分泌功能发育不全,其肾清除率远低于成人。随着年龄增长,其肾小球滤过率和肾小球分泌能力可在 6～12 个月达成人水平,到了婴幼儿期药物肾排泄逐渐加快。

(二) 用药注意事项

1. **剂量换算**　依据儿童不同阶段,应严格掌握用药剂量,特别是新生儿、婴幼儿用药。目前儿童剂量的计算方法有很多,包括年龄折算法,体重折算法,体表面积折算法等。由于儿童并不是成人的缩小版,按照一定比例缩小并不够合理,按照年龄折算的儿童用量相对偏低,使用相对较安全。

(1) 按年龄计算。儿童剂量可采用公式或折算表速查。

按公式计算:

1 岁以内用量=0.01(月龄+3)成人剂量;

1 岁以上用量=0.05(月龄+2)成人剂量。

另外还有以下公式:

Fried 公式:婴儿药物剂量=月龄×成人剂量/150;

Young 公式:小儿药物剂量=(年龄×成人剂量)/(年龄+12)。

折算表速查见表 6-1。

表 6-1 儿童年龄与成人剂量折算表

年龄	相当成人剂量的比例	年龄	相当成人剂量的比例
初生～1个月	1/18～1/14	1～6个月	1/14～1/7
6个月～1岁	1/7～1/5	1～2岁	1/5～1/4
2～4岁	1/4～1/3	4～6岁	1/3～2/5
6～9岁	2/5～1/2	9～14岁	1/2～2/3
14～18岁	2/3～全量		

(2) 按体重计算。若不知儿童的每千克体重剂量,则儿童剂量＝成人剂量×儿童体重(kg)/70;若已知儿童的每千克体重剂量,则儿童剂量＝每千克体重剂量×儿童体重。

(3) 按体表面积计算。按体表面积计算剂量最为合理,适用于各个年龄阶段:

小儿剂量＝成人剂量×[小儿体表面积(m^2)/成人体表面积($1.73m^2$)]。

根据体重计算体表面积公式:

体重≤30kg 时,体表面积＝(体重×0.035)＋0.1;

30kg<体重<50kg 时,体重每增加 5kg,体表面积增加 $0.1m^2$;

体重>50kg 时,体重每增加 10kg,体表面积增加 $0.1m^2$。

根据体重折算体表面积见表 6-2。

表 6-2 体重与体表面积折算表

体重(kg)	体表面积(m^2)	体重(kg)	体表面积(m^2)
3	0.21	12	0.52
4	0.24	14	0.59
5	0.28	16	0.66
6	0.31	18	0.73
7	0.35	20	0.80
8	0.38	22	0.87
9	0.42	25	0.98
10	0.45	30	1.15

2. 儿童常见药品注意事项

(1) 解热镇痛药。解热镇痛一般选用非甾体类药物,推荐对乙酰氨基酚和布洛芬。2月龄以内婴儿禁用任何解热镇痛药。不推荐吲哚美辛、阿司匹林、赖氨匹林等药物作为退热药应用于儿童,反对糖皮质激素作为退热剂应用于儿童退热。不推荐对乙酰氨基酚与布洛芬联合或交替使用,不推荐解热镇痛药与含有解热镇痛药的复方感冒药合用。阿司匹林是治疗风湿热、川崎病的首选药物,但3个月以下婴儿禁用。阿司匹林、吲哚美辛可收缩血管,使新生儿动脉导管迅速关闭,致肺动脉高压。同时,解热镇痛药之间也存在交叉过敏,在使用过程中要密切观察。

(2) 抗菌药物。儿童易患感染性疾病,抗菌药物应用较为常见。儿童抗菌药物选择应根据病情变化,充分考虑儿童自身因素,谨慎选择抗菌药物品种以及用法用量。在使用过程中,密切关注用药效果和可能出现的不良反应。不合理使用抗菌药物会给患儿造成不可预知的不良后果。例如喹诺酮类药物会影响骨骼生长发育,应避免18岁以下未成年人使用;氨基糖苷类药物对儿童有耳毒性、肾毒性;四环素类药物可致儿童牙釉质发育不良及牙齿黄染,不可用于8岁以下儿童。使用抗菌药物时应根据抗菌药物临床使用指导原则,进行必要的细菌培养和药敏试验,从而有针对性的使用抗菌药物,并且通常只使用一种抗菌药物,根据实际感染情况考虑联合用药。

(3) 镇咳、平喘、化痰药物。儿童因发热、感染性疾病通常会引发儿童出现咳嗽、咳痰、喘的症状。咳嗽为人体的应激反应,具有清除呼吸道分泌物的作用。但当处于炎症状态时,黏膜水肿,分泌物较多,再加之儿童呼吸道较为狭窄,容易引发呼吸道梗阻、喘息等症状。因此在呼吸系统感染时,常口服或者雾化使用祛痰、平喘药物。也可以局部吸入 β_2 受体激动剂,必要时可使用茶碱类药物,如氨茶碱、多索茶碱,但使用茶碱类药物时应注意其使用剂量及注射给药时配制溶媒及浓度。对于儿童要谨慎使用中枢性镇咳药。

(4) 止泻与导泻药物。儿童由于消化道功能不够完善,极易导致腹泻、便秘等胃肠道问题。婴幼儿在出现腹泻时应首先考虑给予调整饮食、控制感染、补充体液等方式,同时辅助使用一些微生态制剂,调节肠道微生态环境;对于明确需使用止泻药物的,可选择蒙脱石散等药物,但应注意与其他药物的相互作用、给药顺序、使用间隔等。小儿便秘一般不推荐使用导泻药,多采用调整饮食和松软大便的通便方法。必要时可灌肠或使用开塞露、甘油栓等。

(5) 糖皮质激素药物。儿童使用糖皮质激素的情况较为广泛,涉及皮肤、呼吸系统、肾等多系统病变。糖皮质激素可局部使用(如治疗婴幼儿湿疹等),也可全身、短期或者长期使用。短程的糖皮质激素口服,多用于哮喘发作、过敏、感染等疾病。长疗程使用糖皮质激素药物主要是用于肾病综合征、白血病、免疫性疾病等。但必须重视其副作用,短期大量使用可掩盖病情,故诊断未明时一般不用;较长时间使用糖皮质激素可影响患儿对水盐、脂肪、蛋白质的代谢,同时也会影响骨骼生长。在使用糖皮质激素时,也应注意其使用禁忌,如水痘患儿严禁使用肾上腺皮质激素。

三、儿童处方审核要点

1. 处方用药与诊断是否相符　疾病的诊断是一个复杂的过程,了解患儿的基本信息,如既往病史、检查、检验等信息。判断处方的诊断与处方用药是否相符。

案例 1

××医院门诊处方单（笺）

姓名:×××　　　　　　　　年龄:6 岁　性别:男　　　　　临床诊断:发热

过敏试验/过敏史:无　　　　开单科室:儿科门诊　　　　　处方号:×××

药品名称	规格	用法用量	数量
注射用头孢曲松钠他唑巴坦钠	1.0g/支	1.8g,每日 1 次,静脉滴注	2 支
注射用地塞米松磷酸钠	5mg/支	2mg,每日 1 次,静脉滴注	1 支
葡萄糖注射液	7.5g×150ml/袋	150ml,每日 1 次,静脉滴注	1 袋
医师签名:	审核/调配签名:	核对/发药签名:	

分析:该处方不合理,为适应证不适宜。①糖皮质激素不宜单纯用于退热;地塞米松虽有退热作用,但不常规作为退热药,对病原微生物也无抑制作用;②大部分情况下,发热是由病毒或细菌引起的,使用糖皮质激素不仅没有杀菌、抗病毒作用,而且会降低机体免疫防御,激发或加重感染,掩盖病情,增加治疗难度;③此张处方诊断为发热,使用抗菌药物的诊断不完整。

2. 规定必须做皮试的药品,是否注明过敏试验及结果的判定　规定必须做皮试的药品,必须注明过敏试验及结果的判定;儿童用药较为常见的不良反应是过敏反应,应重视皮试药物的结果。

案例 2

××医院门诊处方单（笺）

姓名:×××　　　　　　　　年龄:8 岁　性别:男　　　　　临床诊断:肾病综合征

过敏试验/过敏史:磺胺过敏史　开单科室:儿科门诊　　　　处方号:×××

药品名称	规格	用法用量	数量
甲泼尼龙片	4mg×30 片	20mg,每日 1 次,口服	1 瓶
呋塞米片	20mg×100 片	10mg,每日 2 次,口服	10 片
医师签名:	审核/调配签名:	核对/发药签名:	

分析:该处方不合理,未根据过敏史遴选药物。呋塞米化学结构含磺酰胺基,与磺胺类药物存在交叉过敏反应,不宜用于磺胺过敏患者。必要的过敏史询问,审核处方用药与过敏药物是否为:相同或同类药物、相似的化学结构(防止交叉过敏反应)、相同的成分(复方制剂所含成分、制剂原料/辅料是否含有过敏药物成分)

3. 处方剂量、用法是否正确,单次处方总量是否符合规定　儿童使用药品剂量,计算方法包括按年龄计算、按体重计算、按体表面积计算。药物的用法还包括给药时间与间隔。给药时间与药物的性质及很多因素相关,如胃黏膜保护剂、抗酸药、止泻收敛药等适宜在饭前(30分钟)给药;对胃黏膜有刺激如非甾体抗炎药、需缓慢吸收的药物如维生素类宜在饭后(15～30分钟)给药;还有一些药物适宜晨起、睡前等特殊给药时间。对于一些特殊剂型如缓、控释剂型的药品,应特别注意儿童使用时,是否能进行分剂量操作。给药的时间间隔应该根据药物在体内消除速度也就是药物半衰期决定,典型药物如青霉素、头孢菌素等时间依赖性抗菌药物一日剂量宜分多次使用。同时给药间隔还应结合儿童的肝肾功能情况综合制定。

案例3

××医院住院医嘱

姓名:×××	年龄:4岁　性别:女　体重:17kg	临床诊断:急性髓系白血病
过敏试验/过敏史:无	开单科室:儿科病区	住院号:×××

药品名称	规格	用法用量	数量
依托泊苷注射液	100mg×5ml/支	69.5ml,每日1次,静脉输注4h	1支
0.9%氯化钠注射液	500ml/袋	400ml,每日1次,静脉输注4h	1袋
医师签名:	审核/调配签名:	核对/发药签名:	

分析:该处方不合理,为给药剂量不适宜。依托泊苷 1ml＝20mg,69.5ml＝1390mg,单位选择错误,应选择"mg"为计量单位。依托泊苷治疗急性髓系白血病的给药剂量为100mg/m²,根据儿童体表面积的计算公式,此患儿体表面积为 0.695m²,给药剂量为69.5mg。准确掌握药物规格和计算方法,注意剂量单位,书写处方时慎用分数。

4.选用剂型与给药途径是否适宜　不同年龄阶段选择合适的药物剂型与给药途径是非常有必要的。开具适宜于小儿使用的药品剂型,有利于提高小儿用药的依从性。根据药品按给药途径吸收快慢的顺序:静脉给药＞吸入给药＞肌内注射＞皮下注射＞直肠给药＞口服给药。在实际处方过程中,应考虑疾病的轻重缓急因素。

案例4

××医院门诊处方单(笺)

姓名:×××	年龄:3岁　性别:女	临床诊断:发热
过敏试验/过敏史:无	开单科室:儿科门诊	处方号:×××

药品名称	规格	用法用量	数量
注射用头孢噻肟钠舒巴坦	1.5g(2:1)/支	1.5g,每日1次,雾化吸入	1支
5%葡萄糖注射液	150ml/袋	150ml,每日1次,雾化吸入	1袋
医师签名:	审核/调配签名:	核对/发药签名:	

分析:该处方不合理,给药途径不适宜。①患儿诊断为发热,使用抗菌药物的诊断不

完整;②注射用头孢噻肟钠舒巴坦钠、葡萄糖注射液用法用量为雾化吸入,给药途径不正确;③注射用头孢噻肟钠舒巴坦钠为时间依赖性抗菌药物,若使用静脉注射给药,应1日使用2~3次。

5. **是否有重复给药和相互作用情况** 两种或两种以上药物联合使用时,要注意是否具有相同、同类药物或相同作用机制的药物同时使用,尤其是一些复方制剂。如儿童感冒常伴随发热症状,常用含非甾体抗炎药成分的复方感冒制剂,容易造成重复用药,比如对乙酰氨基酚与布洛芬重复使用。

案例 5

××医院门诊处方单(笺)

姓名:×××	年龄:1 岁 10 月	性别:男	临床诊断:发热
过敏试验/过敏史:无	开单科室:儿科门诊		处方号:×××

药品名称	规格	用法用量	数量
小儿愈美那敏溶液	60ml	5ml,每日 3 次,口服	1 瓶
小儿氨酚黄那敏颗粒	6g×6 袋	6g,每日 1 次,口服	4 盒
医师签名:	审核/调配签名:	核对/发药签名:	

分析:该处方不合理,为重复用药、用法用量不适宜。①小儿愈美那敏溶液、小儿氨酚黄那敏颗粒均为复方感冒药,其中都含有马来酸氯苯那敏;②小儿氨酚黄那敏颗粒用法用量不适宜,1~3 岁儿童,每次 0.5~1 袋,每日 3 次。

6. **是否存在配伍禁忌** 儿童输液是患儿常见的给药途径,在临床使用中,尽量选择一种药物与溶媒成组输注。并合理安排不同组药品的输注顺序,在必要的时候采取冲管操作。溶媒的选择应根据药物的性质决定,溶媒的酸碱度会影响药物在溶解之后的稳定性。如泮托拉唑在偏酸性的条件下不稳定,容易发生变色,所以泮托拉唑不应选择 0.9%氯化钠以外的溶媒配制。

案例 6

××医院住院医嘱

姓名:×××	年龄:3 岁	性别:女	体重:10kg	临床诊断:上呼吸道感染
过敏试验/过敏史:无	开单科室:儿科病区			门诊号:×××

药品名称	规格	用法用量	数量
盐酸氨溴索注射液	15mg×2ml/支	15mg,每日 1 次,静脉输注	1 支
喜炎平注射液	50mg×2ml/支	4ml,每日 1 次,静脉输注	2 支
0.9%氯化钠注射液	100ml/袋	100ml,每日 1 次,静脉输注	1 袋
医师签名:	审核/调配签名:	核对/发药签名:	

分析:该处方不合理,存在配伍禁忌。氨溴索和喜炎平配伍会发生沉淀。喜炎平药品说明书警示严禁与其他药物在同一容器内混合使用。中药注射剂本身固有不溶性微粒较多,且配伍后增加;中药注射液成分复杂,含蛋白质、多糖、生物碱、皂苷、氨基酸等主要成分以及一些未被除尽的杂质,与溶媒或其他药物配伍后,可因酸碱度变化而出现溶解度下降,产生聚合物、氧化、缩合或水解等反应而析出沉淀。

7. 是否有用药禁忌　儿童年龄阶段禁忌、脏器功能不全是否有禁忌使用的药物、患者用药是否有食物及药物过敏史禁忌证、诊断禁忌证、疾病史禁忌证与性别禁忌证等。

案例 7

××医院门诊处方单(笺)

姓名:×××	年龄:1岁11月　　性别:女	临床诊断:发热、血小板减少
过敏试验/过敏史:无	开单科室:儿科门诊	处方号:×××

药品名称	规格	用法用量	数量
匹多莫德颗粒	(2g:0.4g)×6粒	0.4g,每日1次,口服	2盒
医师签名:	审核/调配签名:	核对/发药签名:	

分析:该处方不合理,存在年龄禁忌证。匹多莫德为免疫刺激剂,国内批准适应证为用于细胞免疫功能低下者,包括:①呼吸道反复感染(气管炎、支气管炎);②耳鼻喉科反复感染;③泌尿系统反复感染;④妇科反复感染。CFDA 于 2018 年 3 月 2 日发布关于修订匹多莫德制剂说明书的公告,明确要求说明书标注 3 岁以下儿童、妊娠 3 个月内妇女禁用;儿童和成人使用均不超过 60 天。

8. 溶媒的选择、用法用量是否适宜,静脉输注的药品给药速度是否适宜　溶媒选择不适宜,会造成药物变性、不稳定等理化反应,溶媒用量过大或过少,导致药物输注浓度不合理。静脉输液的最佳滴速除根据药物性质外,还应根据病人年龄、病情等调节滴速。

案例 8

××医院门诊处方单(笺)

姓名:×××	体重:15kg　年龄:4岁　性别:女	临床诊断:侵袭性曲霉感染
过敏试验/过敏史:无	开单科室:儿科门诊	处方号:×××

药品名称	规格	用法用量	数量
两性霉素 B 脂质体	50mg/支	30mg,静滴,1 日 4 次	4 支
0.9%氯化钠注射液	500ml/袋	500ml	4 袋
医师签名:	审核/调配签名:	核对/发药签名:	

分析:该处方不合理,溶媒选择不适宜。两性霉素 B 脂质体在大量电解质的输液如

生理盐水中,容易发生可逆的絮凝,以致粒子凝聚而产生沉淀,破坏其脂质体的结构,因此不可与生理盐水配伍,应使用5%葡萄糖溶液作为溶媒。药品说明书亦规定不可用生理盐水溶解,滴注液应新鲜配制,避光滴注,滴注浓度不宜大于0.15mg/ml,滴注速度宜缓慢(滴注不得超过每分钟30滴),每次滴注时间至少6小时。

四、常见疾病治疗中处方审核实践

1. **急性上呼吸道感染**　急性上呼吸道感染简称上感,是由各种病毒和/或细菌引起的主要侵犯鼻、咽或喉部急性炎症的总称。以病毒多见,占70%～80%,细菌感染占20%～30%。病毒感染为最常见病因,治疗原则以休息、多饮水、对症处理等措施为主,无须积极抗病毒治疗和使用抗菌药物;如判定为细菌感染或合并细菌感染,可根据上感病原学特点及患者个体因素,推断可能的致病菌,经验性选择目标性抗菌药物。

案例1

××医院门诊处方单(笺)

姓名:×××	体重:16kg　年龄:3岁　性别:女	临床诊断:急性化脓性扁桃体炎、发热
过敏试验/过敏史:无	开单科室:儿科门诊	处方号:×××

药品名称	规格	用法用量	数量
注射用替考拉宁	0.2g	160mg,静滴,1天2次	2瓶
5%葡萄糖注射液	50ml	50ml	2袋
注射用赖氨匹林	0.25g	0.16g,静注,必要时	4瓶
0.9%氯化钠注射液	10ml	10ml	4支
医师签名:	审核/调配签名:	核对/发药签名:	

分析:药物遴选不适宜。①该患儿诊断为急性化脓性扁桃体炎,A群β溶血性链球菌为主要致病菌,其次为肺炎链球菌、金黄色葡萄球菌,β内酰胺类为一线首选药物,对青霉素过敏或考虑肺炎支原体感染者,选用大环内酯类抗菌药物治疗。初始治疗选择替考拉宁不适宜,替考拉宁为特殊级抗菌药物,门诊不得使用特殊使用级抗菌药物。②赖氨匹林为阿司匹林和赖氨酸复盐,16岁以下儿童慎用,3个月以下婴儿禁用,儿童用药后可能引起瑞氏综合征,根据《解热镇痛药在儿童发热对症治疗中的合理用药专家共识(2020)》不推荐赖氨匹林、阿司匹林等药物作为退热药应用于儿童,此处方中选择赖氨匹林退热不适宜。

2. **喘息性疾病**　喘息是儿童最为常见的呼吸道症状之一,常在患有呼吸道疾病时出现。由于儿童的特殊解剖、生理及免疫特点,喘息在儿童中发生率较高。在很多儿童呼吸道疾病,如支气管哮喘(简称哮喘)、支气管炎、肺炎中,都可表现为以喘息为主的临床特征。儿童喘息的治疗涉及的药物主要包括支气管舒张剂、抗炎药物、抗组胺药物、抗菌药物等。儿童患者用药具有特殊性,不同病因和病情的喘息患儿,治疗用药选择上存在诸多差异。因此应首先基于患儿的喘息原因及病情,针对患儿的具体情况给予相应的药物治疗,严格掌握用药适应证和禁忌证,杜绝滥用现象。

案例 2

××医院门诊处方单(笺)

姓名:×××	体重:7.5kg　年龄:6月　性别:男		临床诊断:急性喘息性支气管肺炎
过敏试验/过敏史:无	开单科室:儿科门诊		处方号:×××

药品名称	规格	用法用量	数量
头孢哌酮舒巴坦钠	0.5g	0.15g,静滴 1 天 2 次	2 瓶
5%GS	250ml	250ml	2 袋
克拉霉素	125mg	56mg,口服,1 天 2 次	1 盒
盐酸氨溴索注射液	15mg	7.5mg,静滴,1 天 2 次	2 支
0.9%NS	50ml		1 袋
盐酸氨溴索注射液	15mg	7.5mg,雾化,1 天 3 次	3 支
布地奈德雾化溶液	1mg	1mg	3 支
硫酸特布他林雾化液	2ml	0.5ml	3 支
0.9%NS	10ml	1ml	3 支
氨茶碱注射液	0.25g	0.15g,静滴,1 天 2 次	2 支
5%GS	50ml	30ml	2 袋
医师签名:	审核/调配签名:	核对/发药签名:	

　　分析:该处方存在给药剂量不适宜,药物相互作用,给药途径不适宜与重复用药。①该患儿诊断为急性喘息性支气管肺炎,选用氨茶碱平喘,氨茶碱使用时负荷量按 4～6mg(/kg·d)计算,患儿体重为 7.5mg,此处方中给药剂量过大,易引起心律失常等毒性反应;②克拉霉素与氨茶碱存在相互作用,其通过抑制细胞色素 P4503A4 活性,减少茶碱清除,使茶碱血清浓度增加 25%～35%;③盐酸氨溴索为注射剂,雾化给药途径不适宜,属于超说明书用药,且已静脉使用氨溴索,存在重复用药。

　　3. 泌尿系统感染　在未获知病原菌药敏试验结果前,可根据患者的感染部位(上尿路还是下尿路)、发病情况、发病场所(医院感染还是社区感染)、既往抗菌药物用药史及其治疗反应等推测可能的病原体,并结合当地细菌耐药性监测数据,先给予抗菌药物经验性治疗。待获知病原学检测及药敏试验结果后,结合先前的治疗反应调整用药方案;对培养结果阴性的患者,应根据经验治疗的效果和患者情况采取进一步诊疗措施。此外,应根据不同药物的代谢动力学特点并结合患者感染部位选择抗菌药物。

案例 3

××医院门诊处方单（笺）

姓名:×××体重:15kg	年龄:5 岁	性别:男	临床诊断:急性肾盂肾炎
过敏试验/过敏史:无	开单科室:儿科门诊	处方号:×××	

药品名称	规格	用法用量	数量
呋喃妥因片	50mg/片	15mg,口服,1 天 1 次	1 瓶
医师签名:	审核/调配签名:	核对/发药签名:	

分析:药品遴选不适宜,用量不适宜。①该患儿诊断为急性肾盂肾炎,属于上尿路感染,因不能除外血流感染,故所选择抗菌药物不仅需要在尿中有高浓度,血液中也需要保证较高浓度。呋喃妥因和磷霉素氨丁三醇等药物可在尿液中具有很高的浓度。但其血药浓度较低,故仅用于治疗下尿路感染．而不能用于治疗上尿路感染。②此处方中呋喃妥因的剂量偏小,为预防尿路感染反复发作时使用剂量,非治疗量。

4. 中枢神经系统感染　细菌性脑膜炎是儿科常见的急性中枢神经系统感染性疾病,是儿童感染性疾病中病死率较高的疾病之一,较常见的病原菌为肺炎链球菌、B 族溶血性链球菌和大肠埃希菌。疑似细菌性脑膜炎时,建议入院后 1 小时内静脉应用足剂量、易透过血脑屏障、具有杀菌作用的抗菌药物。对所有细菌性脑膜炎患儿均应坚持足疗程的抗菌药物治疗。

案例 4

患者男,6 岁,体重 25kg,临床诊断:细菌性脑膜炎(肺炎链球菌感染可能),查体辅检无特殊异常。

××医院医嘱

药品名称	规格	用法用量	数量
注射用头孢曲松钠	0.5g/支	1.3g,临时,1 次,静滴	3 支
0.9%氯化钠注射液	100ml/袋	100ml	1 袋
注射用万古霉素	0.5g/支	0.27g,长期,4 次/d,静滴	1 瓶
0.9%氯化钠注射液	100ml/袋	100ml	1 袋
地塞米松针	2mg/支	1mg,长期,4 次/d,静滴	1 支
5%葡萄糖注射液	50ml/袋	20ml	1 袋
医师签名:	审核/调配签名:	核对/发药签名:	

分析:该处方合理。①根据患儿年龄特点,最常见的脑膜炎致病菌是肺炎链球菌,抗菌药物的初始经验治疗,根据《儿童社区获得性细菌性脑膜炎诊断与治疗专家共识》,建

议将三代头孢菌素加万古霉素作为初始经验治疗方案,头孢曲松联合万古霉素合理。②早期应用糖皮质激素可以降低听力减退或丧失的发生率,对肺炎链球菌脑膜炎可能有效,应在抗菌治疗开始前或同时使用,地塞米松与抗菌药物同时使用时机恰当,给药剂量和频次合适,建议监测万古霉素血药浓度。

5. 病毒感染性疾病　对于病毒感染性疾病,有效抗病毒药物不多。在病原体不完全明确的情况下,及时选择能够覆盖可能病毒的广谱抗病毒药物虽然是推荐的主要选择,但仍要权衡药物使用的利弊。病原体明确者应针对性选择相应抗病毒药物。如明确病毒对某种药物有耐药性时可选择其他有效抗病毒药物替代治疗。对严重病毒感染性疾病,应选用作用机制不同、毒性不同的联合用药配合治疗,避免重复或同时使用相同作用机制的 2 种抗病毒药物。抗病毒药物的使用尽量谨慎遵循相关说明书的年龄限制。

案例 5

××医院门诊处方单(笺)

姓名:×××体重:4kg	年龄:6月22天　性别:男	临床诊断:疱疹性咽峡炎、粒细胞缺乏
过敏试验/过敏史:无	开单科室:儿科门诊	处方号:×××

药品名称	规格	用法用量	数量
克林霉素磷酸酯粉针	0.3g	0.2g,静滴,1天1次	1瓶
0.9%氯化钠输液	100ml×1袋	80ml	1袋
更昔洛韦粉针剂	0.15g×1支	0.075g,静滴,1天1次	1支
5%葡萄糖输液	100ml×1袋	80ml	1袋
医师签名:	审核/调配签名:	核对/发药签名:	

辅助检查:血常规 WBC $6×10^9$/L,NEU $0.22×10^9$/L

分析:该处方为遴选药物不适宜,给药频次不适宜。①疱疹性咽峡炎由肠道病毒感染引起,无抗菌药物使用指征;②肠道病毒为 RNA 病毒,但更昔洛韦作用机制是阻断病毒 DNA 的合成,对 RNA 病毒无效;③更昔洛韦的主要毒性为粒细胞减少症,NEU 少于 $0.5×10^9$/L 时不推荐使用;④克林霉素为时间依赖型抗菌药物,应一天多次给药。

第二节　妊娠期及哺乳期用药处方审核

妊娠期和哺乳期患者均属于特殊人群,两者用药风险大于一般人群,但在权衡利弊的情况下,许多患者仍需使用药物治疗。美国研究显示,有 44%～99% 的妇女在妊娠期间使用处方药,其中近 45% 的妊娠患者使用过植物药。妊娠期患者药代动力学特征有明显改变,在用药有效性和安全性上与一般人群存在显著差异。此外,部分药物会通过胎盘屏障,对胎儿造成不同程度的伤害。哺乳期患者用药后部分药物可能会通过母乳喂养而被婴儿摄取,进而导致毒性反应。2016 年 INRUD 中国中心组临床安全用药组共收到来自全国的用药错误报告 6624 例,其中涉及妊娠期和哺乳期患者的用药错误共 84 例次,占 1.27%。

处方审核首要的职责是保证孕产妇及胎儿或乳儿的用药安全。应重点关注包括孕体发育的不同阶段、用药是否符合妊娠期妇女的用药原则、药物禁忌证、所选药物的特性及安全性、用法用量,指南推荐用药的合理性及超说明书用药等。

一、妊娠期药物在母体的药代动力学特点

(一) 药物吸收

1. 口服给药　妊娠早期,恶心、呕吐等早孕反应可能减少口服药物的吸收。随着妊娠进展,一方面受大量雌、孕激素的影响,肠道蠕动减慢、减弱,使口服药物的吸收延缓且峰值偏低;而另一方面由于妊娠期胃肠血液灌流速率的增加,药物在胃肠道的转运和交换速率增大,有助于药物的溶出和吸收,因此妊娠期药物吸收的变化可能并不明显。

2. 注射给药　皮下或肌内注射时,药物的吸收速率取决于药物的水溶性以及注射部位的血流量。妊娠期外周血管扩张,血流量和组织血液灌流量增加,因此肌内或皮下注射的吸收量可能增加。但妊娠中、晚期,下肢静脉血流速度减慢,循环不良,经下肢部位注射给药的吸收可能减慢。

3. 呼吸道给药　妊娠期由于生理性肺通气过度,可使更多药物微粒进入肺泡,且心排血量和肺血流量的增加,可能进一步增加吸入性药物的吸收量。

4. 经皮肤或黏膜给药　妊娠期由于心排血量增加,皮肤及黏膜局部毛细血管开放,血流增加,将有利于皮肤用药及滴鼻药、阴道栓剂的吸收。但如果妊娠期皮下脂肪增加过多,将使高脂溶性的药物在皮下脂肪中滞留时间延长,从而可能使经皮给药吸收减慢。

(二) 药物分布

妊娠期妇女血容量增加 35%~50%,故总体药物分布容积显著增加。除此之外,羊水增加和胎盘增大使全身体液量增加 5~8L,使水溶性药物分布容积增加,药物浓度降低,在靶器官往往达不到有效需要浓度,尤其是分布容积较小的药物变化更为显著。妊娠期血浆蛋白尤其是白蛋白浓度降低,较多蛋白结合部位被内源性甾体激素和肽类激素等所占据,导致药物与蛋白结合率降低,游离药物浓度增加,药理活性和不良反应增强。妊娠期由于脂肪组织增加,脂溶性药物在脂肪组织的蓄积增多,分布容积增大。

(三) 药物代谢

妊娠期肝血流增加不明显,对药物代谢影响不大。但雌激素和孕激素水平明显升高,可刺激肝微粒体酶(CYP3A4、CYP2D6、CYP2C9 和 CYP2A6 等)活性增强,使一些药物的清除增加;但同时雌激素和孕激素本身也是肝微粒体酶的代谢底物,可与某些药物产生竞争性抑制作用,降低其清除率。此外,小肠黏膜中也含有大量与药物代谢相关的酶,某些能在小肠被代谢的药物,妊娠期在小肠内停留的时间延长进入体循环药量减少,

作用降低。

（四）药物排泄

妊娠期肾血流量和肾小球滤过率增加,经肾排泄的药物清除率增加。但在妊娠高血压时,孕妇肾功能若受影响则可能导致药物排泄减少。妊娠晚期由于孕妇易长时间处于仰卧位,可导致肾血流减少,肾排泄药物减慢,从而使药物易在体内蓄积。

妊娠期受高雌、孕激素水平的影响,胆汁分泌减少,胆囊排空能力降低,对存在胆汁排泄或肠肝循环的药物有较大影响。此外,由于妊娠期葡萄糖醛酸转移酶活性也降低,结合型药物减少,随胆汁排入肠道后,重吸收的游离药物量增多可导致药物的半衰期延长。

二、妊娠期药物在胎儿体内的药代动力学特点

（一）胎儿的药物吸收

胎盘转运是妊娠期药物吸收的主要方式。药物经胎盘进入胎儿体内后,还可羊膜转运进入羊水中,但羊水内的蛋白含量仅为母体的 $1/20 \sim 1/10$,故药物多呈游离型,可被胎儿皮肤吸收或妊娠 12 周后的胎儿吞咽入胃肠道,并进入血液循环,其代谢产物随尿排入羊水,又可被胎儿吞咽,形成"羊水肠道循环"。

（二）胎儿的药物分布

妊娠 12 周前,胎儿体液含量较高而脂肪含量较小,故水溶性药物分布容积较大,而脂溶性药物分布容积较少。随着胎龄增长至妊娠晚期时,胎儿体内细胞外液明显减少,脂肪含量增多,脂溶性药物分布增加。胎儿的血浆蛋白含量低于母体,故游离型药物比例较高,容易进入胎儿组织,胎儿对药物的敏感性增加。由于胎儿的肝、脑等器官占身体的比例相对较大,血流量多,且经胎盘进入脐静脉的血有 $60\% \sim 80\%$ 进入肝脏,故肝脏药物分布较多,容易产生首关效应;胎儿的血脑屏障尚未发育完全,药物易进入中枢神经系统。此外,由于胎儿静脉导管未闭合,一部分脐静脉血可通过静脉导管直接经下腔静脉到达右心房和中枢神经系统,可减少首关效应,但也容易引起不良反应。

（三）胎儿的药物代谢

胎儿的药物代谢主要在肝脏进行。妊娠早期,胎儿体内缺乏多种酶,故代谢能力有限。妊娠 3 个月起,其肝脏代谢药物的能力逐渐生成,但较成人仍较低,因此某些药物在胎儿血液的浓度高于母体。

胎儿肝外代谢主要发生在胎盘和肾上腺。胎盘含有的多种参与药物代谢的酶系统可使母体中的类固醇激素经过胎盘屏障时被代谢为活性较低或无活性的代谢产物。另外有些药物(如维生素 C)需要在胎盘经过代谢转化,才能成为容易经胎盘输送的物质。胎儿肾上腺占身体的比例相对成年人来说比较大,且具有高的细胞色素 P450 酶活性,对药物的生物转化起着较重要的作用。

（四）胎儿的药物排泄

胎儿肾小球滤过率低,肾排泄药物的能力极差。通过胎盘向母体转运是胎儿体内代

谢产物的最终排泄途径。代谢后极性和水溶性增大的药物，较难通过胎盘屏障向母体转运排泄。

三、妊娠期用药处方审核依据

（一）法律法规及文献依据

妊娠期用药处方审核依据法律法规文件包括：《处方管理办法》（卫生部令第 53 号）及其附件、《医院处方点评管理规范（试行）》（卫医管发〔2010〕28 号）、《卫生部办公厅关于加强孕产妇及儿童临床用药管理的通知》（卫办医政发〔2011〕112 号）、《医疗机构处方审核规范》（国卫办医发〔2018〕14 号）等。此外，妊娠期用药处方审核依据还包括权威专科循证指南、美国食品药品管理局（FDA）妊娠药物分级、国内外药品说明书、权威专业书籍、相关数据库如 Micromedex、Lexicomp、Uptodate、Infantrisk 等。

（二）妊娠患者用药原则

（1）宜选用多年临床验证无致畸作用且对孕妇所患疾病最有效的药物。

（2）妊娠早期用药时应非常慎重，尤其避免敏感期（胚胎器官形成期）用药，非急性疾病可暂缓用药。

（3）用药时需明确孕周，严格掌握剂量，及时停药。

（4）避免用大剂量药物。

（5）优先采用局部用药。

（6）避免多药联合应用，尽量避免使用尚未确定对胎儿有无不良影响的新药。

（7）尽可能选用单方制剂，以免增加致畸风险。

四、妊娠期用药处方审核的要点

（一）确定用药时的孕周及妊娠情况

在妊娠的不同时期用药，对胎儿的影响不一样。按药物对人类孕体发育的影响，可分为不敏感期（胚胎早期或着床前期）、敏感期（胚胎期或胚胎器官形成期）和低敏感期（胎儿期）三个阶段。

不敏感期阶段指受精后第 2 周内（孕 1～4 周），卵子受精至受精卵着床于子宫内膜前的一段时期，这个时期药物对胚胎的影响是"全或无"，即药物对胚胎要么有影响，引起孕体死亡导致流产，要么没有影响可继续怀孕，一般不会导致胎儿器官畸形。在此期间，绝大多数药物都适用于"全或无"的理论，仅少数不适用，例如利巴韦林、异维 A 酸等，以及预防麻疹、风疹、腮腺炎的减毒活疫苗，这些药物在审核处方时应禁用。

敏感期的时间为受精后 3～8 周（孕 5～10 周），胚胎各组织器官处于高度分化、迅速发育阶段，易受到有害物质影响，是致畸高敏感期。另外许多器官形成和发育不完全同步，器官对药物致畸作用的敏感期亦有所差异，如脑在受孕后的 15～27 天易受到药物影响，眼在 24～29 天，心脏在 20～29 天，四肢在 24～36 天受到药物影响。

低敏感期是从受精后 9～38 周（孕 11 周～足月）开始（以硬腭闭合为标志），直至分娩,此阶段绝大多数器官已分化完成,药物或致畸物对多数器官影响较弱。但对于某些需经较长时间分化、发育的器官如生殖器官、中枢神经系统等可能产生影响。

(二) 妊娠期用药分级

依据药物对胎儿危害的大小进行用药分级,最常用的是美国 FDA 制定的五级分类,将药物分为 A、B、C、D 和 X 五级。

A 级:对照研究没有发现在孕早期(在妊娠中晚期也无风险证据)会对人类胎儿有风险,对胎儿的损伤可能性很小。属于 A 级的药物很少,如各种维生素。需注意的是,维生素 A 在正常剂量范围内是 A 级,在大剂量(如每日 2 万 IU)情况下则可致畸,属 X 级。

B 级:动物生殖学研究没有发现胎儿存在风险,当时无人类怀孕妇女的对照研究结果;或者动物生殖学研究显示有不良影响(不仅仅是生育能力的下降)。但是在人类妇女早孕期的对照研究中没有得到证实(在妊娠中晚期也无风险证据)。我们常用的抗菌药物如所有的青霉素族及绝大多数头孢菌素类药物都属于 B 级药物,林可霉素、红霉素、呋喃妥因、甲硝唑也是 B 类药。

C 级:动物研究显示对胎儿有不良影响(致畸作用或杀胚胎作用等),但是在人类妇女没有对照研究,或者没有人类和动物研究的资料,只有当胎儿潜在的益处大于潜在的风险时才可以使用该药物的药物,孕妇用药时需权衡利弊,确认利大于弊时方能应用。常见的 C 级药物有阿昔洛韦、戊巴比妥、肾上腺素、多巴胺、甲基多巴、酚妥拉明、呋塞米等。

D 级:有确切的证据显示对人类胎儿有风险,但是为了孕妇的获益,这些风险是可以接受的(如:在危及生命的时候使用该药物,或者是病情严重无法使用安全的药物或者安全的药物无效果)。抗肿瘤药几乎都属于 D 级。地西泮、奥沙西泮、氢氯噻嗪等均属于 D 级药物。

X 级:动物或人类的研究显示存在胎儿畸形,或者人类的经验显示对胎儿有风险或二者都有,在怀孕妇女使用该药物的风险明显大于任何可能的益处。该药物在怀孕妇女或者可能怀孕的妇女禁忌使用。常见对胎儿危害等级为 X 级的药物详见表 6-3。

表 6-3　胎儿危害分级为 X 级的常用药物

药品类别	药品名称
雄激素及同化激素类	达那唑、羟甲烯龙、司坦唑醇、氟甲睾酮、睾酮、比卡鲁胺
雌激素类	雌二醇、琥珀雌三醇、己二烯雌酚、己烯雌酚、炔雌醇、氯烯雌醚、美雌醇、硫酸哌嗪雌酮、氯米芬
孕激素类	异炔诺酮、甲地孕酮、甲羟孕酮、甲炔诺酮、雷洛昔芬、炔诺酮、左炔诺孕酮
促性腺激素类	促卵泡素 α、促卵泡素 β、尿促卵泡素、尿促性素、曲普瑞林、绒促性素、那法瑞林、戈舍瑞林、亮丙瑞林、加尼瑞克、西曲瑞克
他汀类降脂药	阿托伐他汀、氟伐他汀、洛伐他汀、普伐他汀、瑞舒伐他汀、西立伐他汀钠、辛伐他汀

续表

药品类别	药品名称
镇定催眠药	三唑仑、艾司唑仑、替马西泮、氟西泮
抗肿瘤药	氟尿嘧啶、甲氨蝶呤、雌莫司汀
皮肤科用药	异维A酸、阿维A、阿维A酯、他扎罗汀
妇科用药	缩宫素、麦角新碱、米索前列醇、米非司酮
其他	乙醇或含乙醇的制剂、碘甘油、波生坦、利巴韦林、香豆素、华法林、鹅脱氧胆酸、美格司他、沙利度胺、来氟米特、度他雄胺、非那雄胺、麦角胺、双氢麦角胺

在妊娠前3个月,若孕妇的疾病情况必须用药时,应尽量选用确经临床多年验证无致畸作用的A和B级药物,尽量不用C、D级药物,禁用X级药物。

由于根据药物对胎儿的危害性进行ABCDX分类过于简化,对药物的风险评定过于简单,且可能造成混淆,无法有效且完整涵括妊娠、生产、哺乳各时期的药物风险变化,且无法指出对于女性与男性生殖系统潜在的风险,因此美国FDA决定扬弃旧式的分级系统,制定新式的怀孕与哺乳期标示规则(pregnancy and lactation labeling rule,PLLR),并以格式化的文字说明取代简化的字母分类系统。这一新规于2015年6月30日正式生效。新的妊娠安全等级系统较为全面地规定了药品对妊娠期人群的安全使用,并起到了更严格的监控作用。新式PLLR包括3个小节的具体内容:妊娠期、哺乳期、对女性和男性生殖系统的影响。每个小节都有风险概要、支持性数据讨论,与协助医务人员开立处方与咨询决策的相关信息,如缺乏可指引决策的数据,则须加以说明。

(三)注意用药适宜性、给药途径、剂量及疗程

药师应审核用药适应证,了解妊娠妇女所患疾病的诊断、病情的进展程度、分级分期,因为在疾病不同阶段所采用的治疗方案及选择的药物可不同。注意药物在孕妇体内的药代动力学情况以选择合适的治疗药物。在给药途径的选择上,应考虑妊娠期相关生理变化,能局部用药时不要全身用药。严格掌握药物剂量和用药持续时间,注意及时停药。

(四)注意药物对器官的影响

在审核药物对器官的影响时,应结合药代动力学特点评估药物在各组织器官的分布情况,以及胚胎发育不同阶段对应的器官发育程度,判断药物对相应组织器官的影响。如药物具有靶向作用,则只会对该靶向器官发挥作用而不会影响其他器官,另外胚胎所处特定阶段某器官尚未发育完全,药物也不会对其产生影响。

五、妊娠期常见疾病的药物治疗

(一)妊娠期高血压疾病

1. 降压药 常用的口服降压药物有拉贝洛尔、硝苯地平或硝苯地平缓释片等;如口服药物血压控制不理想,可使用静脉用药(有条件者使用静脉泵入方法),常用药物有拉贝洛尔和酚妥拉明;妊娠期一般不使用利尿剂降压,以防血液浓缩、有效循环血量减少和高凝倾向。不推荐使用阿替洛尔和哌唑嗪。妊娠期禁止使用血管紧张素转换酶抑制剂(ACEI)和血管紧张素Ⅱ受体拮抗剂(ARB)。

(1)拉贝洛尔为α、β肾上腺素能受体阻滞剂。口服用法:50～150mg,3～4次/d。静脉注射:初始剂量为20mg,10分钟后如未有效降压则剂量加倍,最大单次剂量80mg,直至血压被控制,每日最大总剂量220mg。静脉滴注:50～100mg加入5%葡萄糖溶液250～500ml,根据血压调整滴速,血压稳定后改口服。

(2)硝苯地平为二氢吡啶类钙离子通道阻滞剂(国内为片剂)。口服用法为:5～10mg,3～4次/d,24小时总量不超过60mg。缓释片30mg口服,1～2次/d。

(3)尼莫地平为二氢吡啶类钙离子通道阻滞剂,可选择性扩张脑血管。口服用法:20～60mg,2～3次/d。静脉滴注:20～40mg加入5%葡萄糖溶液250ml,每天总量不超过360mg。

(4)尼卡地平为二氢吡啶类钙离子通道阻滞剂。口服用法:初始剂量20～40mg,3次/d。静脉滴注:每小时1mg为起始剂量,根据血压变化每10分钟调整1次用量;高血压急症,用生理盐水或5%葡萄糖溶液稀释后,以盐酸尼卡地平计,0.01%～0.02%(1ml中的含量为0.1～0.2mg)的溶液进行静脉滴注。以每分钟0.5～6μg/kg的滴注速度给予。从每分钟0.5μg/kg开始,将血压降到目标值后,边监测血压边调节滴注速度。

(5)酚妥拉明为α肾上腺素能受体阻滞剂。静脉滴注用法:10～20mg溶于5%葡萄糖溶液100～200ml,以10μg/min的速度开始静脉滴注,应根据降压效果调整滴注速度。

(6)硝酸甘油作用于氧化亚氮合酶,可同时扩张静脉和动脉,降低心脏前、后负荷,主要用于合并急性心功能衰竭和急性冠状动脉综合征时的高血压急症的降压治疗。起始剂量5～10μg/min静脉滴注,每5～10分钟增加滴速至维持剂量20～50μg/min。

(7)硝普钠为强效血管扩张剂。用法为:50mg加入5%葡萄糖溶液500ml按0.5～0.8μg/(kg·min)缓慢静脉滴注。妊娠期仅适用于其他降压药物无效的高血压危象孕妇。产前应用时间不宜超过4小时。

2. 治疗子痫和预防抽搐复发　硫酸镁是治疗子痫和预防抽搐复发的一线药物,也是用于重度子痫前期预防子痫发作的药物;硫酸镁控制子痫再次发作的效果优于地西泮、苯巴比妥和冬眠合剂等镇静药物;除非存在硫酸镁应用禁忌证或硫酸镁治疗效果不佳,否则不推荐使用苯巴比妥和苯二氮䓬类药物(如地西泮)用于子痫的预防或治疗;对于非重度子痫前期孕妇也可酌情考虑应用硫酸镁。

(1)用法。①子痫抽搐:静脉用药负荷剂量为4～6g,溶于10%葡萄糖溶液20ml静脉推注15～20分钟,或溶于5%葡萄糖溶液100ml快速静脉滴注,继而1～2g/h静脉滴注维持。或者夜间睡眠前停用静脉给药,改用肌内注射,用法为25%硫酸镁20ml＋2%利多卡因2ml臀部深部肌内注射。24小时硫酸镁总量为25～30g。②预防子痫发作:适用于重度子痫前期和子痫发作后,负荷剂量2.5～5.0g,维持剂量与控制子痫处理相同。

用药时间根据病情需要调整,一般每天静脉滴注 6~12 小时,24 小时总量不超过 25g。③子痫复发抽搐:可以追加静脉负荷剂量用药 2~4g,静脉推注 2~3 分钟,继而 1~2g/h 静脉滴注维持。④若为产后新发现高血压合并头痛或视力模糊,建议启用硫酸镁预防产后子痫前期-子痫。⑤控制子痫抽搐 24 小时后需要再评估病情,病情不稳定者需要继续使用硫酸镁预防复发抽搐。用药期间应每天评估病情变化,决定是否继续用药;引产和产时可以持续使用硫酸镁,尤其对于重度子痫前期;若剖宫术中应用,要注意孕产妇的心脏功能;产后继续使用 24~48 小时,注意再评估病情;硫酸镁用于重度子痫前期预防子痫发作以及重度子痫前期的期待治疗时,为避免长期应用对胎儿(或新生儿)的血钙水平和骨质的影响,建议及时评估病情,如孕妇病情稳定,应在使用 5~7 天后停用硫酸镁;在重度子痫前期的期待治疗中,必要时可间歇性应用。

(2) 注意事项。血清镁离子的有效治疗浓度为 1.8~3.0mmoL/L,有效治疗浓度＞3.5mmol/L 即可出现中毒症状。使用硫酸镁的必备条件为:①膝腱反射存在;②呼吸≥16 次/min;③尿量≥25ml/h(即尿量≥600ml/d);④备有 10% 葡萄糖酸钙。镁离子中毒时停用硫酸镁并缓慢(5~10 分钟)静脉推注 10% 葡萄糖酸钙 10ml。如孕妇同时合并肾功能障碍、心功能受损或心肌病、重症肌无力等,或体重较轻者,则硫酸镁应慎用或减量使用。条件许可,用药期间可监测孕妇的血清镁离子浓度。

3. 扩容治疗　子痫前期孕妇需要限制补液量以避免肺水肿。除非有严重的液体丢失(如呕吐、腹泻、分娩失血)使血液明显浓缩、血容量相对不足或高凝状态者,通常不推荐扩容治疗。扩容疗法可增加血管外液体量,导致一些严重并发症的发生,如心功能衰竭、肺水肿等。子痫前期孕妇出现少尿时,如果无血肌酐水平升高不建议常规补液,持续性少尿不推荐应用多巴胺或呋塞米。

4. 镇静药物的应用　应用镇静药物的目的是缓解孕产妇的精神紧张、焦虑症状、改善睡眠、预防并控制子痫,应个体化酌情应用。

(1) 地西泮 2.5~5.0mg 口服,2~3 次/d,或者睡前服用;必要时地西泮 10mg 肌内注射或静脉注射(＞2 分钟)。

(2) 苯巴比妥镇静时口服剂量为 30mg,3 次/d。控制子痫时肌内注射 0.1g。

(3) 冬眠合剂由氯丙嗪(50mg)、哌替啶(100mg)和异丙嗪(50mg)三种药物组成,通常以 1/3~1/2 量肌内注射,或以半量加入 5% 葡萄糖溶液 250ml 静脉滴注。由于氯丙嗪可使血压急剧下降,导致肾及胎盘血流量降低,而且对孕妇及胎儿肝脏有一定的损害,可致胎儿呼吸抑制,故仅应用于硫酸镁控制抽搐治疗效果不佳者。

5. 应用利尿剂的时机　子痫前期孕妇不主张常规应用利尿剂,仅当孕妇出现全身性水肿、肺水肿、脑水肿、肾功能不全、急性心功能衰竭时,可酌情使用呋塞米等快速利尿剂。甘露醇主要用于脑水肿,甘油果糖适用于肾功能有损害的孕妇。

6. 低蛋白血症的纠正问题　严重的低蛋白血症伴腹水、胸水或心包积液者,应补充白蛋白或血浆,同时注意配合应用利尿剂及严密监测病情变化。

7. 促胎肺成熟　妊娠＜34 周并预计在 1 周内分娩的子痫前期孕妇,均应接受糖皮质激素促胎肺成熟治疗。用法:地塞米松 5mg 或 6mg 肌内注射,每 12 小时 1 次,连续 4 次;或倍他米松 12mg,肌内注射,每 1 次,连续 2 天。目前,尚无足够证据证明地塞米松、倍他米松以及不同给药方式促胎肺成熟治疗的优劣。不推荐反复、多疗程产前给药。如果在较早期初次促胎肺成熟后,又经过一段时间(2 周左右)保守治疗,但终止妊娠的孕周仍<34 周时,可以考虑再次给予同样剂量的促胎肺成熟治疗。注意不要为了完成促胎肺成熟治疗的疗程而延误了子痫前期应该终止妊娠的时机。

(二)妊娠期肝内胆汁淤积症(intrahepatic cholestasis of pregnancy,ICP)

ICP 的治疗目标是缓解瘙痒症状,降低血清总胆汁酸水平,改善肝功能,最终达到延长孕周,改善妊娠结局。

药物治疗应尽可能遵循安全、有效、经济和简便原则。至今尚无一种药物能治愈 ICP,无论选用何种治疗方案,治疗前必须检查胆汁酸指标系列、肝功能、胆红素及凝血功能,治疗中及治疗后需及时监测治疗效果、观察药物不良反应,及时调整用药。

1. *局部外用药* 含薄荷类的局部外用药可暂时缓解瘙痒症状,在妊娠期可安全使用,如炉甘石洗剂,具有清凉止痒、收敛保护的作用。

2. *抗组胺类药物* 如患者无法耐受瘙痒,可适当使用。第二代抗组胺药物如氯雷他定(B 级)、西替利嗪(B 级)等对中枢没有明显的抑制作用,两者均可用于妊娠期患者。

3. *降胆酸的基本药物*

(1)熊去氧胆酸(ursodeoxycholic acid,UDCA)。①疗效评价:推荐作为 ICP 治疗的一线药物。与其他药物对照治疗相比,在缓解皮肤瘙痒、降低血清学指标、延长孕周、改善母儿预后方面具有优势,但停药后可出现反跳情况。②剂量:建议按照 15mg/(kg·d)的剂量分 3~4 次口服,常规剂量疗效不佳,而又未出现明显副反应时,可加大剂量为每日 1.5~2.0g。③胎儿安全性:动物试验证明,UDCA 在羊水和脐血中的蓄积量很低,对胚胎和出生的幼仔无直接损害,也未发现 UDCA 对人类胎儿的毒副作用和造成围产儿远期不良影响的报道,妊娠中晚期使用安全性良好。

(2)S-腺苷蛋氨酸(S-adenosylmethionine,SAMe)。①疗效评价:国内就其治疗 ICP 疗效的荟萃分析显示,该药可以改善某些妊娠结局,如降低剖宫产率、延长孕周等,停药后存在反跳。建议作为 ICP 临床二线用药或联合治疗。②剂量:静脉滴注每日 1g,疗程 12~14 天;口服 500mg,每日 2 次。③胎儿安全性:尚未发现 SAMe 存在对胎儿的毒副作用和对新生儿远期的不良影响。

(3)降胆酸药物联合治疗。文献报道的样本量小或组合复杂,疗效难于评价。比较集中的联合方案是:UDCA 250mg 每日 3 次口服,联合 SAMe 500mg 每日 2 次静脉滴注。建议对于重度、进展性、难治性 ICP 患者可考虑两者联合治疗。

4. *ICP 的辅助治疗* 支持产前使用维生素 K 减少产后出血和新生儿颅内出血风险。肝酶水平升高者可加用护肝药物,但不宜同时联用多种抗炎护肝药物,以免加重肝脏负担及增加药物相互作用而引起的不良反应。其余辅助治疗如血浆置换等可能有效,但无充分证据支持。

（三）妊娠合并糖尿病

妊娠合并糖尿病包括孕前糖尿病（PGDM）和妊娠期糖尿病（GDM）。治疗目的是控制血糖至理想范围，减少母儿并发症的发生，改善妊娠结局。

1. 胰岛素治疗

（1）常用的胰岛素制剂及其特点。①超短效人胰岛素类似物：门冬胰岛素已被我国国家食品药品监督管理局（SFDA）批准可用于妊娠期。其特点是起效迅速，药效维持时间短。具有最强或最佳的降低餐后血糖的作用，不易发生低血糖，用于控制餐后血糖水平。②短效胰岛素：其特点是起效快，剂量易于调整，可皮下、肌内和静脉注射使用。静脉注射胰岛素后能使血糖迅速下降，半衰期5～6分钟，故可用于抢救DKA。③中效胰岛素：是含有鱼精蛋白、短效胰岛素和锌离子的混悬液，只能皮下注射而不能静脉使用。注射后必须在组织中蛋白酶的分解作用下，将胰岛素与鱼精蛋白分离，释放出胰岛素再发挥生物学效应。其特点是起效慢，药效持续时间长，其降低血糖的强度弱于短效胰岛素。④长效胰岛素类似物：地特胰岛素也已经被SFDA批准应用于妊娠期，可用于控制夜间血糖和餐前血糖。

（2）胰岛素治疗方案。最符合生理要求的胰岛素治疗方案为：基础胰岛素联合餐前超短效或短效胰岛素。基础胰岛素的替代作用可持续12～24小时，而餐前胰岛素起效快，持续时间短，有利于控制餐后血糖。应根据血糖监测结果，选择个体化的胰岛素治疗方案。由于妊娠期餐后血糖升高显著，一般不推荐常规应用预混胰岛素。

（3）妊娠期胰岛素应用注意事项。①胰岛素初始使用应从小剂量开始，0.3～0.8U/（kg·d）。每天计划应用的胰岛素总量应分配到三餐前使用，分配原则是早餐前最多，中餐前最少，晚餐前用量居中。每次调整后观察2～3天判断疗效，每次以增减2～4U或不超过胰岛素每天用量的20%为宜，直至达到血糖控制目标。②胰岛素治疗期间清晨或空腹高血糖的处理：夜间胰岛素作用不足、黎明现象和Somogyi现象均可导致高血糖的发生。前2种情况必须在睡前增加中效胰岛素用量，而出现Somogyi现象时应减少睡前中效胰岛素的用量。③妊娠过程中机体对胰岛素需求的变化：妊娠中、晚期对胰岛素需要量有不同程度的增加；妊娠32～36周胰岛素需要量达高峰，妊娠36周后稍下降，应根据个体血糖监测结果，不断调整胰岛素用量。

2. 口服降糖药 大多数GDM孕妇通过生活方式的干预即可使血糖达标，不能达标的GDM孕妇应首先推荐应用胰岛素控制血糖。目前，口服降糖药物二甲双胍和格列本脲在GDM孕妇中应用的安全性和有效性不断被证实，但我国尚缺乏相关研究，且这两种口服降糖药均未纳入我国妊娠期治疗糖尿病的注册适应证。但考虑对于胰岛素用量较大或拒绝应用胰岛素的孕妇，应用上述口服降糖药物的潜在风险远远小于未控制的妊娠期高血糖本身对胎儿的危害。因此，在知情同意的基础上，部分GDM孕妇可慎用。

（1）二甲双胍。可增加胰岛素的敏感性，目前的资料显示，妊娠早期应用对胎儿无致畸性，在多囊卵巢综合征的治疗过程中对早期妊娠的维持有重要作用。由于该药可以透过胎盘屏障，妊娠中晚期应用对胎儿的远期安全性尚有待证实。其妊娠安全分级为B

级。用法用量：口服，0.25g，bid～tid，根据疗效逐渐加量，一般 1～1.5g/d，最大量 2g/d。

（2）格列本脲。是临床应用最广泛的治疗 GDM 的口服降糖药，作用靶器官为胰腺，99％以蛋白结合形式存在，极少通过胎盘屏障。目前临床研究显示，妊娠中、晚期 GDM 孕妇应用格列本脲与胰岛素治疗相比，疗效一致，但前者使用方便，且价格便宜。但用药后发生子痫前期和新生儿黄疸需光疗的风险升高，少部分孕妇有恶心、头痛及低血糖反应。妊娠安全分级为 C 级。用法用量：口服，一般用量为 5～10mg/d，不超过 15mg/d。

（四）妊娠剧吐

妊娠剧吐的处理应包括：与患者及家属充分沟通交流，树立其信心；采取非药物治疗措施治疗妊娠剧吐；如果非药物措施不能奏效，则采取药物治疗，药物治疗包括：镇吐药，必要时肠内或肠外营养，静脉补液。严重妊娠剧吐需要终止妊娠。

1. 止吐治疗　由于妊娠剧吐发生于妊娠早期，正值胎儿最易致畸的敏感时期，因而止吐药物的安全性备受关注。

（1）维生素类。维生素 B_6 是治疗早孕反应的一线用药，能明显减低恶心程度并减少呕吐次数。服用维生素 B_6 在前 3 天效果最好，效果随时间而递减。用法用量为口服，10～20mg/d，每日 3 次，最大剂量 80mg/d。维生素 B_1 并不具有镇吐的特性，但是对于呕吐达 3 周的孕妇，应补充维生素 B_1。《孕妇及哺乳期用药指南》推荐维生素 B_1 作为治疗长期妊娠剧吐的辅助性疗法。用法用量为静脉注射，100～500mg，3 天，然后每日维持2～3mg。

（2）抗组胺药。多西拉敏（doxylamine）是一种抗组胺剂，和维生素 B_6 组成复合制剂用于止吐。目前该药尚未在中国上市。

（3）多巴胺受体拮抗剂。甲氧氯普胺不仅通过中枢发挥作用，还在外周通过刺激上消化道运动和增加食管下括约肌基底的活动，达到治疗恶心、呕吐的目的。多中心前瞻性研究显示，早孕期应用甲氧氯普胺并未增加胎儿畸形、自然流产的发生风险，新生儿出生体质量与正常对照组相比没有显著差异。其用法用量为口服，5～10mg，每日 3 次。

（4）5-羟色胺拮抗剂。昂丹司琼，迄今最大样本量（60 余万例）的单胎妊娠、早孕期孕妇应用昂丹司琼的安全性研究显示，该药未增加自然流产、胎死宫内、新生儿出生缺陷、早产、新生儿低出生体质量及小于胎龄儿的发生风险，但也有报道与胎儿唇裂有关。最近美国妇产科医师协会（ACOG）认为尽管缺乏足够证据证实昂丹司琼对胎儿的安全性，但其绝风险是很低的，应权衡利弊使用。另一方面，昂丹司琼有增加患者心脏 QT 间期延长引发尖端扭转型室性心动过速的潜在风险，故 FDA 建议单次使用剂量不应超过16mg，有 QT 间期延长、心功能衰竭、低钾血症、低镁血症个人及家族史的患者在使用昂丹司琼时，应监测电解质及心电图。

（5）异丙嗪。有一项随机对照双盲研究结果显示，异丙嗪的止吐疗效与甲氧氯普胺基本相似，但甲氧氯普胺的副反应发生率却低于异丙嗪。另有文献报道，孕早期应用异丙嗪止吐虽然未增加出生缺陷率发生率，但在妊娠晚期持续使用可致新生儿发生戒断效应和锥体外系反应。

（6）糖皮质激素。研究报道,甲基强的松龙可缓解妊娠剧吐的症状,但鉴于早孕期应用与胎儿唇裂相关,ACOG 建议应避免在孕 10 周前作为一线用药,且仅作为顽固性妊娠剧吐患者的最后止吐方案。

2. 纠正脱水及电解质紊乱

（1）每天静脉滴注葡萄糖液、葡萄糖盐水、生理盐水及平衡液共 3000ml 左右,其中加入维生素 B_6 100mg、维生素 B_1 100mg、维生素 C 2～3g,连续输液至少 3 天(视呕吐缓解程度和进食情况而定),维持每天尿量≥1 000ml。可按照葡萄糖(4～5)g＋胰岛素 1U＋10％ KCl(1.0～1.5)g 配成极化液输注补充能量,但应注意先补充维生素 B_1 后再输注葡萄糖,以防止发生 Wernicke 脑病。常规治疗无效不能维持正常体质量者可考虑鼻胃管肠内营养,肠外静脉营养由于其潜在的母亲严重并发症,只能在前述治疗无效时作为最后的支持治疗。

（2）一般补钾 3～4g/d,严重低钾血症时可补钾至 6～8g/d。注意观察尿量,原则上每 500ml 尿量补钾 1g 较为安全,同时监测血清钾水平和心电图,酌情调整剂量。根据血二氧化碳水平适当补充碳酸氢钠或乳酸钠溶液纠正代谢性酸中毒,常用量为 125～250ml/次。

（五）妊娠合并甲状腺疾病

1. 治疗妊娠期甲亢的药物选择　常用的抗甲状腺药物(ATD)有 2 种:甲巯咪唑(MMI)和丙硫氧嘧啶(PTU)。MMI 致胎儿发育畸形已有报告,主要是皮肤发育不全和甲巯咪唑相关的胚胎病,包括鼻后孔闭锁、食道闭锁、颜面畸形等。妊娠 6～10 周是 ATD 导致出生缺陷的危险窗口期,MMI 和 PTU 均有影响,PTU 相关畸形发生率与 MMI 相当,只是程度较轻。所以在妊娠前和妊娠早期优先选择 PTU。FDA 报告,PTU 可能引起肝脏损害,甚至导致急性肝脏衰竭,建议仅在妊娠早期使用 PTU,以减少造成肝脏损伤的概率。在 PTU 和 MMI 转换时应当注意监测甲状腺功能变化及药物不良反应,特别是血常规和肝功能。

β 受体阻滞剂,例如普萘洛尔 20～30mg/d,每 6～8 小时 1 次,对控制甲亢高代谢症状有帮助。应用 β 受体阻滞剂长期治疗与胎儿宫内生长受限、胎儿心动过缓和新生儿低血糖相关,使用时应权衡利弊,且避免长期使用。β 受体阻滞剂可用于甲状腺切除术前准备。

除外单纯胎儿甲亢这种少见情况,控制妊娠期甲亢,不推荐 ATD 与左甲状腺素(LT_4)联合用药。因为这样会增加 ATD 的治疗剂量,导致胎儿出现甲状腺肿和甲减。

2. 治疗妊娠期临床甲减的药物选择　妊娠期临床甲减首选左甲状腺素(LT_4)治疗。不建议使用左三碘甲状腺原氨酸(LT_3)、T_3/T_4 联合或干甲状腺片治疗。非妊娠期临床甲减的完全替代剂量是 $1.6～1.8\mu g/(kg \cdot d)$,妊娠期临床甲减的完全替代剂量可以达到 $2.0～2.4\mu g/(kg \cdot d)$。$LT_4$ 起始剂量 $50～100\mu g/d$,根据患者的耐受程度增加剂量,尽快达标。合并心脏疾病者可缓慢增加剂量。对于严重临床甲减的患者,在开始治疗的数天内给予 2 倍替代剂量,使甲状腺外的 T_4 池尽快恢复正常。

六、哺乳期用药的理论基础

（一）药物在母体乳汁中的药代动力学特点

1. 药物经过毛细血管内皮进入细胞外液与细胞膜　进入乳汁的方式主要是以下3种。

（1）被动扩散。血浆游离型的低分子量高脂溶性药物以被动扩散方式转运进入乳汁。药物进入乳汁主要是扩散。

（2）直接通过。离子化水溶性药物通过细胞膜小裂孔进入乳汁。

（3）主动转运。药物与蛋白结合后通过主动转运方式进入乳汁。

2. 影响乳汁中药物浓度的因素

（1）血浆药物浓度。当母体血浆药物水平上升时，乳汁中的药物含量也增加。当母亲血浆药物浓度下降，乳汁中的药物重新转运至母体血浆得以清除。

（2）脂溶性。脂溶性高的药物在乳汁中的浓度相对较高。有中枢神经系统活性的药物在乳汁中的水平一般较高。

（3）蛋白结合率。母体蛋白结合率高的药物在乳汁中的药物浓度相对较低，反之亦然。

（4）药物 pKa 值。乳汁呈弱酸性，解离常数大的药物、碱性药物易进入乳汁。大环内酯类抗生素红霉素、克拉霉素及四环素类药物米诺环素、多西环素等为碱性药物。青霉素类抗生素、磺胺类药物等属酸性药物。

（5）分子量。分子量越大越难以进入乳汁，小分子药物（<200D）药物易进入乳汁。

（6）达峰时间。药物在达峰浓度时进入乳汁的量较大，为能尽快哺乳，建议选择达峰时间短的药物。

（7）半衰期。半衰期短的药物在母体内消除时间短，宜选用。

（8）乳母方面的因素。如乳房血流量、乳汁分泌量、乳母健康情况、乳汁的 pH、脂肪含量等也可影响药物向乳汁中转运。

（二）新生儿对药物代谢的影响

当药物通过乳汁被婴儿摄取后，由于蛋白水解酶和胃酸的影响，部分药物（如奥美拉唑、氨基糖苷类、肝素、胰岛素等）在胃肠环境中不稳定，以至于吸收程度很低，几乎不会进入血液循环。同时，由于很多药物存在肝脏首过效应，只有小部分到达血浆房室从而发挥极低药效。

七、哺乳期用药处方审核依据

（一）法律法规及文献依据

哺乳期用药处方审核依据法律法规文件包括：《处方管理办法》（卫生部令第 53 号）及其附件、《医院处方点评管理规范（试行）》（卫医管发〔2010〕28 号）、《卫生部办公厅关于加强孕产妇及童临用管理的通知》（卫办医政发〔2011〕112 号）、《医疗机构处方审核规范》

（国卫办医发〔2018〕14 号）等。此外，哺乳期用药处方审核依据还包括国内外药品说明书、专科循证指南、哺乳期危险性等级分级等。

（二）哺乳期药物使用安全性查询

（1）世界卫生组织（WHO）基本药物目录推荐。目录按照药物治疗的疾病进行排列，根据其对哺乳的危险等级，将收录的药物分为适用、适用（监测不良反应）、尽量避免（监测不良反应）、尽量避免（影响乳汁）和避免使用五大类。需要注意的是，该目录所收录药物只有推荐建议，无其他关于药物在哺乳期应用的数据。

（2）美国儿科学会（AAP）。作为权威机构，在哺乳期妇女的用药问题上发布了多份声明。

（3）LactMed 数据库。该数据库是由美国国家医学图书馆（U. S. NLM）开发的免费权威参考，每月更新一次。该数据库提供了人类乳汁和婴儿血清中的药物水平；药物对母乳喂养的婴儿和哺乳的潜在不良影响；可替代药物等。这些数据均从研究文献、相关综述中总结出来，同时提供全部参考文献供进一步查阅。

（4）西班牙母乳与安全数据库（e-lacancia）。该数据库由西班牙儿科医生 José María ParicioTalayero 创建，由公益组织 APILAM 维护，为免费数据库。其收录了 1800 余种药品、化妆品、试剂等信息，可查询影响母乳喂养各种因素的相关数据，包括药物、医疗操作以及母乳和乳儿疾病等。其更新主要参考 Pubmed、LactMed、*Medications and Mothers' Milk* 等，并提供更新条目的时间。

（三）哺乳期患者用药原则

（1）尽量不要用药，特别是可用可不用的药物，哺乳期禁忌和慎用的药物。

（2）尽量使用老药，避免使用新药。

（3）尽量使用单一成分的药物，避免复方制剂。

（4）在不影响疗效的前提下，尽量选择对乳汁影响小的给药方式。可选外用的就不选口服的，能选口服的就不选静脉用药。

（5）避免使用婴儿禁用的药物。

（6）避免使用对神经系统有害的药物。例如第一代抗组胺药氯苯那敏、苯海拉明、赛庚啶、酮替芬等，具有较强的中枢神经抑制作用，哺乳期避免使用。第二代抗组胺药中，氯雷他定较西替利嗪的中枢神经抑制作用弱，可作为首选。

（7）注意掌握服药时间。最好在哺乳后再服药或服药后立即哺乳，并尽可能推迟下次哺乳时间，最好间隔 4 小时以上，以避免或减少婴儿通过乳汁获取药物。

（8）若乳母必须使用药物治疗，但无法证实某药物对乳儿是否安全时，可暂停哺乳，停药后再回复哺乳。

（9）应用的药物剂量较大或疗程较长时，最好能监测乳儿的血药浓度。

（10）需注意婴儿的个体差异，不能完全凭经验处理。

八、哺乳期用药处方审核的要点

（1）哺乳期药物危险性分级。哺乳用药"L"分级中的"L"为 lactation（授乳，哺乳）的首字母大写。"L"分级是美国儿科学教授 Thomas W. Hale 提出的哺乳期药物危险分级系统。Hale 教授通过总结所有有临床应用数据的药物，包括其理化性质、代谢动力学参数，并利用理论婴儿剂量（TID）、相对婴儿剂量（RID）和药物乳汁/血浆比值（M/P）等参数，归纳了数千种药物在哺乳期使用的危险分级。Hale 教授将哺乳期用药按其危险性分为 L1～L5 五个等级，认为 L1 级药物最安全、L2 级药物较安全、L3 级药物中等安全、L4 级药物为可能为危险、L5 级药物为禁忌。

（2）对于早产儿、新生儿和体重较轻、胃肠稳定性差的婴儿，用药风险性增加。较常用的评估风险的方法之一是确定药物的相对婴儿剂量（RID）。RID 是婴儿每千克体重乳汁中摄入的药物剂量占母体每千克体重药物的摄入量的比例。一般 RID＜10％相对安全。

（3）根据哺乳期患者的用药原则，判断选药、给药途径、剂量及用药疗程是否适宜。尽量选择相对分子质量大、脂溶性低、半衰期短、乳药/血药比低、pKa 值低的药物。

（4）哺乳期禁用的药物。四环素、氯霉素、卡那霉素、磺胺类药物、甲丙氨酯、苯二氮?类药物、细胞抑制剂和免疫抑制剂、甲氨蝶呤、溴隐亭、环磷酰胺、麦角胺、异烟肼、造影剂、甲巯咪唑、硫脲嘧啶、碘及碘化合物等。

九、哺乳期常见疾病的药物治疗

（一）哺乳期发烧、头疼
美国儿科学会将对乙酰氨基酚和布洛芬定为哺乳期可使用药物。

（二）哺乳期流感
可选择口服奥司他韦。其哺乳分级 2 为 L1 级，RID 为 0.1％～0.7％，且有婴幼儿的用法用量。

（三）哺乳期乳腺炎
早期应用抗生素可获得较好疗效。因主要病菌为金黄色葡萄球菌，可选用青霉素、耐青霉素酶的苯唑西林钠或一代头孢菌素治疗。

（四）哺乳期变态反应性疾病
氯雷他定和西替利嗪是哺乳期首选的抗变态反应药物。

（五）哺乳期风湿性疾病
糖皮质激素是治疗风湿免疫病最常用的药物，其中甲基泼尼松龙和泼尼松龙均可用于哺乳期。羟氯喹可用于治疗系统性红斑狼疮、风湿性关节炎等疾病，可适用于哺乳期。

（六）哺乳期支气管哮喘
吸入激素是哮喘长期控制的首选用药，哺乳期哮喘在选择吸入激素时首选布地奈德。在哮喘急性发作需要口服或静脉使用激素控制气道炎症时,哺乳期建议首选泼尼松、泼尼松龙或甲泼尼龙。

沙丁胺醇、特布他林的吸入制剂均为速效短效 β₂ 受体激动剂,可用于哮喘急性发作时缓解气道痉挛。两者在哺乳期药物分级分别是 L1 和 L2,故前者较后者更适用于哺乳期哮喘患者。长效慢效的 β₂ 受体激动剂沙美特罗吸入制剂在哺乳期药物分级为 L2 级,长效速效的 β₂ 受体激动剂福莫特罗在哺乳期药物分级为 L3 级。

抗胆碱能药物异丙托溴铵多吸入给药,舒张支气管,在哺乳期药物分级为 L2 级,较安全。茶碱类药物建议谨慎使用。氨茶碱、二羟丙茶碱在哺乳期的药物分级均为 L3 级,多索茶碱在哺乳期的药物分级未提及,说明书建议"哺乳期避免使用"。白三烯受体拮抗剂孟鲁司特和扎鲁司特在哺乳期的药物分级为 L3 级,两者均可进入乳汁,建议谨慎使用。

十、案例分析

案例 1

××医院门诊处方单(笺)

| 姓名:××× | 年龄:34 岁　性别:女 | 临床诊断:孕 20 周,妊娠合并高血压 |
| 过敏试验/过敏史:无 | 开单科室:产科门诊 | 处方号:××× |

药品名称	规格	用法用量	数量
非洛地平缓释片	5mg×10 片	2.5mg,每日 1 次,口服	1 瓶
医师签名:	审核/调配签名:	核对/发药签名:	

分析:该处方不合理,为选药不适宜。妊娠中期和晚期 CCB 类是治疗高血压或心律失常的一线用药。硝苯地平和维拉帕米是研究最充分的 CCB 类药物。妊娠期使用非洛地平证据不足。建议换用数据更为充分的硝苯地平。

案例 2

××医院门诊处方单(笺)

| 姓名:××× | 年龄:30 岁　性别:女 | 临床诊断:孕 27 周,妊娠高血压 |
| 过敏试验/过敏史:无 | 开单科室:产科门诊 | 处方号:××× |

药品名称	规格	用法用量	数量
卡托普利片	12.5mg×20 片	25mg,每日 3 次,口服	2 盒
医师签名:	审核/调配签名:	核对/发药签名:	

分析:该处方不合理,为选药不适宜。说明书及指南明确指出妊娠中晚期禁止使用血管紧张素转换酶抑制剂(ACEI),ACEI 可导致严重的先天畸形风险。建议换用拉贝洛尔或硝苯地平。

案例 3

××医院门诊处方单（笺）

姓名:×××	年龄:27 岁　性别:女	临床诊断:孕 7 周,孕吐
过敏试验/过敏史:无	开单科室:产科门诊	处方号:×××

药品名称	规格	用法用量	数量
维生素 B₆ 片	10mg×100 片	10mg,每日 3 次,口服	1 瓶
昂丹司琼片	4mg×12 片	16mg,每日 2 次,口服	2 盒
醋酸泼尼松片	5mg×100 片	40mg,每日 1 次,口服	1 瓶

医师签名:　　　　　　审核/调配签名:　　　　　　核对/发药签名:

　　分析:该处方不合理,为联合用药不适宜。①对于妊娠恶心呕吐及妊娠剧吐常在妊娠期前 3 个月内出现,3 种止吐药联合应用是否有必要,需要与医生确认;②早期使用糖皮质激素有胎儿唇裂风险,一般来说常规治疗无效时才选用,且尽可能避免孕 10 周前使用;③昂丹司琼有增加患者心脏 QT 间期延长引发尖端扭转型室性心动过速的潜在风险,故 FDA 建议单次使用剂量不应超过 16mg。

案例 4

××医院门诊处方单（笺）

姓名:×××	年龄:32 岁　性别:女	临床诊断:孕 6 周,甲亢
过敏试验/过敏史:无	开单科室:产科门诊	处方号:×××

药品名称	规格	用法用量	数量
甲巯咪唑片	10mg×50 片	10mg,每日 1 次,口服	1 盒

医师签名:　　　　　　审核/调配签名:　　　　　　核对/发药签名:

　　分析:该处方不合理,为选药不适宜。根据《妊娠期及产后甲状腺疾病诊治指南（2020）》,妊娠 6～10 周是抗甲状腺药物导致出生缺陷的危险窗口期,甲巯咪唑和丙硫氧嘧啶片均有影响,丙硫氧嘧啶片的程度相对比较轻。在妊娠前和妊娠早期优选丙硫氧嘧啶。

案例 5

××医院门诊处方单（笺）

姓名:×××	年龄:27 岁　性别:女	临床诊断:孕 22 周,痤疮
过敏试验/过敏史:无	开单科室:皮肤科门诊	处方号:×××

药品名称	规格	用法用量	数量
异维 A 酸	30g	适量,每日 2 次,薄涂于患处	1 盒

医师签名:　　　　　　审核/调配签名:　　　　　　核对/发药签名:

分析:该处方不合理,为选药不适宜。异维 A 酸具有明确的致畸作用,女性患者应在治疗前 1 个月,治疗期间及治疗后 3 个月内严格避孕,如果在治疗过程中意外怀孕,则必须采取流产处理。

案例 6

××医院门诊处方单(笺)

姓名:×××	年龄:25 岁哺乳期	性别:女	临床诊断:上呼吸道感染
过敏试验/过敏史:无	开单科室:呼吸内科门诊		处方号:×××

药品名称	规格	用法用量	数量
酚麻美敏片	20 片/盒	1 片,每日 3 次,口服	1 盒
头孢地尼分散片	0.1g×6 片	0.1g,每日 3 次,口服	2 盒
医师签名:	审核/调配签名:		核对/发药签名:

分析:该处方不合理,为无指征用药和选药不适宜。①上呼吸道感染以病毒为主,若病程不长,无血象、CRP 升高等细菌感染指征不建议使用抗菌药物;②酚麻美敏片含有对乙酰氨基酚、伪麻黄碱、右美沙芬、氯苯那敏成分,伪麻黄碱可能引起乳汁分泌减少,氯苯那敏可能引起乳儿嗜睡,建议根据症状选用单方制剂,仍然可以继续哺乳。

案例 7

××医院门诊处方单(笺)

姓名:×××	年龄:26 岁早产儿	性别:女	临床诊断:急性乳腺炎
过敏试验/过敏史:无	开单科室:急诊		处方号:×××

药品名称	规格	用法用量	数量
双氯芬酸钠栓	50mg×3 粒	50mg,每日 1 次,纳肛	1 盒
左氧氟沙星注射液	0.5g:100ml	0.5g,每日 1 次,静脉滴注	3 瓶
医师签名:	审核/调配签名:		核对/发药签名:

分析:该处方不合理,为选药不适宜。①根据《中国哺乳期乳腺炎诊治指南(2020)》在取得药物敏感试验结果前,推荐使用耐酶青霉素类(如苯唑西林钠)、头孢菌素一代(如头孢拉定)或头孢菌素二代(如头孢美唑);在青霉素或头孢菌素过敏时,建议使用大环内脂类(如红霉素、阿奇霉素)或林可胺类抗生素(如克林霉素,但克林霉素应用于分娩 1 个月内的产妇时可能引起婴儿伪膜性肠炎,应引起重视)。左氧氟沙星注射液的哺乳分级为 L2 级,RID 为 10.5%～17.2%,用药后建议 4～6 小时内暂停哺乳,不是最优选择;②对于哺乳新生儿、早产儿,不建议哺乳母亲选用双氯芬酸钠栓,建议优先选择对乙酰氨基酚或布洛芬退热,可以继续哺乳。

案例 8

××医院门诊处方单（笺）

姓名：×××	年龄：27 岁　哺乳早产儿	性别：女	临床诊断：支气管哮喘，剖宫产术后
过敏试验/过敏史：无	开单科室：呼吸内科门诊		处方号：×××

药品名称	规格	用法用量	数量
扎鲁司特片	20mg×14 片	20mg，每日 2 次，口服	5 盒
医师签名：	审核/调配签名：	核对/发药签名：	

分析：该处方不合理，为选药不适宜且处方超量。①门诊处方一般不超过 7 日用量。慢病患者最多可开 1 个月的药量。该处方开具 5 盒扎鲁司特片，超过 1 个月用量；②扎鲁司特说明书中明确写明哺乳期妇女不宜服用。LactMed 中指出如需使用，可考虑选择另一种药物，尤其是在哺乳新生儿或早产儿时。如必须使用该类药物，建议换为孟鲁司特，用药期间仍需密切监测婴儿状况。

案例 9

××医院门诊处方单（笺）

姓名：×××	年龄：21 岁	性别：女	临床诊断：备孕
过敏试验/过敏史：无	开单科室：呼吸内科门诊		处方号：×××

药品名称	规格	用法用量	数量
叶酸片	5mg×100 片	10mg，每日 1 次，口服	1 盒
复合维生素片	30 片/瓶	1 片，每日 1 次，口服	1 盒
医师签名：	审核/调配签名：	核对/发药签名：	

分析：该处方不合理，为用量不适宜、重复用药。①复合维生素片中含有叶酸 0.8mg，与叶酸片同服属于同种药物重复使用。②根据《孕前和孕期保健指南（2018）》，为了预防神经管畸形，推荐的叶酸增补剂量为每日 0.4～0.8mg，既往生育过神经管缺陷（NTD）儿的孕妇，则需每天补充叶酸 4mg。由于国内没有规格为 4mg 的叶酸，故临床上常给予患者 5mg 叶酸，口服，每日 1 次。本例中患者服用叶酸的剂量过大。

十一、妊娠哺乳期处方审核目前面临的问题

目前对于患者妊娠或哺乳身份识别还不够全面。各医疗结构挂号系统在患者挂号或预约挂号时如能收集患者备孕、妊娠或哺乳相关信息，并在医院信息系统（HIS）和所有医疗文书中有明显标识，则能在一定程度提高医务人员对于这类特殊人群的安全用药。

在完善标识的同时，希望能将美国 FDA 妊娠用药分类法中的 D 类、X 类药物和哺乳期用药分类法中的 NS 类、U 类药物的相关信息添加到 HIS 系统和审方软件中。当妊娠

期或哺乳期患者被开具相应药物时，系统可自动拦截或警示，提示医药护人员谨慎对待并再次审核确认。

对于妊娠哺乳期相关的超说明书用药，各医疗机构应及时做好超说明书用药规范管理，建立超说明书用药目录及医嘱审核数据库，并定期评估及更新；做好患者的知情同意工作，保障患者利益最大化。

第三节　老年人用药处方审核

根据世界卫生组织（WHO）建议，将发展中国家年龄达到 60 周岁及以上的人群定义为老年人，将发达国家年龄达到 65 岁及以上的人群定义为老年人。目前，我国老年人的年龄起点标准是 60 周岁。据统计，到 2018 年底，我国 60 周岁及以上的老人已达 2.49 亿，占总人口的 17.9%。预计到 2025 年，我国将进入重度老龄化阶段。老年人易罹患多种慢性疾病，多科室就诊、多重用药问题普遍，加之生理功能衰退，导致药代动力学及药物敏感性逐渐改变，因此，在进行老年人的用药处方审核时，应注意结合老年人用药特点。

一、老年人的用药原则

1. 受益原则　首先要有明确的用药指征，不滥用药物；权衡利弊，保证用药的受益大于风险。

2. 避免多重用药原则　定义"多重用药"的药物数量是可变的，但通常为 5～10 种及以上。多重用药可导致老年人发生药物不良反应的风险增加。据统计，同时使用 5 种以下药品的不良反应发生率为 4%，6～10 种为 10%，11～15 种为 25%，16～20 种为 54%。联合用药品种越多，发生不良反应的可能性越大。此外，多重用药会增加发生药物间相互作用及开具不合理处方的可能性。

3. 小剂量原则　由于老年人对药物耐受能力较差、个体差异大、半衰期延长，老年人用药应从小剂量开始，缓慢调整至维持剂量。对于首次需要使用负荷量的药物，老年人首次可使用成年人剂量的下限。

4. 个体化用药原则　最佳的给药方案应根据患者的年龄、体重、肝肾功能、用药史等综合情况，并结合药物的药代动力学、血药浓度监测等制定并调整剂量，目的是获得最佳疗效的同时最大限度地减少不良反应的发生，特别是对于治疗窗比较窄的药物，如地高辛、茶碱、华法林等。选择适合老年人的剂型与给药途径，有利于提高老年患者的用药依从性。

二、老年人处方审核依据与标准

（一）老年人潜在不适当用药 Beers 标准

Beers 标准是关于老年人潜在不适当用药（potentially inappropriate medication，

PIM)标准,最早由美国老年医学专家 Mark Beers 于 1991 年组织美国老年病学、临床药理学和精神药理学等专家共同制定并公布。该标准分别于 1997 年、2003 年、2012 年、2015 年和 2019 年历经 5 次更新。2019 版 Beers 标准为现行的最新标准,主要包括以下内容:①老年人潜在不适当用药;②老年人疾病状态下的潜在不适当药物;③老年人应慎用的潜在不适当药物;④老年人应避免的药物相互作用;⑤老年人基于肾功能应避免或减少剂量的药物。Beers 标准是一份明确的老年人 PIM 清单,可以指导医务工作者为老年患者选择适当药物,确保老年人的用药安全。

(二)老年人不适当处方筛查工具

老年人不适当处方筛查工具(screening tool of older persons' prescriptions,STOPP)标准是 2008 年爱尔兰 Cork 大学组织老年医学、临床药学、老年精神病学等专业专家制定的,在许多国家的临床研究与实践中应用广泛。根据最新的老年人合理用药研究结果和临床证据,STOPP 标准在 2014 年更新,增加了心血管系统药物、抗凝药物与抗血小板药物、肾功能不全时的药物应用等内容。2014 版 STOPP 标准涵盖 13 大类共 81 条标准,指出了特定疾病状态下不宜使用的药物种类及部分药物相互作用。

(三)中国老年人潜在不适当用药判断标准

2017 年 12 月《中国老年人潜在不适当用药判断标准》颁布。该标准是我国老年临床医学和临床药学方面的专家,在借鉴国外老年人 PIM 判断标准的基础上,结合中国老年人的用药数据,采用德尔菲专家咨询法筛选出来的。标准中的药物按照专家评分高低分为低风险和高风险药物,并按照用药频率的高低分为 A 级警示和 B 级警示。2017 版中国 PIM 标准分为两部分:第一部分为老年人 PIM 判断标准,共纳入 13 大类 72 种/类药物;第二部分为老年人疾病状态下 PIM 标准,共纳入 27 种疾病状态下 44 种/类药物。

三、老年人处方审核要点

以 Beers 标准、STOPP 标准和中国老年人潜在不适当用药判断标准等为参考,从药物的选择、用药剂量、药物不良相互作用等方面对老年人处方进行审核,指导临床医生规避潜在不适当用药,保障老年人的用药安全。

(一)药物的选择

临床数据证实,一些药物对老年人有潜在风险,部分药物对特殊疾病下的老年人不适宜,需要避免使用。临床医生与药师要严格把握用药指征,同时根据老年人的病情与身体状态评估用药风险,选择适宜的药物,在达到治疗目的的同时,减少不良反应的发生。

(二)药物的剂量

由于老年人的生理特点,药物的剂量需做调整。在《中国药典》中规定,老年人用药剂量为成人量的 3/4,起始剂量一般为成人量的 1/4～1/3,然后根据临床反应缓慢调整剂量。首次使用需要负荷剂量的药物,剂量可用成年人剂量的下限。血浆蛋白结合率高的药物,应从小剂量开始给药。

主要经肾排泄的药物应根据肌酐清除率调整用药。肾功能不全患者应避免或降低剂量的药物有:环丙沙星、复方磺胺甲噁唑(TMP-SMX)、阿米洛利、阿哌沙班、达比加群、多非利特、依度沙班、利伐沙班、依诺肝素、安体舒通、氨苯蝶啶、度洛西汀、加巴喷丁、左乙拉西坦、普瑞巴林、曲马多、西咪替丁、法莫替丁、雷尼替丁、秋水仙碱、丙磺舒等。

(三) 药物相互作用

老年人患慢性疾病及多种疾病的情况较多,服用多种药物在体内发生相互作用的概率较高。所以在医生处方时,应充分了解患者的用药史,尽可能精简药物品种,避免选择可能发生不良相互作用的药物,减少药物不良反应对老年人的伤害。

老年人应避免的药物相互作用有:①肾素-血管紧张素系统(renin-angiotensin sys-tem,RAS)抑制剂〔包括血管紧张素转换酶抑制剂(ACEIs),血管紧张素Ⅱ受体抑制剂(ARBs)等〕或保钾利尿剂与 RAS 抑制剂联用,增加高钾血症风险;②两种以上抗胆碱能药物联用,认知功能下降的风险增加;③阿片类与苯二氮䓬类、加巴喷丁或普瑞巴林联用,过量风险增加;④苯妥英与 TMP-SMX 联用,苯妥英中毒风险增加;⑤茶碱与西咪替丁或环丙沙星联用,茶碱中毒风险增加;⑥华法林与环丙沙星、胺碘酮、TMP-SMX、NSAIDS 或大环内酯类(阿奇霉素除外)联用,出血风险增加;⑦糖皮质激素与 NSAIDs 联用,消化性溃疡与胃肠道出血风险增加;⑧锂剂与 ACEIs 或袢利尿剂联用,增加锂中毒风险;⑨三种及以上中枢神经系统效应药物联用,包括抗癫痫药、抗精神病药、苯二氮䓬类、非苯二氮䓬类-苯二氮䓬类受体激动剂、三环类抗抑郁药(TCAs)、5-羟色胺再摄取抑制剂(SSRIs)、5-羟色胺-去甲肾上腺素再摄取抑制剂(SNRIs)和阿片类药物,增加跌倒和骨折风险。

四、老年人处方审核案例分析

案例 1

××医院门诊处方单(笺)

姓名:×××	年龄:86 岁　　性别:女	临床诊断:梗阻性肾病,肾性高血压
过敏试验/过敏史:无	开单科室:肾病内科门诊	处方号:×××

药品名称	规格	用法用量	数量
复方磺胺甲噁唑片	0.48g×10 片	0.5g,每晚 1 次,口服	6 盒
医师签名:	审核/调配签名:	核对/发药签名:	

分析:该处方不合理,为无指征用药、用法用量不适宜。①该处方没有使用抗菌药物的明确指征,且由于老年患者应用复方磺胺甲噁唑时发严重皮疹、骨髓抑制、白细胞减少等严重不良反应的风险增加,复方磺胺甲噁唑片不推荐用于老年人。②复方磺胺甲噁唑片每片 0.48g,处方中每次用量为 0.5g,非整片的用量不利于患者服用。

案例 2

××医院门诊处方单(笺)

姓名:×××	年龄:71 岁　　性别:男		临床诊断:脑血管病,心力衰竭
过敏试验/过敏史:无	开单科室:神经门诊		处方号:×××

药品名称	规格	用法用量	数量
西洛他唑片	50mg×12 片	100mg,每日 3 次,口服	4 盒
医师签名:	审核/调配签名:	核对/发药签名:	

分析:该处方不合理,存在禁忌证、用法用量不适宜。①西洛他唑为扩张动脉血管作用的磷酸二酯酶抑制剂,因其他磷酸二酯酶抑制剂的研究显示充血性心力衰竭患者应用此类药物会增加死亡率,故心力衰竭的患者避免使用该药。②用法用量不适宜:西洛他唑的推荐用法为100mg,每日 2 次,处方中用药频次为每日 3 次。每日剂量过高可能会导致药物过量而引发药物不良事件。

案例 3

××医院门诊处方单(笺)

姓名:×××	年龄:68 岁　　性别:女		临床诊断:阴道出血
过敏试验/过敏史:无	开单科室:妇科门诊		处方号:×××

药品名称	规格	用法用量	数量
屈螺酮炔雌醇片(Ⅱ)	(3+0.02)mg×28 片	1 片,每日 1 次,口服	1 盒
医师签名:	审核/调配签名:	核对/发药签名:	

分析:该处方不合理,存在用药禁忌。①根据 Beers 标准,由于缺乏对老年妇女心脏和认知保护作用的证据,并且有潜在(乳腺和子宫内膜)致癌风险,避免给老年妇女使用孕激素联用雌激素口服片剂及外用贴剂,因此屈螺酮炔雌醇片不适用于老人。同时不明原因的阴道出血者禁用此药。

第四节　肝功能不全患者用药处方审核

肝脏是人体最大的实质性脏器和消化腺体,具有分泌、合成、代谢和排泄等多种功能,是人体内重要的解毒及物质转化器官,很多药物在体内的代谢都离不开肝脏,肝脏器质性病变会造成患者机体内环境和各系统脏器功能失调,从而导致药效学及药代动力学改变,进而影响药物的疗效,甚至引起或加重不良反应。肝功能不全患者已经成为不可忽视的庞大群体,在临床治疗中,对于肝功能不全患者同时合并其他疾病时,药物治疗也会变得更加复杂,需重视并关注:患者使用某类药物是否会增加肝脏损害程度、是否会发生药物相互作用而增加药物毒性、是否对药物的体内过程产生影响等,对于所用药物种类、剂量、疗程以及合用其他药物的种类都必须特别关注。

（一）定义

肝功能不全是指某些病因造成肝细胞严重损伤,引起肝脏形态结构破坏,并使其分泌、合成、代谢、免疫等功能严重障碍,出现黄疸、出血倾向、严重感染、肝肾综合征、肝性脑病等临床表现的病理过程或者临床综合征。如果肝损伤严重且广泛,会引起明显的物质代谢障碍、胆汁形成和排泄障碍、肝功能降低及出血倾向等肝功能异常改变。肝功能不全根据起病经过可分为:①急性肝功能不全,起病急、发展迅速,常见病因包括暴发性病毒性肝炎、药物或毒物中毒、自身免疫性肝炎等;②慢性肝功能不全,进展缓慢,是迁延性过程,病情多在某些诱因作用下迅速加剧,多见于肝硬化失代偿期及肝癌晚期。

（二）肝功能不全时药代动力学和药效学特点

肝脏在机体生命活动中发挥着重要作用,通过生物合成、生物转化及解毒等作用,不仅参与蛋白质、脂类及糖类等物质的代谢,在药物的体内过程中也扮演了多重角色,参与药物在体内的全过程包括吸收、分布、代谢、排泄。肝功能严重损害时,可引起明显的物质代谢障碍(水、电解质、糖、蛋白质等及肝酶减少),生物转化功能异常,解毒功能减退,胆汁分泌和排泄障碍,以及血流改变等从而造成药物的吸收、分布、代谢、排泄等药代动力学变化。严重肝损害还可影响药物浓度-效应反应,表现为对药物(如镇静药,抗凝药物)的敏感性增强,对药物(如髓袢利尿剂)的反应性降低,加重肾衰竭风险(如 ACEI)。最终引起药效学变化。

1. 吸收　肝脏的充足血流供应特点使其在药物的首关消除中(肝首过效应)起着举足轻重的作用,肝脏疾病导致肝内血流变化时,肝首过效应明显的药物其吸收过程会受到较明显影响,肝脏提取率高的药物首过效应降低,绝对生物利用度提高,药效增强,如肝硬化时普萘洛尔的生物利用度会增加 2 倍。所以对于肝功能不全患者用药时必须调整用药剂量及用药频次,特别是给予肝脏毒性较大的药物时更需谨慎。首过效应明显的药物还有硝酸甘油、对乙酰氨基酚、哌唑嗪等。

2. 分布　药物在体内的分布主要通过与血浆蛋白结合而转运。血浆中与药物结合的蛋白质主要包括白蛋白、脂蛋白和酸性 α-糖蛋白。酸性药物主要与白蛋白结合,碱性药物主要与脂蛋白和酸性糖蛋白结合。当患者肝功能受损如慢性肝病,肝脏的蛋白合成功能减退,血浆中白蛋白浓度下降,使药物的血浆蛋白结合率下降,血中结合型药物减少,而游离型药物增加,药物在体内的生物转化和分布减慢导致药物作用增强的同时不良反应也相应增加。特别是对于蛋白结合率高的药物,其影响更加显著。与此同时,某些肝脏疾病导致胆汁酸、胆红素含量升高时将干扰药物与蛋白质的结合,也会使药物蛋白结合率下降,血浆游离型药物浓度升高。

血浆蛋白结合率高的药物包括维拉帕米、呋塞米、普萘洛尔、地西泮、苯妥英钠和红霉素等。

3. **代谢**　肝脏是体内药物代谢的重要器官,肝药酶体系是药物在肝脏内代谢的主要参与者。肝功能受损时,肝细胞内的多数药物酶,特别是细胞色素 P450 酶系的活性和数量均可有不同程度的减少,主要通过肝脏代谢消除的药物,其代谢速度和程度降低,清除半衰期延长,血药浓度增高,长期用药还可使蓄积增加。此时,以原型药物发挥作用的药物药效增强,例如阿司匹林、苯巴比妥等;而某些需要在体内代谢后才具有药理活性的前体药则因为转化减少导致药效降低,例如依那普利、环磷酰胺等。

4. **排泄**　肝脏疾病导致胆汁分泌减少或胆道阻塞时,经胆汁排泄的药物或代谢物会减少如红霉素、洋地黄毒苷等。此外失代偿性肝衰竭会导致肾血管收缩,导致肾衰竭、肝肾综合征,经肾排泄的药物其清除率也会降低。

(三)肝功能评价指标与体系

在临床实际工作,对于肝功能不全患者用药的处方审核,往往需结合相应的指标及体系对肝功能进行初步评估,根据患者肝功能情况对所选用的药物、剂量及给药频次是否合理进行审核。了解必要的肝功能评价指标和体系是处方审核工作者不可或缺的技能。

肝脏作为体内主要的代谢器官,由于其功能的复杂性,任何单一的指标都难以全面反映其功能状态。因引起肝损害的因素较多,既有肝脏本身的疾病,也可继发于其他系统的疾病,对于肝功能损伤的全面评价也比较困难。目前用于评估肝功能的检查很多,无论是血清学指标还是影像学评价,至今并没有评价肝功能的特异性或统一的指标,也没有一种检查可以全面评估肝功能。临床常采用的肝功能评价方法包括生化指标、Child-Turcotte-Pugh(CTP)评分系统等。

1. **传统肝功能血清生物化学指标**　与肌酐清除率用于评估患者肾功能不同,肝功能指标中的转氨酶、胆红素等指标并不能客观、准确地判断肝病患者的病情及肝脏储备功能。但因其方便易得,可在一定程度上反映肝脏的合成代谢、肝细胞有无受损及严重程度、肝脏的分泌排泄及解毒功能等,仍然是目前临床最常用的评价肝功能的指标。需注意在实际工作中,由于检测方法不同及定义正常值时参考人群潜在差异,不同检测部门使用的各生化指标正常水平可能存在较大差异,因此"各生化指标水平异常"应该是指高或低于某具体实验室推荐的正常水平。

目前常用的肝脏生化指标可分为以下几类:①反映肝细胞损伤指标,如 ALT 和 AST升高;②提示胆汁淤积指标,如 ALP 水平升高;③监测肝脏转运有机阴离子和清除循环内源性或外源性物质的能力的指标,如 TBil 水平;④反映肝脏合成功能的指标,如血清白蛋白水平和凝血酶原时间;⑤新出现的能直接或间接评估肝损伤严重程度以及是否可逆的指标。

(1)氨基转移酶。包括丙氨酸氨基转移酶(ALT,俗称谷丙转氨酶)和天门冬氨酸氨基转移酶(AST,俗称谷草转氨酶)是临床应用最为广泛的反映肝细胞损伤的生化指标。对血清 ALT 和 AST 的正常值上限(ULN),目前尚无一致意见,多为 40～50U/L。在不特别说明的情况下，一般按照国际惯例将 ALT ULN 定为男性 40U/L、女性 35U/L。

在致病因子的作用下，如肝细胞变性和坏死都会导致细胞内 ALT 和 AST 释放入血而引起血清转氨酶活性升高，通常可先于临床症状出现，是反映肝损害的敏感指标，且 ALT 反映肝损害的灵敏度高于 AST。需注意的是：①血清氨基转移酶水平的高低并不一定与肝损害的严重程度平行，骨骼肌、心脏、肾脏等其他组织器官病变也可导致血清 ALT 和（或）AST 活性升高。而且随着肝损伤程度的加重，肝细胞大量坏死，氨基转移酶耗竭，反而在重症肝病阶段出现氨基转移酶下降的现象，所以其升高水平并不能准确反映肝脏疾病的严重程度及评价预后。②各种致病因素所致 ALT 和 AST 的升高是不同程度的，对血清氨基转移酶水平的动态监测有助于急性肝损害病程观察和/或病因的鉴别。如 AST＞ALT 可见于酒精性肝病、肝硬化、缺血性肝炎、充血性肝病、肝动脉损伤/血栓形成/闭塞和全胃肠外营养等情况，AST＜ALT 可见于非酒精性脂肪性肝病、急慢性病毒性肝炎、药物性肝损伤等多种疾病。药物性肝损伤也是肝功能异常的常见原因。长期服用抗结核药如异烟肼、利福平、氮唑类抗真菌药以及抗抑郁药等均可引起血清转氨酶持续升高，停药后肝功能迅速恢复正常。

（2）血清胆红素（Bil）。是反映胆红素代谢的标志物，其水平反映了肝细胞通过肝脏网状内皮系统对胆红素进行摄取、结合和排泄的能力。血清中总胆红素（TBil）包括直接胆红素（DBil，又称结合胆红素）和间接胆红素（IBil，又称非结合胆红素）。当肝细胞受损时，肝脏对胆红素的处理能力下降，血胆红素水平升高。但由于肝脏清除 Bil 的能力具备较强的储备，故血清总胆红素不是评价肝功能异常的敏感指标。临床将 TBil 升高分为 DBil 升高和 IBil 升高，有利于鉴别诊断，其中 DBil 升高提示存在肝脏疾病，可见于肝实质损伤或胆汁淤积；IBil 升高则可能为肝前疾病所引起。

（3）血清碱性磷酸酶（ALP）。主要来自肝脏和骨骼，也可来源于胎盘、肠道或肾脏。排除正常妊娠和生长期等生理因素以及骨骼疾病，ALP 明显升高（≥4×ULN）提示肝胆疾病（胆汁淤积相关），ALP 轻度升高（≤3×ULN）对于判断胆汁淤积缺乏特异性，可见于各种类型的肝病及充血性心力衰竭。单项 ALP 升高或以 ALP 升高为主的肝生物化学指标异常可见于多种情况如阻塞性黄疸、胆道梗阻、黄疸性肝炎、肝癌、骨骼疾病以及服用药物（苯妥英钠）等，需要结合氨基转移酶、血清 Bil、γ－谷氨酰转肽酶（GGT）等指标进行综合分析。

（4）血清白蛋白（Alb）和血浆凝血酶原时间（PT）。Alb 作为血浆含量最多的蛋白质，肝脏是其唯一合成部位。低 Alb 血症通常反映肝损害严重，当肝细胞出现大量坏死，其他功能不能完全代偿时，出现白蛋白水平下降，常见于慢性肝病如肝硬化患者。但低 Alb 血症并无肝病特异性，个体营养状态、慢性感染、恶性肿瘤以及医源性治疗因素等都可能导致低 Alb 血症的产生，因此，在临床上，血清白蛋白仅能部分反映肝脏的合成能力。

PT 是凝血酶原转变为凝血酶，导致血浆凝固的时间，与肝脏合成凝血因子 Ⅰ、Ⅱ、Ⅴ、Ⅶ、Ⅹ 的水平及生物学活性相关，是评价肝脏合成功能的另一指标。当肝细胞广泛受损时,肝脏合成凝血因子的能力下降,导致 PT 延长。PT 有 4 种实验室报告方式:秒、凝血酶原活动度(PTA)、凝血酶原时间比率(PTR)和国际标准化比率(INR),其中 PTA 与 INR 是最常用的评价指标。目前 PTA 已作为我国肝衰竭判断指标之一,INR 对于评价肝衰竭状态具有一定的参考意义,国际上通常将 INR>1.5 作为肝衰竭诊断标准之一,但由于其在临床上也用于监测口服抗凝治疗的患者,所以 INR 是否适用于所有肝病患者仍有争议。需注意 PT 延长并非肝病特异,先天性凝血因子缺乏、纤溶亢进、弥散性血管内凝血、服用抗凝药和异常抗凝血物质均会引起 PT 延长。

2. **常用的肝功能评价体系**　不同的肝脏疾病(胆汁淤积型、肝细胞损伤型、病毒性肝炎、急性肝炎、肝硬化、肝癌等)其生化指标异常情况不一样,且指标异常通常并不能与疾病严重程度完全同步,所以很难用单一的指标来评价肝功能及某一疾病。基于临床的需求与长期实践,目前国内国际广泛应用的评价体系都是根据疾病本身的进展与要求建立不同的多个指标联合的评价模型来评估肝功能及预后,例如主要用于肝硬化患者预后、肝叶切除及肝脏介入术术前评估及预后预测的 Child-Pugh 分级(CTP),主用于判断终末期肝病评分的 MED 及其衍生评分模型以及用于评价严重酒精性肝病患者生存预后的里尔模型等。

不同模型均存在不同程度的局限性。其中 Child-Pugh 分级(CTP)以肝性脑病分级(HE)、腹腔积液程度、胆红素(TBiL)、白蛋白(Alb)以及凝血酶原时间(PT)为基础对肝功能进行评估,其采用相关指标均为常规检查项目,数据易得,计算方便,是目前最为经典,应用最为广泛的肝功能分级模型(表 6-4)。

表 6-4　CTP 评分规则

临床和生化指标	分数		
	1	2	3
HE 分级	无	I～II	III～IV
腹腔积液	无	轻度	中重度
TBil(μmol/l)	<34	34～51	>51
Alb(g/L)	>35	28～35	<28
PT(>对照秒)	1～3	4～6	>6

注:A 级为 5～6 分,B 级为 7～9 分,C 级为 10～15 分。

(四) 识别药物性肝损害(drug-induced liver injury,DILI)

对于肝功能不全患者的处方审核,识别药物性肝损害非常重要。药物几乎可以引起所有类型的肝损伤,所以对于肝功能不全的患者,治疗关键是停用和防止重新给予引起肝损伤的药物及属于同一生化家族的药物。然而当患者伴有基础肝病或多种肝损伤病因导致的肝功能不全时,叠加的 DILI 易被误认为原有肝病的发作或加重,或其他原因引起的肝损伤,从而耽误病情诊断,延缓疾病的治疗,因此,当存在多种可能病因导致的肝功能不全时,仔细甄别肝损伤的最可能原因非常重要。

药物性肝损害(DILI)是指由各类处方或非处方的化学药物、生物制剂、传统中药(TCM)、天然药(NM)、保健品(HP)、膳食补充剂(DS)及其代谢产物乃至辅料等所诱发的肝损伤,目前已成为最常见和最严重的药物不良反应之一。已知全球有1100多种上市药物具有潜在肝毒性,不同药物可导致相同类型肝损伤,同一种药物也可导致不同类型的肝损伤。美国 LiverTox 网站(http://www.livertox.nih.gov)以及我国 HepaTox 网站(http://www.hepatox.org)分别记录了700种和400余种常见药物的肝损伤信息,并提供了相关专业术语、诊断量表、最新资讯以及病例报告,可作为处方审核中鉴别具有潜在肝毒性的药物及评估其风险和收益的重要依据和参考。

1. 引起药物性肝损伤的常见药物　　引起 DILI 的常见药物包括非甾体抗炎药(NSAIDs)、抗感染药物、抗肿瘤药物、中枢神经系统用药、心血管系统用药、代谢性疾病用药、激素类药物、某些生物制剂和 TCM-NM-HP-DS 等,各代表药物见表6-5。对乙酰氨基酚(APAP)是引起急性肝衰竭最主要的原因。治疗骨质疏松、关节炎、白癜风、银屑病、湿疹、痤疮等疾病的某些复方制剂也是我国报道较多的导致 DILI 的药物。

表6-5　引起药物性肝损伤的常见药物

药物分类	常见药物
非甾体抗炎药	对氨基水杨酸钠、对乙酰氨基酚、布洛芬、吲哚美辛、羟氯喹、阿司匹林
抗感染药物(含抗结核药物)	利福平、吡嗪酰胺、链霉素、异烟胖、青霉素、苯唑西林、氨苄西林、哌拉西林、阿莫西林、头孢唑林、头孢拉定、头孢氨苄、头孢呋辛、头孢曲松、头孢他啶、阿米卡星、庆大霉素、多西环素、米诺环素、红霉素、阿奇霉素、克拉霉素、克林霉素、磷霉素、复方磺胺甲噁唑、磺胺嘧啶、诺氟沙星、环丙沙星、左氧氟沙星、莫西沙星、甲硝唑、替硝唑、氨苯砜、氟康唑、两性霉素 B、伊曲康唑、阿昔洛韦、更昔洛韦、奥司他韦、恩替卡韦、利巴韦林、氯喹、羟氯喹、伯氯喹、乙胺嘧啶
抗肿瘤药物	环磷酰胺、环孢素、异环磷酰胺、白消安、甲氨蝶呤、巯嘌呤、阿糖胞苷、氟尿嘧啶、吉西他滨、顺铂、奥沙利铂、卡铂、维 A 酸、卡培他滨
中枢神经系统用药	奥卡西平、卡马西平、金刚烷胺、苯海索、溴隐亭、苯妥英钠、苯巴比妥、拉莫三嗪、氟哌啶醇、氯氮平、利培酮、喹硫平、氟西汀、多塞平、米氮平、文拉法辛、地西泮、艾司唑仑、唑吡坦、咪哒唑仑
心血管系统用药	胺碘酮、硝普钠、缬沙坦、卡托普利、赖诺普利、依那普利、美西律、阿替洛尔、硝苯地平、地尔硫卓、普萘洛尔、美托洛尔、艾司洛尔、拉贝洛尔、非洛地平、波生坦、阿托伐他汀、瑞舒伐他汀、非诺贝特
代谢性疾病用药	胰岛素、甘精胰岛素、二甲双胍、阿卡波糖、利拉鲁肽、瑞格列奈、吡格列酮、西格列汀、利格列汀、甲硫咪唑、丙硫氧嘧啶

续表

药物分类	常见药物
激素类药物	甲羟孕酮、他莫昔芬、来曲唑、甲状腺片、左甲状腺素钠、己烯雌酚、尼尔雌醇
生物制剂	英夫利昔单抗、曲妥珠单抗、培美曲塞、干扰素 β-1a/1b
TCM-NM-HP-DS	何首乌、薄荷、柴胡、黄芪、雷公藤、番泻叶、菊三七、鱼藤、蓖麻子、小柴胡汤、消银片、洋甘菊、崔草花

2. DILI 发病机制及分类　DILI 发病机制复杂,是多种机制先后或共同作用的结果,包括药物的直接肝毒性和特异质性肝毒性作用。药物的直接肝毒性指摄入人体内的药物和/或其代谢产物对肝脏产生的直接损伤,常呈剂量依赖性和可预测性,药物的直接肝毒性可进一步引起其他免疫和炎症反应的肝损伤机制。特异质性肝毒性指因个体药物代谢异常、药物介导免疫损伤或个体遗传差异等因素,导致的个体 DILI 易感性增加(表6-6)。

表 6-6　DILI 的分类及代表药物

分类依据	DILI 类型及代表药物
按病程分类	急性 DILI(大多数)、慢性 DILI
按发病机制分类	固有型(少见)、特异质型(常见)
按受损靶细胞分类	肝细胞损伤型(90%)(APAP 和异烟肼) 胆汁淤积型(雌激素和雄激素) 混合型(别嘌呤醇、阿莫西林-克拉维酸、硫唑嘌呤) 肝血管损伤型(含有吡咯里西啶生物碱的草药、某些化疗药物、激素、避孕药、免疫抑制剂和抗反转录病毒药物等)

3. DILI 发生的危险因素,注意特殊人群　DILI 的发生除了由药物本身特性所决定外,还受患者遗传、年龄、性别以及基础疾病等宿主因素,以及合用药物和环境因素影响。①宿主因素方面:不同种族患者其药物代谢酶、药物转运蛋白和人类白细胞抗原系统(HLA)基因不同,对 DILI 的易感性也存在差异。②年龄与性别方面:高龄是 DILI 的重要易感因素,女性可能对某些药物例如米诺环素、甲基多巴等表现出更高的易感性,TCM-NM-HP-DS 引起的肝损伤在女性中也更多见。对于妊娠期妇女,甲基多巴、肼苯达嗪、抗生素、丙基硫氧嘧啶(PTU)及抗反转录病毒药物(ART)等是导致 DILI 的常见可疑药物,且需注意 PTU 可致孕妇急性重型肝炎,病死率高。③基础疾病:对于慢性肝病基础的患者一旦发生 DILI,其出现肝功能衰竭甚至死亡的风险比普通人更高。乙型肝炎病毒(HBV)或丙型肝炎病毒(HCV)感染可增加 ART 或抗结核药发生 DILI 的风险。人

类免疫缺陷病毒(HIV)感染、糖尿病、肿瘤以及心脏病也是某些药物引起 DILI 的易感因素。④药物间的相互作用也会增加临床上 DILI 的发生如当抗结核药与唑类抗真菌药、甲氨蝶呤、抗痉挛药、氟烷等药物同时使用会增加 DILI 的发生率。⑤过量饮酒可能增加 APAP、甲氨蝶呤、度洛西汀及异烟肼等引起 DILI 的风险。

4. DILI 严重程度分级　我国 DILI 严重程度分级见表 6-7。

表 6-7　我国 DILI 严重程度分级

DILI 分级	分级依据
0 级(无肝损伤)	患者对暴露药物可耐受,无肝毒性反应
1 级(轻度肝损伤)	血清 ALT 和/或 ALP 呈可恢复性升高,TBIL<2.5ULN(2.5mg/dl 或 42.75μmol/L),且 INR<1.5。多数患者可适应。可有或无乏力、虚弱、恶心、厌食、右上腹痛、黄疸、瘙痒、皮疹或体质量减轻等症状
2 级(中度肝损伤)	血清 ALT 和/或 ALP 升高,TBIL≥2.5ULN,或虽无 TBil 升高但 INR≥1.5。上述症状可有加重
3 级(重度肝损伤)	血清 ALT 和/或 ALP 升高,TBIL≥5ULN(5mg/dl 或 85.5μmol/L),伴或不伴 INR≥1.5。患者症状进一步加重,需要住院治疗,或住院时间延长
4 级(ALF)	血清 ALT 和/或 ALP 水平升高,TBIL≥10ULN(10mg/dl 或 171μmol/L)或每日上升≥1.0mg/dl(17.1μmol/L),INR≥2.0 或 PTA<40%,可同时出现:①腹水或肝性脑病;或②与 DILI 相关的其他器官功能衰竭
5 级(致命)	因 DILI 死亡,或需接受肝移植才能存活

5. DILI 的识别与治疗　据《药物性肝损伤指南(2017 版)》推荐,目前临床大多使用 RUCAM 因果关系评分量表对药物与肝损伤的因果相关性进行评分来判断是否为 DILI。怀疑 DILI 后及时停用可疑的肝损伤药物是治疗 DILI 最重要的治疗措施,与此同时尽量避免再次使用可疑或同类药物。立即停药,约 95% 患者可自行改善甚至痊愈,若需药物治疗需根据 DILI 的临床类型选用适当的药物。

由于机体对药物肝毒性的适应性在人群中比较普遍,ALT 和 AST 的暂时性波动很常见,所以在停药时应充分权衡停药引起原发病进展和继续用药导致肝损伤加重的风险。美国 FDA 制定了药物临床试验中出现 DILI 的停药原则:①血清 ALT 或 AST>8ULN;②ALT 或 AST>5ULN,持续 2 周;③ALT 或 AST>3ULN,且 TBIL>2ULN 或 INR>1.5;④ALT 或 AST>3ULN,伴逐渐加重的疲劳、恶心、呕吐、右上腹疼痛或压痛、发热、皮疹和/或嗜酸性粒细胞增多(>5%)。此原则可为药师审核肝功能不全患者选用药物是否合理提供参考。

(五)肝功能不全患者处方审核要点

肝功能不全患者作为临床上常见的特殊群体,当合并有其他疾病时,需同时使用多种药物进行治疗。一方面肝功能的下降不仅会对一些药物的疗效造成影响,同时也会增加药物治疗期间的相互作用和不良反应,另一方面药物遴选不当也会加重肝功能的损害,此时对于肝功能不全患者的处方审核显得尤为重要,是改善此类患者预后和提高治疗效果的重要方式。

药师在临床工作中需要全面考虑患者病情,根据其肝损伤程度,综合考虑药物药代动力学特征和各种病理因素:如药物的代谢途径和代谢酶的活性,肝脏药物的提取率,药物与蛋白的结合率,肝脏血流灌注变化,肝脏的血流分流和肝病类型等,对肝功能不全患者进行处方审核。针对此类患者的处方审核要求药师不仅要通过同类药物药代动力学及作用效果差异来判断是否为最佳治疗药物,还需要了解各类药物的代谢途径及对肝功能的影响,避免药物间的相互作用加重肝功能的损害,影响药物疗效甚至增加不良反应的发生。

总而言之,对于肝功能不全患者的处方审核应根据其肝损伤程度来进行,遵循少用药、精准用药,切忌滥用的原则,特别关注药物的用法用量、不良反应、相互作用及禁忌证等,必要时根据肝功能不全分级、药代动力学各项参数等进行药物剂量及给药频次的调整。

1. 肝功能不全患者用药原则

(1) 明确诊断、合理用药。

(2) 对肝功进行评估后结合药物肝脏清除率选择用药,充分考虑肝功障碍时机体对药物敏感性的变化(如诱发肝性脑病的镇静药物等)。

(3) 避免或减少使用经肝脏代谢以及对肝脏毒性大的药物,选用不经肝脏代谢和对肝脏无毒性或毒性小的药物,避免选用前体药物,直接选用活性药物(如避开泼尼松,选择泼尼松龙)。如病情需要必须使用经肝脏代谢的药物,应权衡停药引起原发病进展和继续用药导致肝损伤加重的风险,注意调整剂量或延长给药间隔时间。

(4) 在合理选择用药方面,除了阿片类镇痛剂、苯二氮䓬类抗焦虑剂等影响大脑功能的药物,尽量选择水溶性药物或以结合反应为主代谢的药物,如果临床需要应用氧化代谢型药物,最好应避免明显首过效应、高蛋白结合及有活性代谢物的药物。

(5) 注意药物相互作用,特别应避免肝毒性的药物合用。

(6) 开始用药时宜小剂量,必要时进行血药浓度监测,做到给药方案个体化。

2. 肝功能不全患者药物选用

(1) 肝功能不全患者需慎用的药品。应慎用经肝脏代谢、对肝脏毒性大的药物、易致DILI 的药物。此外由于肝功能不全患者血脑屏障通透性受损导致进入中枢系统的药量有所增加,从而导致肝功能不全者对强效镇痛剂、苯二氮䓬类抗焦虑剂的敏感性增强,所以对于肝功能不全者还需禁用或特别慎用可诱发肝性脑病的药物。

肝功能受损严重程度不同、药源性肝损伤类型多样,肝病患者需慎用或调整剂量的药物因肝损害类型不同而有所差异。例如,异烟肼可能导致代谢型肝损伤、非剂量依赖性肝细胞坏死、胆汁淤积性脂肪肝等多种类型肝损害,抗结核治疗时应定期检查肝功能指标,肝功能明显异常时需调整给药方案;对乙酰氨基酚、部分 NSAIDs 可导致剂量依赖性肝细胞坏死,对于严重肝功能不全者,应避免使用或减少剂量;口服降糖药甲苯磺丁脉主要在肝内代谢氧化而失活,部分代谢物经由胆汁排出,说明书指出肝肾功能不全者禁用,另外也应避免与单胺氧化酶抑制剂、保泰松、丙磺舒、水杨酸盐、磺胺类同时使用;游离红霉素主要经肝内代谢,在肝脏中浓缩,随胆汁排泄,并进行肠肝循环,红霉素酯化物可引起胆汁蓄积性肝损害,肝功能不全者需慎用;红霉素类属肝药酶抑制剂,应避免与其他肝毒性药物合用(表 6-8)。

表 6-8 肝功能不全患者需慎用的药物

损害类别	影响药物
代谢性肝损伤	异烟肼、氯丙嗪、三环类抗抑郁药、巴比妥类、甲基多巴、抗癫痫药、抗菌药、抗甲状腺药、免疫抑制剂、口服避孕药等
急性实质性肝损伤	对乙酰氨基酚、非甾体类抗炎药、异烟肼、对氨基水杨酸、奎尼丁、钙通道阻滞剂、氟烷、三环类抗抑郁药、单胺氧化酶抑制剂、抗癫痫药、青霉素衍生物、抗真菌药、美托洛尔、鹅去氧胆酸等
慢性实质性肝损伤	异烟肼、对乙酰氨基酚、呋喃妥因、氯丙嗪、丙咪嗪、红霉素、丙戊酸、烟酸、维生素 A、甲基多巴、甲氨蝶呤、胺碘酮、甲苯磺丁脲等
药物引起的脂肪肝	异烟肼、甲氨蝶呤、苯妥英钠、糖皮质激素、格列苯脲、四环素、巴比妥类、丙戊酸钠、环孢菌素、青霉素衍生物、阿司匹林、磺胺药、雷尼替丁、抗癫痫药、氯丙嗪、保泰松、别嘌醇、肼屈嗪等
药物引起的胆管病变	氟尿嘧啶
药物引起的肝血管病变	口服避孕药、达卡巴嗪、环磷酰胺、环孢素、硫唑嘌呤、维生素 A、甲氨蝶呤、多柔比星、卡莫司汀、雄激素、蛋白同化类固醇等
肝脏肿瘤	口服避孕药、雄激素、蛋白同化激素

(2) 肝功能不全者需慎用的中药。中医药是我们国家的医药文化宝库,近年来中医药在疾病预防和治疗中的应用得到了国家层面的不断鼓励和推广。然而,中药也不是绝对安全的,传统医学古籍及现代研究均表明有些中草药或中药成分也是可能造成肝肾功能损伤的。

现代研究证实某些中药具有肝损害作用,已知可致肝损害的中草药有 100 多种,中成药有 30 多种。例如雷公藤、川楝子、苦楝、石榴皮、黄药子、青木香等中药材均可能对肝脏造成损伤,具有肝毒性,肝病患者在使用此类中药时,应当慎用。肝病患者应禁用的中草药有野百合、千里光、天芥菜、麻黄和金不换等;虎杖、地榆、石榴皮、黄沧叶、酸枣根皮、五倍子、桉叶等药材,因含有水解型鞣质,可能导致肝脏损害,肝病患者也应禁用。有研究统计表明,中药占损肝药物的第二位,且多数为中草药汤剂,少数为中成药。中药汤剂成分复杂,疗程、给药剂量易出现不规范或难以准确控制,常可导致肝功能受损,肝病患者服用中药汤剂时一定要慎重。一些中成药,如小柴胡颗粒/汤,肝病患者也应慎用,因方剂中的柴胡和黄芩可能具有肝毒性。

(3) 肝功能不全患者抗菌药物的选用。肝功能不全者选择抗菌药物时,除应常规考虑抗感染治疗的一般原则外,还应考虑肝功能不全患者使用此类抗菌药物是否会增加肝脏损害程度、是否会发生药物相互作用增加毒性或对药物动力学等体内过程的影响等。以下是药学工作者总结的抗菌药物在肝功能不全患者中的应用及注意事项,可供药师在处方审核工作中参考(表6-9)。

表 6-9　肝功能不全患者抗菌药物品种选择

	抗菌药物	注意事项
肝功能损害时可用正常剂量者(这些药物主要或全部以原形经肾排泄)	青霉素类:青霉素,邻氯西林,舒他西林,苄青霉素,阿莫西林,呋布西林; 头孢菌素类:头孢沙定,头孢替唑钠,头孢氨苄,头孢羟氨苄,头孢唑啉,头孢他定,头孢美唑,头孢替胺,头孢克洛,头孢丙烯,头孢他美酯,头孢泊肟匹酯,头孢托仑匹酯,头孢吡肟; 其他β-内酰胺类:氨曲南,亚胺培南,美洛培南,帕尼培南-倍他米隆; 氨基糖苷类:链霉素,庆大霉素,大观霉素,卡那霉素,妥布霉素,奈替米星,阿米卡星,小诺米星,依替米星,新霉素; 喹诺酮类:加替沙星,环丙沙星,氧氟沙星,左氧氟沙星,诺氟沙星,依诺沙星,司氟沙星*,洛美沙星; 其他类:呋喃妥因,呋喃唑酮,乙胺丁醇,(去甲)万古霉素,替考拉宁,多黏菌素,甲砜霉素,磷霉素,利福昔明,制霉菌素	1. 氨曲南在酒精性肝硬化患者初始剂量减少20%~25%。 2. 重度肝功能减退时,环丙沙星需调整剂量。 3. *无胆汁淤积的轻、中度肝功能不全者无须调整司氟沙星剂量
肝功能严重损害时需减量或慎用者(这些药物少部分经肝脏代谢)	青霉素类:苯唑西林,哌拉西林,美洛西林,阿洛西林,氟氯西林,氨苄西林,巴氨西林,仑氨西林,氯唑西林,羧苄西林,阿帕西林,替卡西林,美西林,哌拉西林-他唑巴坦,替卡西林-克拉维酸,阿莫西林-克拉维酸,阿莫西林-舒巴坦,氨苄西林-舒巴坦; 头孢菌素类:头孢呋辛,头孢美唑,头孢甲肟,头孢噻肟,头孢氨苄,头孢噻吩,头孢唑啉,头孢乙腈,头孢硫脒,头孢西丁,头孢他定,头孢唑肟,头孢克肟,头孢哌酮,头孢曲松钠,头孢匹胺; 其他β-内酰胺类:氟氧头孢,美罗培南,亚胺培南-西司他丁钠*; 喹诺酮类:氧氟沙星,左氧氟沙星,培氟沙星,莫西沙星; 其他类:氟胞嘧啶,伊曲康唑,乙酰螺旋霉素,异帕米星	1. 肝功能不全伴肾功能障碍,头孢哌酮每日剂量不超过9g。 2. 合并严重肾功能不全,羧苄西林钠每日静脉给药2g。 3. 培氟沙星应适当延长给药间隔时间,静脉用药8mg/kg,1次/d。 *肝、肾功能严重不全慎用
肝功能受损时慎用(部分经肝脏代谢者)	林可霉素,克林霉素,异烟肼*,红霉素,交沙霉素,阿奇霉素,罗红霉素,克拉霉素,新生霉素,诺氟沙星,培氟沙星,卢氟沙星,氟罗沙星,头孢拉定,头孢地尼,依曲康唑,特比萘芬,米诺环素,甲硝唑,替硝唑	1. 使用依曲康唑、两性霉素B、特比萘芬、米诺环素需定期检查肝功能。 2. 甲硝唑、替硝唑长期应用应监测血药浓度。 3. 活动性肝病时,克林霉素减少剂量。 4. *活动性肝病时异烟肼避免使用

续表

抗菌药物	注意事项
肝功能受损时需避免使用	琥乙红霉素,乙酰麦迪霉素,阿奇霉素,依托红霉素,克拉霉素,利福平,氯霉素,克霉唑,酮康唑,咪康唑,两性霉素B,四环素,金霉素,多西环素,土霉素,磺胺嘧啶,磺胺异噁唑,磺胺甲噁唑,甲氧嘧啶	1. 黄疸患者氯霉素每日不超过 25mg/kg,并监测血药浓度。2. 肝功能不全禁忌:克霉唑。3. 严重肝功能不全禁忌:磺胺嘧啶、磺胺异唑

（4）肝功能不全患者口服降糖药物的选用　见表 6-10。

表 6-10　肝功能不全时口服降糖药的应用

品种	代表药物	肝功能不全用法
磺脲类	格列齐特	ALT>8～10 倍参考值上限或者 ALT>3 倍参考值上限且 TBIL>2 倍参考值上限禁用
双胍类	二甲双胍	ALT、AST 超过正常 3 倍上限时应避免使用
α-糖苷酶抑制剂	阿卡波糖	非禁忌,但有引起肝损伤报道,须谨慎评估
噻唑烷二酮类	吡格列酮	ALT 超过正常 2.5 倍上限时不建议使用
二肽基肽酶-4 抑制剂	维格列汀	不推荐 ALT 或 AST 大于正常上限 3 倍者
	阿格列汀	肝病患者慎用
	西格列汀	轻中度肝功能不全无须调整剂量,重度肝功能不全不推荐
	利格列汀、沙格列汀	可以使用,无须调整剂量
钠-葡萄糖共转运蛋白-2 抑制剂	恩格列净、坎格列净	轻中度肝功能不全无须调整剂量,重度肝功能不全不推荐

3. 关注药物不良反应及相互作用　肝功能不全患者对药物的清除能力下降,很多经肝脏清除的药物都会出现在体内的蓄积,而当患者合并有其他疾病时往往用药较多,此时药物间相互作用和不良反应发生率更高。所以药物之间的相互作用也是药师针对肝功能不全患者进行处方审核时需重点考虑的问题之一。例如当给肝功能不全患者同时使用伏立康唑和地西泮时,患者更易出现嗜睡的不良反应。肝功能不全已经在一定程度上对地西泮的代谢有所影响,而伏立康唑作为肝脏代谢酶 CYP3A4 抑制剂也会抑制作为 CYP3A4 底物的地西泮的代谢和清除,此时两者合用更易发生相互作用导致不良反应的发生。药师在对肝功能不全患者进行处方审核时,应分析患者用药可能存在的相互作

用,注意及时提醒医师采取相应措施进行医嘱调整,防止和减少不良反应的发生。

4. 肝功能不全患者药物剂量调整　　肝功能不全患者在使用具有以下特征药物时,需要调整剂量:①肝提取率高(EH>0.7);②具有中度或高蛋白结合率;③主要经肝脏代谢或需经肝脏转化为活性代谢产物发挥作用;④主要经胆汁排泄;⑤治疗窗窄,肝脏疾病容易使药物浓度过低不能达到治疗效果或者浓度过高而引起不良反应。对于经过肝毒性临床相关研究验证或说明书有特别要求的药物,严格按照指南或说明书相应要求调整剂量。而对于说明书未对肝功能不全患者给出明确剂量,且临床尚无肝功能不全患者药代动力学研究资料的药物可参考下列方法进行剂量调整:

(1) 根据CTP评分调整剂量。该方法主要依据CTP评分对肝功能的分级来进行药物剂量调整。对于尚无肝功能不全患者药代动力学研究资料的药物,建议:属于CTPA级或轻度肝功能不全的患者,使用正常患者50%的维持剂量;对于CTPB级或中度肝功能不全的患者,使用正常患者维持剂量的25%,且根据药效和毒性调整剂量;对CTPC级或重度肝功能不全的患者,应使用经临床试验证实安全性较好或药代动力学不受肝病影响的药物,或治疗时进行有效的血药浓度监测(表6-11)。

表6-11　根据CTP评分调整剂量的药物

药物名称	推荐剂量		
	CTP评分5~6分	CTP评分7~9分	CTP评分10~12分
阿扎那韦	NA	300mg/d	不建议使用
卡泊芬净	NA	念珠菌感染35mg/d; 侵袭性曲菌病: 负荷剂量70mg/d, 维持剂量50mg/d	不建议使用
埃索美拉唑	NA	NA	最大剂量20mg/d
来曲唑	NA	NA	2.5mg隔日1次
文拉法辛	NA	剂量减半	减量至少50%
加兰他敏	NA	不超过16mg/d	不建议使用
伏立康唑	起始剂量为正常维持剂量的1/2	维持剂量减少1/2	不建议使用
艾司佐匹克隆	NA	NA	起始剂量1mg
氧氟沙星	NA	NA	最大剂量400mg/d
昂丹司琼	NA	NA	不超过8mg/d
毛果芸香碱	NA	起始剂量5mg bid, 如耐受可增加剂量	不建议使用
金刚乙胺	NA	NA	100mg/d
伐地那非	NA	起始剂量5mg, 最大剂量10mg	不建议使用

续表

药物名称	推荐剂量		
	CTP 评分 5~6 分	CTP 评分 7~9 分	CTP 评分 10~12 分
西地那非	起始剂量 25mg	NA	不建议使用
西罗莫司	减至正常剂量的 2/3	减至正常剂量的 2/3	减至正常剂量的 2/3
替加环素	NA	负荷剂量 100mg, 维持剂量 25mg q12h。	
托莫西汀	NA	剂量减半	剂量减至 1/4

注:NA:未提供建议。

(2)根据生化指标调整剂量。由于生化检查简单易行,临床常用肝脏各生化指标来评价肝功能损害并指导临床用药。在排除其他因素后,如果是药物所导致的肝功能损害,当 ULN<ALT/AST/ALP/BIL≤3ULN,考虑减少药物剂量或加保肝药如葡醛内酯、肌苷等,并进行密切监测;而当 ALT/AST>3ULN 且 TBIL>2ULN 或 INR>1.5 或伴有恶心、呕吐、发热皮疹等症状时,则应考虑停药,并禁用化学结构类似的药物(表 6-12)。

表 6-12　肝功能不全时基于生化检查结果进行剂量调整的药物

药物名称	剂量调整方法	药代动力学信息
比卡鲁胺	ALT 或 AST>3ULN 时,禁用	PB 98%,经 CYP 代谢和葡萄糖酸苷结合反应代谢
来氟米特	ALT 升高为 2~3ULN 时,剂量减半;继续升高或维持在 80~120U/L 时,停药	PB 99.3%,经肝代谢
多西他赛	ALT 或 AST>1.5ULN,或 ALP>2.5ULN 时,剂量减 25%;ALT 或 AST>3.5ULN 或 ALP>6ULN 时,禁用	PB 95%,经 CYP3A4 代谢,肝功能不全时清除率下降
伊马替尼	ALT 或 AST>5ULN,或 BIL>3ULN 时,停药	PB 95%,经 CYP3A4 代谢
伊立替康	BIL>3ULN 时,禁用	PB 30%~68%,11%~25%经肝代谢,25%经肾和胆汁排泄
长春新碱	BIL>51.3μmol/L 时,剂量减半	PB 高,经肝代谢,主要经胆汁排泄
长春瑞滨	BIL=2.1~3.0mg/dl,剂量减少 50% BIL>3.0mg/dl,剂量减少 75%	主要经肝代谢,经胆汁排泄
多柔比星	BIL=2.0~3.0mg/dl 时,剂量减半 BIL=3.1~5.0mg/dl 时,剂量减少 75% BIL>5.0mg/dl 时,禁用	主要经肝代谢,经胆汁(约 40%)和尿排泄

续表

药物名称	剂量调整方法	药代动力学信息
紫杉醇	BIL＝1.6～3.0mg/dl 时,剂量为 $100mg/m^2$ BIL＞3.0mg/dl 时,剂量为 $50mg/m^2$	PB89%～98%,经 CYP2C8 和 CYP3A4 代谢
依托泊苷	BIL＝1.5～3.0mg/dl 时,剂量减少 50% BIL＞3.0mg/dl 时,禁用	PB97%,经 CYP3A4 代谢后主要经肾排泄

(3)根据药代动力学参数调整剂量。肝功能不全时,主要经肝脏代谢的药物,其清除率以及半衰期可能产生变化,也有可能不变。同一药物在不同类型的肝病患者中,药代动力学参数的变化也有可能不同甚至相反,如甲苯磺丁脲在急性病毒性肝炎患者的清除率增加、半衰期缩短,而在肝硬化患者中清除率和半衰期均不变。临床可根据药物药代动力学参数及其变化如清除率(CL)、半衰期($t_{1/2}$)、肝提取率(EH)、蛋白结合率(PB)进行剂量调整(表 6-13)。

表 6-13　肝功能不全患者基于药代动力学参数的药物剂量调整方法

依据	剂量调整方法	剂量调整原因	药物举例
消除参数			
CL 不变,$t_{1/2}$ 不变	不变	肝功能不全时,CL 和 $t_{1/2}$ 不变。	奥沙西泮、甲苯磺丁脲
CL↓ 或 $t_{1/2}$↑	剂量↓ 或 τ↑	肝功能不全时,CL 降低,$t_{1/2}$ 延长	利多卡因、地西泮
CL↑ 或 $t_{1/2}$↓	剂量↑ 或 τ↓	肝功能不全时,CL 升高,$t_{1/2}$ 缩短	甲苯磺丁脲
肝提取率			
EH＞0.6	Po:首次剂量↓, 维持剂量↓ Iv:首次剂量不变, 维持剂量↓	$CL_{hep}≈Q$,肝功能不全时 Q 减少,CL_{hep} 下降,如果出现肝静脉门体分流,口服药物的 BA 也增加	氯美噻唑
0.3＜EH＜0.6	首次剂量:正常剂量的低限,维持剂量↓	$CL_{hep}=(Q×f_u×CL_i)/[Q+(f_u×CL_i)]$,肝功能不全时 BA 受影响较 EH＞0.6 的药物小,肝酶数量减少且活性降低,CL_i 降低	可待因、伊曲康唑
EH＜0.3, PB＞90%	根据 Cu 调整剂量	$CL_{hep}≈f_u×CL_i$,肝功能不全时游离药物浓度变化大	苯妥英、丙戊酸
EH＜0.3, PB＜90%	首次剂量不变, 维持剂量↓	$CL_{hep}≈f_u×CL_i$,肝功能不全时 BA 几乎不受影响,肝酶数量减少且活性降低,CL_i 降低	异烟肼、茶碱

注:↓:减少;↑:增加;CL_{hep}:肝清除率;CL_i:肝内在清除率;f_u:游离药物比例;Q:肝血流量;$CL_{hep}=f_u×Cl_i/[Q+(f_u×Cl_i)]$;τ:给药间隔;Cu:游离药物浓度;BA:生物利用度;a:在肝硬化患者中;b:在急性病毒性肝炎患者中。

（4）疾病的病理生理变化会影响药物药代动力学过程，也可作为临床调整剂量的依据。例如对于伴有腹水或水肿的肝功能不全患者，亲水性药物的表观分布容积会增加，此时需增加负荷剂量。对于伴有肝肾综合征的肝功能不全患者，经肾排泄药物的清除率也会降低，此时也要调整剂量。

（六）肝功能不全患者处方审核的案例分析

案例 1

××医院门诊处方单（笺）

姓名：×××	年龄：65 岁	性别：女	临床诊断：高血压；肝功能不全
过敏试验/过敏史：无	开单科室：心血管内科门诊		处方号：×××

药品名称	规格	用法用量	数量
替米沙坦片	40mg×7 片	80mg，每日 1 次，口服	1 盒
医师签名：	审核/调配签名：		核对/发药签名：

分析：该处方不合理，替米沙坦给药剂量不适宜。替米沙坦为血管紧张素（AⅡ）受体拮抗剂，主要通过胆汁排泄，有胆道梗阻性疾病或肝功能不全的患者对本品的清除率可能会降低。因此，本品不得用于胆汁淤积，胆道阻塞性疾病或严重肝功能障碍的患者。应慎用于轻中度肝功能不全患者，在这类患者中应当以小剂量开始替米沙坦治疗，每日用量不应超过 40mg，同时缓慢调整治疗剂量。

案例 2

患者男，69 岁，体质量指数 32.87kg/m²，血糖因"发现血糖升高 10 余年，血糖控制不佳 3 月余"入院。入院诊断为 2 型糖尿病伴多个并发症、慢性活动型乙型病毒性肝炎、肝功能不全。入院后辅助检查示：空腹血糖 9.59mmol/L，糖化血红蛋白 9.8%；尿微量白蛋白 3 088.2mg/L；肝功能示：ALT 241IU/L，AST 200IU/L；乙肝两对半示：乙肝表面抗原阳性，乙肝 e 抗体阳性，乙肝核心抗体阳性，乙肝病毒核酸定量 4.04×10⁶。

××医院医嘱

药品名称	规格	用法用量	数量
注射门冬胰岛素 30 注射液	100IU/ml	20IU，每日 2 次，皮下注射	1 支
二甲双胍	0.5g/片	0.5g，每日 3 次，口服	1 盒

处方分析：该处方不合理，遴选药物不适宜。目前针对 2 型糖尿病患者的口服降糖品种众多，包括磺脲类、双胍类、α-糖苷酶抑制剂、噻唑烷二酮类（TZDs）、二肽基肽-4（DPP-4）抑制剂、钠-葡萄糖共转运蛋白-2（SGLT-2）。对于该患者：①入院时肝酶超过正常值上限 5 倍，而肝功能损伤时会明显抑制乳酸的清除能力，建议停用二甲双胍；②对于

其他类型降糖药,如 TZDs(如吡格列酮)因具有一定的肝毒性,也应避免使用;鉴于该患者体型肥胖,联合磺脲类药物或增加胰岛素剂量也不适用于该患者;③而 SGLT-2 如恩格列净可同时降低空腹和餐后血糖,还具有明显的减重效果,但在重度肝损伤患者中的临床使用经验有限;④利格列汀代谢途径独特,主要通过胆汁和肠道以原型形式代谢,不增加肝肾负担,药物互相作用风险小。伴有肝肾功能受损的成年患者,在使用时无须根据肝肾功能进行剂量调整。建议:对此患者予以胰岛素联合利格列汀 5mg po qd 降糖治疗。

案例 3

患者男,66 岁,因"言语不清,伴意识不清 2 月余"入院。入院诊断为脑梗死后遗症、肺部感染、高血压 3 级极高危、胆囊结石、胆汁淤积、肝功能不全。入院辅助检查示:血常规:白细胞(WBC)11.7×10^9/L,中性粒细胞百分比(NEUT%)85.1%。降钙素原(PCT)0.7ng/ml。肝功能示:ALT 184IU/L,AST 454IU/L,TBIL 36.3μmol/L,DBIL 22.7μmol/L,IBIL 13.6μmol/L,TP 56.6g/L,ALB 26.6g/L。凝血功能示:凝血酶原时间(TT)18.4 秒,活化部分凝血活酶时间(APTT)39.9 秒,肾功能正常。血培养提示为白色念珠菌感染。

×× 医院医嘱

药品名称	规格	用法用量	数量
注射用红花黄色素	150mg	0.25g,每日 1 次,静脉滴注	2 支
还原型谷胱甘肽	0.9g	1.8g,每日 1 次,静脉滴注	2 支
乙酰谷酰胺注射液	5ml:250mg	0.25g,每日 1 次,静脉滴注	1 支
注射用醋酸卡泊芬净	70mg	首剂 70mg,静脉滴注 维持治疗 50mg,静脉滴注	1 支

处方分析:该处方为不合理处方,药物剂量不适宜。

患者真菌感染诊断明确,鉴于患者肝功能异常,应基于药物抗菌谱、疗效、不良反应、对肝功能影响以及药代动力学参数来选择适宜的药物及剂量进行治疗。①临床常用抗真菌药物有氟康唑、伏立康唑、两性霉素 B 以及棘白菌素类(卡泊芬净),其中棘白菌素类对念珠菌疗效好,耐药率明显低于三唑类抗真菌药,被美国 IDSA 念珠菌病临床实践指南推荐为非中性粒细胞减少患者念珠菌血症的初始首选方案,氟康唑可作为替代方案或后续的序贯治疗,而伏立康唑不推荐作为念珠菌感染的首选;②两性霉素 B 肝毒性较少见,但也可致肝细胞坏死、肝功能衰竭,故不推荐用于肝功能不全患者。唑类药物肝损伤发生率较高,主要表现为肝细胞损伤型和肝内胆汁淤积型,其肝毒性呈剂量依赖性,肝功能不全患者使用本品时要密切监测药物的毒性反应。对于棘白菌素类药物目前尚无充足证据证明在常规剂量下对肝脏有毒性,仅有引起 ALT 升高的报道,一般停药后可恢复;

③卡泊芬净在肝脏中代谢缓慢,根据 CTP 分级系统对患者的肝功能进行评估,Child-pugh 分级为 7 分,B 级(7~9 分),属于中度肝功能不全,其剂量应该依照分级进行相应的调整。按照说明书的规定,此患者维持日剂量应调整为 35mg。基于以上考虑,此处方选用卡泊芬净来进行抗真菌治疗是合理的,但是维持剂量选用 50mg 不适宜。建议:卡泊芬净维持剂量应改为 35mg ivgtt qd。

案例 4

××医院门诊处方单(笺)

姓名:×××	年龄:61 岁　性别:男	临床诊断:反流性食管炎;肝硬化;肝功能严重受损	
过敏试验/过敏史:无	开单科室:消化内科门诊	处方号:×××	

药品名称	规格	用法用量	数量
艾司奥美拉唑肠溶片	40mg×7 片	40mg,每日 1 次,口服	2 盒
替普瑞酮胶囊	50mg×20 片	50mg,每日 3 次,口服	1 盒
医师签名:	审核/调配签名:	核对/发药签名:	

处方分析:该处方不合理,用药剂量不适宜。患者临床诊断为反流性食管炎伴肝功能严重受损。艾司奥美拉唑在体内完全经肝脏内 CYP 酶系统代谢,对于肝功能损害者,本药代谢减弱,重度肝功能损害可使本药 AUC 升高 1 倍。按 1 日 1 次给药,本药及其主要代谢物无蓄积趋势。根据本药说明书规定,对于轻、中度肝功能损害患者无须调整剂量,对于重度肝功能损害的患者,艾司奥美拉唑肠溶片的最大日剂量不应超过 20mg。建议:艾司奥美拉唑肠溶片用法用量改为 20mg,每日 1 次,口服。

案例 5

××医院门诊处方单(笺)

姓名:×××	年龄:72 岁　性别:男	临床诊断:缺血性心肌病;肝功能不全	
过敏试验/过敏史:无	开单科室:心内科	处方号:×××	

药品名称	规格	用法用量	数量
华法林	2.5mg×100 片	4.5mg,每日 1 次,口服	1 瓶
医师签名:	审核/调配签名:	核对/发药签名:	

分析:该处方不合理,遴选药物不适宜。①该患者为老年患者,各脏器功能有所降低,加之该患者合并肝功能不全,其凝血因子的合成和成熟都可能出现障碍;②华法林几乎全部通过肝脏 P450 酶系代谢,肝功能异常时可引起肝药酶合成受阻,影响华法林的代谢,导致华法林消除半衰期延长,华法林抗凝作用增强,增加出血风险。建议:选用达比加群酯 110mg,每日两次,口服,进行抗凝治疗。达比加群酯口服后通过酯酶催化水解为

活性产物达比加群,这种水解过程不受细胞色素 P450 同工酶影响,且对于 75～80 岁以下老年人无须调整剂量,对于处方中的患者使用达比加群酯治疗可减少因华法林过度抗凝引起的出血的风险。

案例 6

××医院门诊处方单(笺)

姓名:×××　　　　性别:男　年龄:61 岁　临床诊断:慢性阻塞性肺疾病;重度肝功能不全
过敏试验/过敏史:无　开单科室:呼吸内科门诊　处方号:×××

药品名称	规格	用法用量	数量
盐酸莫西沙星片	0.4g×3 片	0.4g,每日 1 次,口服	3 盒
桉柠蒎肠溶软胶囊	0.3g×12 粒	0.3g,每日 3 次,口服	1 盒
甘草酸二铵肠溶胶囊	50mg×6 粒	150mg,每日 3 次,口服	1 盒
医师签名:	审核/调配签名:	核对/发药签名:	

　　分析:该处方不合理,遴选药物不适宜。桉柠蒎肠溶软胶囊为黏痰溶解药,用于祛痰治疗;甘草酸二铵肠溶胶囊为护肝药,考虑患者肝功能损伤,进行护肝治疗,两者属于合理用药。盐酸莫西沙星片为口服抗菌药,其说明书明确指出轻、中度肝功能损害者无须调整剂量,而对于重度肝功能不全患者应禁用。患者伴重度肝功能不全,如患者呼吸道感染需抗菌治疗,不宜选用莫西沙星,同类药物可考虑选用在体内代谢量极低,主要以原形药物随尿液排泄的盐酸左氧氟沙星片。

　　案例 7

　　患者男,43 岁,体重 65kg。因纳差、反复发热入院,入院诊断为肝硬化失代偿期,肺部感染。CT 提示双肺感染,痰培养显示烟曲霉菌感染,患者诉夜间睡眠不好,医师给予地西泮镇静催眠。

××医院医嘱

药品名称	规格	用法用量	数量
注射用伏立康唑	200mg	200mg,每 12 小时 1 次静,脉滴注	1 支
地西泮片	2.5mg×100 片	10mg,每日 1 次,睡前口服	4 片

　　分析:该处方不合理,联合用药不适宜以及给药剂量不适宜。①伏立康唑为 CYP3A4 抑制药,而地西泮为 CYP3A4 底物,两药联合使用时会导致地西泮血药浓度升高而使患者容易出现嗜睡的不良反应,应避免一起使用;②患者伴有肝功能不全,对于肝功能不全患者使用伏立康唑时维持剂量应减半,同时使用与伏立康唑有相互作用的药物时也应注意剂量的调整。

案例 8

××医院门诊处方单(笺)

姓名:×××	年龄:31 岁　性别:女	临床诊断:高胆固醇血症;原发性胆汁性肝硬化	
过敏试验/过敏史:无	开单科室:心血管内科门诊	处方号:×××	

药品名称	规格	用法用量	数量
阿托伐他汀钙片	10mg×7 片	10mg,每日 1 次,口服	1 盒
医师签名:	审核/调配签名:	核对/发药签名:	

分析:该处方不合理,遴选药物不适宜。患者为高胆固醇血症,应给予他汀类药物进行治疗。目前临床常用的他汀类药物按代谢途径可分为主要经肝代谢的他汀类以及不经肝代谢的他汀类。处方中阿托伐他汀及其代谢产物主要经肝脏代谢后经胆汁清除,结合患者同时伴有原发性胆汁性肝硬化,选用阿托伐他汀钙治疗不合理,应选用不经或较少经肝代谢的他汀类如瑞舒伐他汀进行治疗,同时监测患者肝功能。

四、相关思考

目前针对肾功能不全患者用药,大多数的药品说明书已注明根据肌酐清除率来调整用药剂量。但对于肝功能不全患者,因引起肝损害的因素众多,既有肝脏本身的疾病,也可继发于其他系统的疾病,目前常用的评价肝功能的指标与体系都存在局限性,并不能完全准确的体现肝功能真实情况。药品说明书或临床资料提供的信息也有限,大多为"禁用"或"慎用",不能准确的折算药物使用剂量。因此对于肝功能不全患者用药的处方审核显得尤为重要,同时存在不少困难。

第五节　肾功能不全者患者处方审核

肾脏是药物排泄的主要器官,也是药物代谢的器官之一。肾功能受损时,药物的吸收、分布、代谢、排泄以及机体对药物的敏感性等均可能发生改变,易导致药物蓄积引起毒副作用。因此,对于肾功能不全的患者需要根据肾功能调整用药剂量,制定个体化用药方案,以减少药物蓄积、降低不良反应发生率。药师在对肾功能不全患者的处方进行审核时,要特别关注药物的剂量调整、禁忌证等。

一、肾功能不全的定义

肾脏是人体重要的排泄器官,肾脏的主要功能包括通过水、电解质(钠、钾和氢等)及代谢废物(尿素、肌酐和尿酸等)的过滤、分泌和重吸收等参与维持细胞外环境的稳定。另外,肾脏还具有内分泌和代谢功能。肾脏分泌的肾素、前列腺素和缓激肽可参与调节全身及肾脏的血流动力学,促进红细胞生成的促红素也由肾脏分泌。骨化二醇主要在肾脏内被羟化为 1,25-二羟维生素 D(骨化三醇),对于钙、磷和骨的代谢有着重要作用。肾功能不全,尤其是慢性肾脏病患者,上述部分或全部功能会减退或丧失;而终末期肾病(ESRD)患者所有的肾脏功能都会显著减退,导致毒素堆积、水电解质平衡紊乱、贫血及骨病等。

　　肾功能不全是由多种原因引起的以肾小球破坏为指征,导致机体在排泄代谢废物和调节水电解质、酸碱平衡等方面出现紊乱的临床综合征后群。肾功能不全分为急性肾损伤(AKI)和慢性肾衰竭(CRF)。引起肾功能不全的原因可概括分为:①肾脏疾病:例如各种急性、慢性肾小球肾炎,肾盂肾炎,肾结核,化学毒物和生物性毒物引起的急性肾小管变性、坏死,肾脏肿瘤和先天性肾脏疾病等;②肾外疾病:如全身性血液循环障碍(休克、心力衰竭、高血压病),全身代谢障碍(如糖尿病)以及尿路疾患(尿路结石、肿瘤压迫)等疾病引起的肾功能不全。

　　用定性和定量的方法评估肾脏功能是临床用药中的重要环节,目前肾小球滤过率(GFR)或肌酐清除率(CrCl)被认为是肾功能评估最有效的评价方式。慢性肾脏疾病(CKD)的分期,现多采用美国肾脏病预后质量倡议(KDOQI)专家组提出的分期标准,将慢性肾脏病分为 CKD1～5 期,CKD 分期的主要依据为患者肾小球滤过率(GFR)。CKD分期具体见表 6-14。

表 6-14　CKD 分期标准

CKD 分期	特点描述	eGFR ml/(min · 1.73m²)
1	GFR 增加或正常伴肾损伤	≥90
2	GFR 轻度降低伴肾损伤	60～90
3a	GFR 轻中度降低	45～59
3b	GFR 中重度降低	30～44
4	GFR 重度降低	15～29
5	肾衰竭	<15 或透析

　　肾功能不全常见人群有:①严重感染、休克、药物中毒、生物中毒、创伤等各种原因导致的肾小球肾炎、间质性肾炎、肾盂肾炎、肾小管坏死等患者,其中相关药物包括但不限于肾毒性抗生素、造影剂、利尿剂、非甾体类抗炎药(NSAIDs)、血管紧张素转换酶抑制药(ACEI)、环孢素、顺铂、两性霉素和阿昔洛韦等;②糖尿病肾病、痛风性肾病、高血压肾病以及梗阻性肾病患者;③急性流行性出血热、妊娠毒血症、多囊肾、肾动脉栓塞等;血液性相关性肾病,结节性多动脉炎、原发性冷球蛋白血症、系统性红斑狼疮、多发性骨髓瘤、干燥综合征等导致的肾病患者;④泌尿系统结石、前列腺肥大、下尿路梗阻等;尿毒症、血液透析、原发肾脏肿瘤、恶性肿瘤转移或压迫肾脏等患者。

二、肾功能不全时药代动力学和药效学特点

慢性肾功能不全时机体主要生理病理改变为含氮代谢产物及其他毒性物质排出障碍,在体内蓄积,造成水、电解质和酸碱平衡的紊乱,从而引起多脏器和系统的病变。肾功能不全患者体内液体过剩导致血管充血,可引起胃肠道炎症、溃疡出血等;水钠潴留、肾缺血,可能导致心力衰竭、肺水肿等;另外,肾功能不全时机体促红素生成不足、体内代谢产物抑制骨髓造血功能,常引起贫血、凝血功能紊乱。

（一）吸收

肾功能不全患者由于体内液体过剩导致血管充血,可造成胃肠道通透性的改变;同时,研究发现,慢性肾功能不全的患者消化性溃疡的发病率增高,表现为胃肠功能紊乱,甚至腹泻、呕吐等,这些因素均可能减少药物的吸收。另外,慢性肾病患者胃液 pH 值的改变可能会影响对胃液环境有要求的药物的吸收。此外,肾功能不全患者由于肾单位数量减少、肾小管酸中毒等状态,可导致维生素 D 羟化不足,使肠道钙吸收减少。

（二）分布

肾功能不全患者血浆白蛋白下降、酸性代谢产物蓄积、血浆蛋白结构或构型改变,药物与蛋白的结合减少,导致药物血浆蛋白结合率发生变化。一般而言,酸性药物血浆蛋白结合率下降,如苯妥英钠、呋塞米;而碱性药物血浆蛋白结合率维持正常（如普萘洛尔、简箭毒碱）或轻微改变（如地西泮、吗啡）。相应的,肾功能不全患者的药物分布容积也可改变。大多数药物表现为分布容积增加,某些蛋白结合率低的药物,如庆大霉素、异烟肼等分布容积无明显改变。因此,肾功能不全所致药物蛋白结合率及分布容积改变的临床意义很难预测。一方面,药物蛋白结合率下降,游离血药浓度增高,作用增强,毒性增加;但另一方面,分布容积增加,消除加快,半衰期缩短。

（三）代谢

肾脏皮质中含有活性微粒体氧化酶系统,可进行药物代谢,肾功能受损时,药物的代谢过程也可能受到影响,如尿毒症患者维生素 D_3 的二次羟化障碍。

（四）排泄

肾功能不全对药物的影响,主要体现在药物排泄的改变,也是处方审核关注的重点。对于肾功能不全患者,主要经肾脏排泄的药物消除减慢,药物血浆半衰期延长,药物或其代谢产物易在体内蓄积,可能诱发毒性反应。其机制可能如下:①慢性肾功能不全患者有效肾单位减少,肾小球滤过能力下降,经肾小球滤过的药物减少、排泄减慢。例如地高辛、氨基糖苷类抗生素主要经肾小球滤过排出体外,肾功能不全时,排泄减慢,易致毒性反应;②肾功能不全患者体内蓄积的内源性有机酸可与弱酸性药物竞争肾小管载体,使药物经肾小管的分泌减少;③肾功能不全患者体内酸性产物的蓄积导致尿液 pH 下降,从而使弱酸性药物离子化减少,重吸收增加;④某些特殊疾病状态下（如休克、心力衰竭、严重烧伤等）,患者肾脏血流量减少,肾小球滤过、肾小管分泌、重吸收功能均可能发生障

碍,从而导致经肾脏药物排泄的减少。

此外,某些药物在体内的代谢产物仍有药理活性、甚至毒性,肾功能受损时这些代谢产物也容易在体内蓄积产生不良反应。例如普鲁卡因胺,其代谢产物为有药理活性的 N 乙酰卡尼(NAPA),肾功能不全患者 NAPA 体内蓄积量可超过原药。

(五) 药效

对于某些药物,肾功能不全时机体对药物的敏感性和药效也会发生改变。例如肾功能衰竭或尿毒症患者常伴有体内电解质和酸碱平衡紊乱,低血钾时可降低心脏传导性,进而增加洋地黄类、奎尼丁、普鲁卡因胺等药物的传导抑制作用,即增强负性心率作用;肾小管酸中毒患者对儿茶酚胺的升压作用敏感性降低。

三、肾功能不全患者处方审核内容

肾功能不全患者用药应遵循以下原则:①尽量避免使用肾毒性药物,以免进一步损害肾功能;②肾功能不全而肝功能正常者可选用经肝肾双通道排泄的药物;③原型或代谢产物主要经肾脏排泄的药物应调整剂量,必要时进行血药浓度监测,制定个体化给药方案;④根据肾功能不全的程度调整药物的剂量和给药方案;⑤定期监测肾功能,密切观察药物的临床疗效及不良反应。

基于此,在处方适宜性审核中,除了一般患者需审查的项目外,肾功能不全患者审方工作还应包含以下内容:

(一) 准确评估患者肾功能

GFR 等于所有具备功能的肾单位滤过率的总和,是评估肾脏功能最重要的指标之一。准确评估 GFR 是调整肾功能不全患者用药剂量是否适宜的前提。在临床实践中,测定 GFR 较为复杂且耗时长,因此常通过血清标志物估算 GFR。血清肌酐(Cr)源于骨骼肌中肌酸的代谢及膳食中肉类的摄入,以相对恒定的速率释放进循环中,可自由通过肾小球滤过,不被肾脏重吸收及代谢,可被肾小管排泄。在 GFR、通过肾小管分泌的肌酐、肌酸摄入量(即饮食)和肌酐池大小(即肌肉质量)都保持恒定的情况下,机体血浆肌酐浓度基本保持恒定。Cr 测定方便且经济,因此是目前最常用的估算 GFR 的指标。

临床测定患者 Cr 值后,将其带入基于血清肌酐的估算方程,如 Cockcroft-Gault 方程、MDRD 研究方程和慢性肾脏病流行病学合作(CKD-EPI)方程。简化 MDRD 研究方程和 CKD-EPI 方程越来越常用。医院信息系统(HIS)一般会根据患者血清肌酐,自动估算出患者的 GFR。

值得注意的是,对于肾功能稳定的患者,部分药物或食物可能会影响肌酐清除率水平,此时反应肾功能的临床意义有限,因此处方审核过程中,应避免该类药物对肌酐检测值的影响。例如,酪氨酸激酶抑制剂伊马替尼、吉非替尼等可抑制有机阳离子分泌泵和溶质载体家族 47 成员 1(SLC47A1)转运蛋白介导的肌酐分泌,从而使测得的 Cr 值升高,而此时患者真实 GFR 并未改变。

（二）肾功能不全患者药物用法用量调整

肾功能不全患者药物剂量调整应遵循以下原则：①主要经肝胆系统代谢或排泄的药物，可使用正常剂量或略减少；②主要经肾脏排泄，但是药物本身无肾毒性或有轻度肾毒性的药物，需根据患者肾功能情况调整给药剂量；③药物本身或代谢产物主要经肾脏排泄，且具有较大毒性的药物例如氨基糖苷类抗生素，应避免使用，若却有用药指征，且无替换药物时，需在监测患者血药浓度及不良反应下减量使用；④肾功能不全时禁止使用有明确禁忌证的药物。

肾功能受损对药代动力学的影响复杂多样，对药物剂量调整也难以用单一模式进行。审方过程中可参考药品说明书、相关专业指南、结合药物 PK/PD 特征进行剂量计算。一些较为权威的参考书，例如美国医院药师协会出版的《药物信息》、美国医师学院出版的《成人药物剂量调整指南》、Brenner BM 主编的《肾脏病学》等，均有某些药物不同GFR 条件下的药代动力学特征以及药物剂量调整方法的描述，对指导临床药物剂量调整有着重要参考价值。

一般来说，肾功能不全患者调整剂量的方式主要有三种：可变剂量、可变频率以及二者结合方式。可变剂量即单次用药剂量减少，用药间隔时间不变，该方法调整后的药物血药浓度波动变化相对较小，适用于需要维持稳定血药浓度的药物，如青霉素及头孢菌素类抗生素，其抗菌作用强弱与其血药浓度大于最小抑菌浓度（MIC）的持续时间呈正相关，该类药物减少单次剂量而不改变用药间隔。可维持药物的体内浓度，发挥抗菌作用，且不易引起药物蓄积。其次，可变频率即维持单次用药剂量不变，用药间隔时间延长，该方法对血药浓度波动影响较大，适用于需较高血药浓度的药物，如氨基糖苷类抗生素，对于该类药物，延长用药间隔而不改变单次剂量，有利于维持有效的血药峰浓度，同时有足够间隔时间排泄药物，以减少不良反应发生。

（三）有无使用易致肾损伤的药物

药物性相关肾损伤（DKI）是指由于给药导致的新出现的肾脏损伤或现有肾脏损伤的恶化。成年人患者最常用的 100 种药物中，大于 20% 的药物都具有肾毒性。有报道显示，在住院患者急性肾损伤（AKI）中，药物肾毒性所致的 AKI 占 8%～60%，而在 ICU中，药物性肾毒性导致肾脏替代治疗的 AKI 可达 19%。其发病机制常见的有肾脏中毒性损伤（直接毒性）、过敏导致的急性间质性肾炎、间接毒性（如电解质紊乱和肾血流减少）、尿路梗阻。

既往存在肾脏疾病或肾功能不全，是药物性肾损伤的高危因素。其原因一方面可能由于肾病导致的低蛋白血症引起药物与蛋白的结合减少，从而使肾脏排出的药物游离形式增加；另一方面可能由于肾功能障碍导致药物排泄及代谢的异常，从而使药物在体内蓄积造成毒性反应。因此，在审核肾功能不全患者的处方时，应关注有无使用可致肾脏损伤的药物。表 6-15 列出了临床常用的可导致肾损伤的药物，以供参考。

表 6-15　易导致肾损伤的常见药物

种类	常见药物名称
1. 抗生素类	
氨基糖苷类	链霉素、庆大霉素、阿米卡星、新霉素
青霉素类	青霉素 G、苄星青霉素、羧苄西林、氨苄西林、派拉西林、氨曲南
头孢菌素类	头孢噻吩、头孢噻啶、头孢唑啉、头孢氨苄、头孢拉定、头孢克洛、头孢孟多、头孢克肟、头孢哌酮、头孢西丁、头孢噻肟、拉氧头孢
四环素类	四环素、多西环素、米诺环素
大环内酯类	红霉素、阿奇霉素
氯霉素类	氯霉素
多肽类	多黏菌素、万古霉素、替考拉宁
磺胺类	磺胺嘧啶、复方新诺明
喹诺酮类	氧氟沙星、环丙沙星、左氧氟沙星、莫西沙星
抗结核类	利福平、异烟肼、乙胺丁醇
抗病毒类	阿昔洛韦、膦甲酸、茚地那韦、干扰素
抗真菌类	两性霉素 B
其他	林可霉素、奎宁
2. 非甾体抗炎药及解热镇痛药	吲哚美辛、布洛芬、萘普生、非那西丁、双氯芬酸、对乙酰氨基酚、阿司匹林、安乃近、柳氮磺胺吡啶、菲诺洛芬、吡罗昔康
3. 造影剂	含碘造影剂
4. 免疫抑制剂	环孢素 A、他克莫司、西罗莫司
5. 抗肿瘤药	丝裂霉素、顺铂、卡铂、阿霉素、阿糖胞苷、硫唑嘌呤、甲氨蝶呤、血管内皮生长因子及其受体拮抗剂
6. 降压药	卡托普利、依那普利、贝那普利、福辛普利、氯沙坦、缬沙坦、厄贝沙坦、氨氯地平、可乐定、甲基多巴、地尔硫卓
7. 利尿剂及脱水药	氨苯蝶啶、依他尼酸、呋塞米、氢氯噻嗪、吲哒帕胺、甘露醇、低分子右旋糖苷、甘油
8. 中药	
含马兜铃酸中药	广防己、关木通、青木香、天仙藤、寻骨风
其他植物类中药	雷公藤、草乌、秋水仙、巴豆、土牛膝、贯众、土荆芥
矿物类	砒霜、朱砂、雄黄、金盐、铋盐
动物类	含斑蝥类制剂、含胆酸类中药、含蛇类中药
9. 其他	
降尿酸药	别嘌呤醇、秋水仙碱、丙磺舒
H2 受体阻断剂	西咪替丁、雷尼替丁、法莫替丁、奥美拉唑、兰索拉唑、泮托拉唑、雷贝拉唑
抗甲状腺药物	丙硫氧嘧啶
止血或抗凝药	维生素 K、华法林

续表

种类	常见药物名称
降脂药	洛伐他汀、非诺贝特
抗心律失常药	奎尼丁、普鲁卡因胺、普萘洛尔、
抗组胺药	苯海拉明
抗癫痫药	苯妥英钠、琥珀氨、卡马西平、地西泮、苯巴比妥、丙戊酸钠、佐匹克隆、拉莫三嗪
麻醉剂	甲氧氟烷、氟甲氧氟烷

（四）透析患者用药

对于肾功能衰竭患者,需要适时启动肾脏替代治疗,处方审核中应查看患者有无接受血液透析、腹膜透析等替代治疗。对于透析患者,应注意药物选用和剂量是否适宜。

采用透析治疗时,药物的清除率等于机体的清除量与替代治疗清除量之和。若替代治疗清除量较大,除了需要根据肾功能状态调整药物剂量之外,还需根据透析的清除量对剂量进行调整或补充。血液透析的患者,一般在透析后补充被清除的药物;腹膜透析的患者根据机体清除量和腹膜透析清除量之和调整药物剂量和用药间隔。影响药物通过透析膜的因素有药物因素、透析器和透析液组成等。一般情况下,分子量大于500D、低水溶性、血浆蛋白结合率高、表观分布容积大的药物不易透过透析膜被清除。

临床上常见可通过血液或腹膜透析清除的药物可分为以下几类:①血液和腹膜透析均可清除的药物,如阿米卡星、庆大霉素、甲基多巴、苯巴比妥等;②能通过血液透析,但不能通过腹膜透析清除的药物,如头孢唑林、头孢噻肟、阿昔洛韦、美洛西林、哌拉西林、雷尼替丁、甲氨蝶呤、卡托普利等;③不能通过透析清除的药物,如酮康唑、两性霉素B、头孢哌酮、头孢曲松、米诺环素、万古霉素、地高辛、硝苯地平、普萘洛尔、卡马西平、苯妥英钠等;④能通过血液透析,但是否能通过腹膜透析清除尚无可靠资料的药物,如头孢克洛、亚胺培南/西司他丁、甲泼尼龙、环磷酰胺等;⑤不能通过血液透析,但是否能通过腹膜透析清除尚无可靠资料的药物,如乙胺丁醇、法莫替丁、吗啡、格列苯脲、地西泮、呋塞米、布洛芬等;⑥可由腹膜透析清除,但是否能通过血液透析清除尚无可靠资料的药物,如头孢替坦;⑦不能由腹膜透析清除,但是否能通过血液透析清除尚无可靠资料的药物,如头孢唑肟、环丙沙星、氯磺丙脲。

四、肾功能不全患者处方审核要点

肾功能不全患者的处方审核工作中,应特别关注以下内容。

（一）肾功能不全的判断

审方系统在进行处方审核时,往往依据药品说明书、国内外指南、期刊文献等数据库资料中相关描述,对肾功能不全者慎用或禁用的处方进行拦截。在临床诊断中,常常存在诊断描述不详细的情况,如"肾功能不全",缺乏具体的疾病分期,系统"全或无"式的判断往往会造成"假阳性""假阴性"的审查结果。对于含有肾功能不全者需慎用药物的处方,审方药师应结合患者肝肾功能血生化检查结果和疾病分期信息,利用国内外临床诊断标准和用药指南等资料,综合考虑是否可以使用慎用的药物,以及是否需要调整药物剂量,满足患者治疗需求,而不是"全或无"式的判断。

(二)关注肾功能不全患者需慎用或禁用的药物

临床上常见的肾功能不全患者应慎用或禁用的药物主要有以下四类。

1. 抗高血压药物　绝大多数抗高血压药物都会影响肾功能或具有肾脏相关不良反应。肾功能不全患者应调整用药剂量,如有明确禁忌证则应禁用。以 ACEI 类药物卡托普利为例,肾功能不全患者慎用,如需使用,建议低剂量或减少给药次数,缓慢递增;如同时服用利尿剂,建议用呋塞米而不用噻嗪类;Cr 和尿素氮(BUN)增高时,卡托普利需减量或同时停用利尿剂,禁用于双侧肾动脉狭窄或类似病变者。

2. 非甾体类抗炎药(NSAIDs)　NSAIDs 可降低肾脏血流量,导致急性肾功能不全、肾病综合征、间质性肾炎等不良反应发生,严重肾功能不全患者禁用,既往有 NSAIDs 引起肾损伤史的患者慎用。

3. 抗菌药物和抗病毒药物　大多数抗生素、抗真菌药物和抗病毒药物都主要或部分经肾脏清除,对于肾功能不全患者,应在充分了解患者的肾功能水平和药物的药代动力学特征的情况下,审慎用药,根据患者肾功能水平选择适宜的药物,必要时调整用药剂量和给药间隔。

4. 口服降糖药　大部分口服降糖药以原型或代谢物形式通过肾脏排泄,如二甲双胍、阿卡波糖、西格列汀、达格列净等,对于糖尿病患者,应充分考量患者肾功能状态,选择适宜的降糖药物。以二甲双胍为例,严重肾功能不全(CKD4 期)时应禁用。对于肾功能不全的糖尿病患者,应首选胰岛素或瑞格列奈等对肾功能影响较小的药物,并根据肾功损害程度合理选择用药。

(三)选择适宜的替代药物

对于肾功能不全患者的处方审核,除了处方适宜性审核外,还应严格谨慎地遴选可替代药物。对于肾功能不全而肝功能正常的患者,宜选择主要经肝或胆汁消除的药品;对于肝、肾功能均受损的患者,宜选用肝肾毒性均较小的药物。当处方中存在药物禁忌证或肾功能不全患者不适宜选用的某种药物时,为医生推荐适宜的替代药物,也是审方药师所必备的技能。

(四)落实循证依据

药物的结构决定其代谢特点,即便是同一类药物,其药代动力学特征也可能完全不同。比如左氧氟沙星和莫西沙星同属于喹诺酮类药物,然而它们的代谢排泄方式却大不相同。左氧氟沙星在体内很少经肝脏代谢,87%以上的药物以原型经肾脏排泄。而莫西沙星在体内经肝脏代谢以及胆汁排泄,经过肾脏排泄仅占总药量的 15%～30%。临床试验发现,肾功能损害患者使用莫西沙星后不会在体内产生明显蓄积。因而,在进行肝肾功能不全患者的处方审核时,对于慎用或禁用药物,应落实到每一种药物的药品说明书、用药指南、国内外相关的临床数据,依据每种药物具体的药代动力学参数和肝肾毒性数据,判断处方适宜性,选择适宜的药物和剂量等。

（五）关注药物相互作用

肾功能不全尤其是肾功能衰竭可引起各种功能障碍,这类患者往往合并多种疾病。包括液体和电解质平衡紊乱,例如容量超负荷、高钾血症、代谢性酸中毒和高磷血症,以及与激素或系统性功能障碍有关的异常,例如厌食、恶心、乏力、呕吐、高血压、贫血、营养不良、高脂血症和骨病。因此,这类患者用药相对复杂,审方过程中应注意有无药物相互作用和禁忌等。

五、肾功能不全者处方审核案例

案例1

××医院门诊处方单（笺）

姓名:×××	年龄:57 岁 性别:男		临床诊断:脑梗死,CKD4 期
过敏试验/过敏史:无	开单科室:心血管内科		处方号:×××

药品名称	规格	用法用量	数量
阿司匹林肠溶片	100mg×30 片	100mg,每日 1 次,口服	1 盒
瑞舒伐他汀	10mg×7 片	20mg,每日 1 次,口服	1 盒
医师签名:	审核/调配签名:	核对/发药签名:	

分析:该处方不合理,药物选择不适宜。瑞舒伐他汀为缺血性脑卒中常用的他汀类药物,虽然该药 90% 以原形经粪便排泄,但是该药可引起肾脏衰竭等不良反应,且严重肾功能不全时血药浓度会升高,因此禁用于严重肾功能损害(肌酐清除率<30ml/min)患者。该患者 CKD4 期,属于严重肾功能不全患者,因此药物选择不适宜。可选用阿托伐他汀、普伐他汀等肾功能不全患者可以使用的他汀类药物。

案例2

××医院门诊处方单（笺）

姓名:×××	年龄:35 岁 性别:女		临床诊断:尿路感染,CKD4 期
过敏试验/过敏史:无	开单科室:泌尿外科		处方号:×××

药品名称	规格	用法用量	数量
左氧氟沙星胶囊	0.5g×4 片	1.0g,每日 2 次,口服	2 盒
医师签名:	审核/调配签名:	核对/发药签名:	

分析:该处方不合理,患者用药剂量过大,频次过高。对于复杂性尿路感染、急性肾盂肾炎的患者左氧氟沙星的推荐剂量为750mg,每天1次共5天,或250mg,每天1次共10天。肾功能不全,应慎用左氧氟沙星,肌酐清除率<50ml/min的患者,由于肌酐清除率下降,需要调整给药剂量,以避免左氧氟沙星的蓄积。CKD4期的患者,可考虑每48小时给予750mg。

案例3

××医院门诊处方单(笺)

姓名:×××	年龄:65 岁　　性别:男	临床诊断:2 型糖尿病,CKD4 期
过敏试验/过敏史:无	开单科室:内分泌科	处方号:×××

药品名称	规格	用法用量	数量
盐酸二甲双胍片	0.5g×20 片	0.5g,每日 3 次,口服	1 盒
利格列汀片	5mg×7 片	5mg,每日 1 次,口服	1 盒
医师签名:	审核/调配签名:	核对/发药签名:	

分析:该处方不合理,药物选择不适宜,存在用药禁忌证。二甲双胍经肾排泄,在开始使用前应确定患者肌酐清除率,该药禁用于中度(3b 级)和严重肾衰竭或肾功能不全的患者。建议结合临床使用肾功能不全患者可以使用的降糖药。

案例4

××医院门诊处方单(笺)

姓名:×××	年龄:54 岁　　性别:男	临床诊断:慢性肾功能衰竭尿毒症期,
过敏试验/过敏史:无	开单科室:器官移植门诊	肾移植状态,高血压　　处方号:×××

药品名称	规格	用法用量	数量
硝苯地平控释片	30mg×7 片	30mg,每日 2 次,口服	2 盒
缬沙坦胶囊	80mg×7 粒	80mg,每日 2 次,口服	2 盒
医师签名:	审核/调配签名:	核对/发药签名:	

分析:该处方不合理,存在药物禁忌证、用法用量不适宜。根据缬沙坦胶囊说明书,缬沙坦肾清除率占总血浆清除率的 30%,目前尚无重度肾功能损害(肌酐清除率<30ml/min)患者的用药数据。患者临床诊断为慢性肾功能衰竭尿毒症期,肾移植术后复查,因而降压治疗不推荐使用缬沙坦。两药说明书用法均为每日 1 次。在排除禁忌情况下,可考虑硝苯地平控释片联合美托洛尔等无肾功能严重不全禁忌的降压药。

案例 5

××医院门诊处方单(笺)

姓名：×××	年龄：39 岁	性别：女	临床诊断：支气管炎；痰热阻肺证；
过敏试验/过敏史：无	开单科室：呼吸内科门诊		肾功能不全　　处方号：×××

药品名称	规格	用法用量	数量
复方蛇胆川贝散	1g×10 袋	1g,每日 2 次,口服	1 盒
头孢地尼胶囊	100mg×10 粒	100mg,每日 3 次,口服	1 盒
医师签名：	审核/调配签名：	核对/发药签名：	

分析：该处方不合理,存在用药禁忌证。患者临床诊断为支气管炎；痰热阻肺证,肾功能不全。根据复方蛇胆川贝散的药品说明书,该药组成中含有马兜铃药材,该药材含有马兜铃酸成分,由于马兜铃酸可引起肾脏损害等不良反应,肾功能不全者禁用。由于患者既往有肾功能不全史,不建议该患者选用复方蛇胆川贝散。如需要可选用不含肾毒性药材的中成药。

案例 6

患者男,60 岁,55kg。入院诊断：尿毒症。现肾移植术后 5 天,移植肾功能延迟恢复期,无尿,每周 3 次血液透析,移植肾周引流液培养提示多耐肺炎克雷伯杆菌。

××医院医嘱

药品名称	规格	用法用量	数量
注射用头孢他啶阿维巴坦钠	2.5g/支	2.5g,q8h,静脉滴注	1 支
0.9%氯化钠注射液	100mg/袋	100ml,q8h,静脉滴注	1 袋

分析：该医嘱不合理。头孢他啶阿维巴坦用法用量不正确。对于肾功能正常的敏感菌感染,头孢他啶阿维巴坦常规剂量推荐为 2.5g q8h,CrCL≤50ml/min 的患者头孢他啶阿维巴坦需根据患者肾功能调整剂量,以免发生蓄积和增加不良反应。该患者肾移植术后移植肾延迟恢复,需临时血透,因此头孢他啶阿维巴坦剂量应更改为 0.94g q48h,透析日则透析后给药。

案例 7

患者男,52 岁,60kg。临床诊断：2 型糖尿病,高血压,发热。体温：38.7℃,白细胞 $12.7×10^9$/L,血肌酐 150μmol/L。血培养提示耐甲氧西林葡萄球菌。

××医院医嘱

药品名称	规格	用法用量	数量
注射用盐酸万古霉素	500mg/支	1g,q12h,静脉滴注	2支
0.9%氯化钠注射液	250mg/袋	250ml,q12h,静脉滴注	1袋

分析:该医嘱不合理,万古霉素剂量过大。万古霉素对耐甲氧西林葡萄球菌有着很好的效果;但是该药在体内不易代谢,有75%的药物24小时内经肾小球滤过排出,肾功能障碍者该药排泄减慢,且万古霉素具有肾毒性,易引起间质性肾炎等肾脏毒性,因此对于肾功能不全患者应慎用,且应调整剂量并监测血药浓度。该患者使用 MDRD 简化公式计算,肾小球滤过率为 45.31ml/(min·1.73m²),推荐万古霉素首剂 15mg/kg,后日剂量不超过770mg。

(李冬艳 李 娟 李伟杰 郭洁茹 郭 敏 杨婧雯 张文婷)

第七章 中药处方审核

第一节 中药饮片处方审核

中医中药是一个完整的理论体系,历来医靠药治、药为医用,二者有着不可分割的唇齿相依的关系。

中医治疗疾病讲究四诊合参(望闻问切)、辨证论治、理法方药。中医的辨证方法主要有八纲辨证、脏腑辨证、经络辨证、六经辨证、三焦辨证、气血津液辨证、卫气营血辨证等,可用于不同性质疾病的辨证诊断。在辨证论治的原则指导下,依据病因病机、证候属性异同,可以采用"同病异治"或"异病同治"的方法,确定治则治法,遣药组方,利用中药的偏性纠正人体气血阴阳失衡,辨证用药。

中药药性:系指中药的偏性,是对中药治疗疾病的各种性质和作用的概括,主要有四气、五味、归经、升降浮沉及毒性等。

四气:又称四性,即寒、热、温、凉。热者寒之,寒者热之。

五味:辛、甘、酸、苦、咸。辛:"能散,能行",即具有发散,行气、行血的作用。甘:"能补,能和,能缓",即具有补益、和中、调和药性和缓急止痛的作用。酸:"能收,能涩",即具有收敛、固涩的作用。苦:"能泄,能燥,能坚",即具有清泄火热、泄降气逆、通泄大便、燥湿、坚阴(泻火存阴)的作用。咸:"能下,能软",即具有泻下通便、软坚散结的作用。

归经:是指药物对于机体某部分的选择性作用,即某药对某些脏腑经络有特殊的亲和作用。辛入肺经,甘入脾经,酸入肝经,苦入心经,咸入肾经。

升降浮沉:指药物作用的趋向而言。升是上升,降是下降,浮是发散上行,沉是泻利下行。升浮药上行而向外,有升阳、发表、散寒等作用。凡性温热,味辛甘的药物大多有升浮的作用。凡性寒凉,味苦酸的药物,大多有沉降作用。花、叶及质轻的药物大多升浮,种子、果实及质重的药物,大多沉降。

毒性:古代常常把毒药看作是一切药物的总称,把药物的毒性看作是药物的偏性。基本上把毒性分为"大毒、小毒、微毒、无毒"。

中药处方除辨证选药以外,同时特别注重中药之间的配伍。中药配伍理论包括:"君、臣、佐、使"配伍理论,"七情"配伍理论。"七情"配伍关系归纳为"有单行者,有相须者,有相使者,有相畏者,有相恶者,有相反者,有相杀者,凡此七情,合和视之"。其中"十八反""十九畏"为配伍禁忌。

中药处方除遵循辨证用药与"君、臣、佐、使"等配伍组方原则外,还应注意炮制品的合理选用。同一中药不同炮制品,其药性各异,应根据临床辨证,合理选用不同的中药炮制品。

一、中药饮片处方的适用证审核

中医处方前记中的中医诊断,是药师审方的重要依据。中医诊断,包括中医病名和证型(疾病名称不明确的可不写病名),应按照中医诊断(包括病名和证型)结果,辨证或辨证辨病结合选用适宜的中药。

(1) 辨证施治是中医认识疾病和治疗疾病的基本原则,贯穿于中医治疗疾病的全过程。辨证施治是中医学特色的集中体现,是中医临床的精髓,是临床应用中药的根据。因此,合理使用中药,必须辨证,体现中医辨证用药的特点。中药饮片处方应当以中医药理论为指导,辨证应准确,辨证依据应充分,应体现理法方药的一致性。

(2) 中药处方不是将某些功效类似的中药堆砌相加,而是根据病情,在辨证的基础上选择合适的中药,在配伍组成方面,体现"君、臣、佐、使"的组方原则和"七情"配伍理论。

君药,是针对主病或主证起主要治疗作用的药物。包括两层意义:所谓针对主病或主证,是指对治疗对象而言,组方时首先要明确患者疾病的病因、病机,若同时患有几种疾患,则宜选择针对其中最主要病证的药物为君,以解决主要矛盾。起主要治疗作用,是指君药与方中其他药物之间的关系而言,即在组成方剂的几味药物中,君药是各药综合作用的中心,起最主要的治疗作用,其用量也较作为臣药、佐药应用时要大。

臣药,在方中的地位仅次于君药,除了少数单方外,绝大多数方剂皆配伍之。其意义:①加强君药治疗主病或主证,即辅助君药以解决主要矛盾;②治疗兼病或兼证,以解决次要矛盾,它的药力小于君药。

佐药,其意义:①作为佐助药,即加强君药、臣药的治疗作用,或直接治疗次要症状,解决次要矛盾;②作为佐制药,即减轻或消除君药、臣药的毒烈之性;③作为反佐药,即根据病情需要,于方中配伍少量与君药性味或作用相反而又能在治疗中起相成作用的药物。佐药的药力小于臣药,一般用量较轻。

使药,包括引经药与调和药两种药。其中引经药是引导他药直达病所的药物。某些药物对一些脏腑、某经络有较强的治疗作用,在组方时宜根据疾病的部位选择恰当的药物,有助于提高疗效。调和药,即具有调和诸药作用的药物。使药的药力小于臣药,用量亦轻。

综上所述,中药处方组成虽分为君、臣、佐、使四个方面,但每味中药并不是孤立的,而是通过合理地配伍,相互影响,相互作用,综合反应的结果。中药组方时,在突出君药的前提下,应特别注意一药多用,或身兼数职的药物,尽量使方中诸药以最经济有效的方式发挥作用。

二、中药饮片的名称、炮制、煎法、用法、脚注的审核

（一）中药饮片名称的审核

中药饮片品种繁多，且历代文献记载有所不同，地区用药习惯也存在差异，常出现同名异物、同物异名、名称相似等现象。国家中医药管理局《关于中药饮片处方用名和调剂给付有关问题的通知》(国中医药发〔2009〕7号)和《中药处方格式及书写规范的通知》(国中医药医政发〔2010〕57号)中均规定，中药饮片名称应当按照《中国药典》规定准确使用。《中国药典》没有规定的，应当按照本省（区、市）或本单位中药饮片处方用名与调剂给付的规定书写。

审核中药饮片名称时，需注意中药饮片处方用名是否规范，是否字迹潦草、药名涂改、错写药名、药名重复等问题，一经发现，均需及时联系处方医师，要求重写或修改，并在更正处签名，注明更正时间，否则不予调配。

（二）中药饮片炮制的审核

中药饮片处方通常都是根据患者的病情、身体素质和气候环境，随证遣方，随方用药，针对性较强，对中药的炮制要求也灵活多变，即便是同一组方，用于不同情况，对中药的炮制要求也不尽相同。

中药经过炮制后，其性味、归经、升降浮沉及毒性等都将发生一定的变化，与生品有一定的差别，不同的炮制品之间也有一定的差异。如生当归、酒当归、土炒当归均有补血活血作用，其区别是：补血和润肠作用以生品力强，活血作用以酒当归力胜，土炒当归无滑肠作用。故血虚而大便实者，用生品；血虚而兼瘀滞者，用酒当归；血虚而又脾虚便溏者，则应选土炒当归。生荆芥和炒荆芥均有祛风作用，但生品发散力较强，炒制品发散力较弱，所以同样是用于疏风解表，无汗宜用生荆芥，有汗宜用炒荆芥；荆芥炭无辛散解表作用而有止血作用，故不用于表证而用于出血证。知母既可泻实火，又可清虚热，除配伍不同外，泻实火宜生用，清虚热可用盐炙品。知母生品善清肺、胃之热，盐炙品善于泻相火。故用于肺热偏盛或肺热咳嗽等，知母宜用生品；用于骨蒸潮热、五心烦热、口燥咽干、盗汗等肾经虚热之证则宜选用盐知母。

在临床上，应以各炮制品的药效特点作为依据，根据组方情况、用药意图，灵活变通。如凉血止血药，通常是生品清热凉血作用较强，炒炭后则清热凉血作用减弱，而止血作用增强。按一般规律，凡血热较盛的出血患者宜用生品，出血量较多而血热又不太盛者宜选用炭药，但有时却需根据方剂的组成情况和用药意图而定。如病人虽然血热较盛，但若方中已有足够的清热凉血药，而选用某药的目的是为了增强止血作用，该药仍宜炒炭；反之，虽然病人出血量较多，而血热又不太盛，但方中已有足够的固涩止血药，选用某药的目的是为了清热凉血，那么该药仍宜生用。

中药处方审核，应根据处方中医诊断，重点审核中药饮片炮制品的选用是否合理，是否符合中医辨证选药的原则；同时调剂给付时，应结合临床诊断，合理给付炮制品。

（三）中药饮片煎法的审核

根据中药的质地和性质不同,有些中药煎煮方法比较特殊,归纳起来包括先煎、后下、包煎、另煎、烊化(溶化)、冲服等。煎煮有特殊要求的中药饮片,需在饮片右上方注明煎法,并加括号。

1. **先煎**　指先将饮片经武火煮沸后以文火煎煮一段时间后,再与用水浸泡过的其他药物合并煎煮。此法通过延长某些药物的煎煮时间,使难溶性成分充分煎出,或使毒性成分分解、含量降低、毒性减弱或消失。需要先煎的药物有:①矿物、动物骨甲类中药,如龙骨、龙齿、牡蛎、紫石英、石决明、珍珠母、瓦楞子、龟甲、鳖甲、磁石、代赭石等。煎煮前应先将饮片打碎,再行煎煮。②含毒性成分的中药,如马钱子、生半夏、川乌、草乌、附子等,宜先煎1~2小时。

2. **后下**　指部分饮片在其他药物煎煮完成前5~10分钟再放入煎药器皿一起煎煮,其目的是为了减少煎煮时间,避免成分散失。需要后下的中药有:①有效成分受热易挥发的药物,如薄荷、降香、红花、沉香、砂仁、藿香、白豆蔻、鱼腥草等,因其含挥发性成分,故不宜煎煮时间过久,以免其有效成分散失;②有效成分受热不稳定的药物,如钩藤、苦杏仁、徐长卿、生大黄、番泻叶等。

3. **包煎**　将需要煎煮的饮片装在用棉纱制成的布袋中,扎紧袋口后与其他中药共同煎煮。需要包煎的药物主要有以下几类:①含淀粉、黏液质较多的中药,包煎后可避免在煎煮过程中粘锅糊化,如车前子、葶苈子等;②富含绒毛的药材,包煎后可避免脱落的绒毛混入煎液后刺激咽喉,引起咳嗽,如旋覆花、枇杷叶等;③花粉、种子等细小中药,因体积小、质量轻,容易漂浮在水面上而影响有效成分的煎出,如蒲黄、海金沙等。

4. **另煎**　一些贵重中药,为了更好地煎出有效成分及减少有效成分被其他中药吸附引起损失,宜另煎。煎液可以另服,也可以与其他煎液混合服用。如人参、西洋参、西红花等贵重的中药饮片须先用单独煎药容器煎煮,再将渣并入其他群药合煎,然后将前后煎煮的不同药液混匀后分服。另煎时间一般为30~40分钟。

5. **烊化(溶化)**　如阿胶、龟甲胶、鳖甲胶、鹿角胶、龟鹿二仙胶等,煎煮时其中的胶质成分会黏附其他饮片或煎药器皿,造成污染和浪费,因此应烊化。服用此类药可用已煎好药液溶化服用,也可加适量水溶化或隔水炖化后,再与煎液混匀服用。

6. **冲服**　主要指某些贵重中药,用量较少,为防止散失,常需要研成细末用温开水或药汁冲服。如羚羊角、三七、琥珀、血竭、全蝎等研磨成粉末的中药,为避免煎煮时浪费,可用群药的煎液冲服。

（四）中药饮片用法的审核

中药饮片用法应包含:每剂分几次服用、用药方法(内服、外用等)、服用要求(温服、凉服、顿服、慢服、饭前服、饭后服、空腹服等)等内容。

服用汤剂,一般每日1剂,分2~3次温服,这是常法。但是病情有轻重缓急之异,故在治疗上除了要酌定药物、剂量、剂型外,在服用方法上亦应有不同。根据病情需要,或一日只服1次,或一日数服,或可煎汤代茶服,甚至一日连服2剂。总之,在临床服用中药时只有根据不同的病证及药物特点采用不同的服药方法,才能取得较好的疗效。一般而言,寒剂宜冷服,适用于热证;热剂宜热服,适用于寒证;病在下焦和补益药宜饭前服,病在上焦者宜饭后服;驱虫药宜空腹服药;峻下逐水药宜在清晨空腹时服用。

(五)中药饮片脚注的审核

脚注是中药饮片处方中特别重要的内容之一,是指医师开写中药处方时在某味药的右上角处加以注解,其作用是简明指示调剂和煎药人员对该饮片应采取的特殊处理方法,内容一般包括炮制法、煎煮法、服用法等。

《处方管理办法》(中华人民共和国卫生部令第53号)规定:中药饮片处方的书写,一般应当按照"君、臣、佐、使"的顺序排列;调剂、煎煮的特殊要求注明在药品右上方,并加括号,如布包、先煎、后下等;对饮片的产地、炮制有特殊要求的,应当在药品名称之前写明。

三、毒麻贵细饮片的审核

(一)毒麻中药饮片的审核

国务院颁布的《医疗用毒性药品管理办法》(1988年12月国务院令第23号)中规定的毒性中药饮片,属于特殊管理的中药饮片,调剂时应严格按照有关规定审核。

罂粟壳作为麻醉药品,在使用中应严格执行国务院颁布的《麻醉药品和精神药品管理条例》(国务院令第442号),以及卫生部印发的《医疗机构麻醉药品、第一类精神药品管理规定》(〔2005〕438号)、《麻醉药品、精神药品处方管理规定》(〔2005〕436号)。

《医院中药饮片管理规范》(国中医药发〔2007〕11号)第三十二条　调配含有毒性中药饮片的处方,每次处方剂量不得超过2日极量。对处方未注明"生用"的,应给付炮制品。如在审方时对处方有疑问,必须经处方医生重新审定后方可调配。

第三十三条　罂粟壳不得单方发药,必须凭有麻醉药处方权的执业医师签名的淡红色处方方可调配,每张处方不得超过3日用量,连续使用不得超过7天,成人一次的常用量为每天3~6g。处方保存3年备查。

毒性中药品种有28种:砒石(红砒、白砒)、砒霜、水银、生马钱子、生川乌、生草乌、生白附子、生附子、生半夏、生南星、生巴豆、斑蝥、红娘虫、青娘虫、生甘遂、生狼毒、生藤黄、生千金子、闹羊花、生天仙子、雪上一枝蒿、红升丹、白降丹、蟾酥、洋金花、红粉、轻粉、雄黄。

28种毒性中药饮片的用法用量必须符合《中国药典》规定。具体内容见表7-1。

表7-1　28种毒性中药饮片的用法用量及注意事项

饮片名称	用法用量	注意事项
生半夏	内服一般炮制后使用,3~9g。外用适量,磨汁涂或研末以酒调敷患处	不宜与乌头类药材同用

续表

饮片名称	用法用量	注意事项
生天南星	一般炮制后用,3～9g。外用生品适量,研末以醋或酒调敷患处	孕妇慎用
生川乌	一般炮制后用。制川乌1.5～3g,先煎、久煎	生品内服宜慎;孕妇禁用;不宜与半夏、瓜蒌、瓜蒌子、瓜蒌皮、天花粉、川贝母、浙贝母、平贝母、伊贝母、湖北贝母、白蔹、白及同用
生草乌	一般炮制后用。制草乌1.5～3g,宜先煎、久煎	生品内服宜慎;孕妇禁用;不宜与半夏、瓜蒌、瓜蒌子、瓜蒌皮、天花粉、川贝母、浙贝母、平贝母、伊贝母、湖北贝母、白蔹、白及同用
生附子	炮制后用3～15g,先煎,久煎	孕妇慎用;不宜与半夏、瓜蒌、瓜蒌子、瓜蒌皮、天花粉、川贝母、浙贝母、平贝母、伊贝母、湖北贝母、白蔹、白及同用
生马钱子	0.3～0.6g,炮制后入丸散用	孕妇禁用;不宜多服久服及生用;运动员慎用;有毒成分能经皮肤吸收,外用不宜大面积涂敷
雄黄	0.05～0.1g,入丸散用。外用适量、熏涂患处	内服宜慎;不可久用;孕妇禁用
斑蝥	0.03～0.06g,炮制后多入丸散用。外用适量,研末或浸酒醋,或制油膏涂敷患处,不宜大面积用	本品有大毒,内服慎用,孕妇禁用
生白附子	3～6g。一般炮制后用,外用生品适量捣烂,熬膏或研末以酒调敷患处	孕妇慎用,生品内服宜慎
蟾酥	0.015～0.03g,多入丸散用。外用适量	孕妇慎用
轻粉	外用适量,研末掺敷患处。内服每次0.1～0.2g,一日1～2次,多入丸剂或装胶囊服,服后漱口	本品有毒,不可过量;内服慎用,孕妇禁服
砒霜	0.003～0.005g(1日量),入丸、散;1次极量0.005g,1日极量0.010g	本品大毒,内服宜慎。体虚及孕妇禁服,肝、肾功能不全者禁用。外用面积不宜过大
生千金子	1～2g,去壳,去油用,多入丸散服。外用适量,捣烂敷患处	孕妇及体弱便溏者忌服
生天仙子	0.06～0.6g	心脏病、心动过速、青光眼患者及孕妇忌服

续表

饮片名称	用法与用量	注意事项
砒石(红砒、白砒)	0.010~0.030g(1日量)，入丸散。外用适量，研末，配制成散剂调敷，或作条剂插入瘘管、痈疽患部，或入膏药中外贴	用时宜慎，体虚及孕妇、哺乳妇女禁服。应严格控制剂量，单用要加赋形剂。外敷面积不宜过大。注意防止中毒
生巴豆	0.03~0.06g，多入丸、散用。外用适量，研末涂患处，或捣烂以纱布包擦患处	孕妇禁用，不宜与牵牛子同用
青娘虫	炮制后用，0.03~0.06g，煎汤，或入丸散。外用研末撒或调敷，不宜大面积用	有剧毒，一般不内服，体弱者及孕妇禁服
红娘虫	0.15~0.3g，入丸、散用。外用适量，研末敷贴或调涂患处	有剧毒，内服宜慎；体弱及孕妇忌服
生甘遂	0.5~1.5g，炮制后多入丸散用。外用适量，生用	孕妇禁用。不宜与甘草同用
生狼毒	炮制品0.9~2.4g，生品外用适量，研粉油调擦患处，或熬膏外敷	不宜与密陀僧同用
闹羊花	0.6~1.5g，浸酒或入丸散。外用适量，煎水洗	不宜多服、久服。体虚者及孕妇禁用
雪上一枝蒿	常用量，口服，一次0.025~0.050g。极量，一次0.070g	本品有剧毒，未经炮制，不宜内服。治疗剂量与中毒剂量比较接近，必须严格控制用量。孕妇、老弱、婴幼儿及心脏病、溃疡病患者均禁服。酒剂禁内服
洋金花	0.3~0.6g，宜入丸散；亦可作卷烟分次燃吸(一日量不超过1.5g)。外用适量	孕妇、外感及痰热咳喘、青光眼、高血压及心动过速患者禁用
生藤黄	外用，研末调敷，磨汁涂或熬膏涂	本品毒性较大，内服宜慎；体质虚弱者禁服
白降丹	研末撒于患处，或与他药研末调涂，或作膏贴	禁内服。外用亦宜少量
红升丹	只可外用，不可内服。外用适量。不用纯品，多与煅石膏配伍研末外用	本品有毒，一般不宜内服。外用亦不宜大量持久使用，近口、眼、乳头、脐中等部位不宜用；疮面过大时亦不宜用，以防蓄积中毒。肝、肾功能不全者、孕妇禁用

续表

饮片名称	用法与用量	注意事项
红粉	只可外用,不可内服。外用适量,研极细粉单用或与其他药味配成散剂或制成药捻	本品有毒,只可外用,不可内服。外用亦不宜久用。孕妇禁用
水银	不可内服。外用与其他药共研细粉,或制油膏外涂	本品大毒,不宜内服,孕妇禁用。外用亦不可过量或久用,用于溃疡创面时,尤须注意,以免吸收中毒

2020 年版《中华人民共和国药典》(一部):按照"大毒、有毒、小毒"标准将中药饮片毒性分为三级,共 83 种。其中"大毒"中药饮片 10 种,有毒中药饮片有 42 种,小毒中药饮片31 种。

大毒:川乌、马钱子、马钱子粉、天仙子、巴豆、巴豆霜、红粉、闹羊花、草乌、斑蝥。

有毒:干漆、土荆皮、山豆根、千金子、千金子霜、制川乌、天南星、制天南星、木鳖子、甘遂、仙茅、白附子、白果、半夏、朱砂、华山参、全蝎、芫花、苍耳子、两头尖、附子、苦楝皮、金钱白花蛇、京大戟、制草乌、牵牛子、轻粉、香加皮、洋金花、常山、商陆、硫黄、雄黄、蓖麻子、蜈蚣、罂粟壳、蕲蛇、蟾酥、三棵针、白屈菜、臭灵丹草、狼毒。

小毒:丁公藤、九里香、土鳖虫、川楝子、小叶莲、水蛭、艾叶、北豆根、地枫皮、红大戟、两面针、吴茱萸、苦木、苦杏仁、草乌叶、南鹤虱、鸦胆子、重楼、急性子、蛇床子、猪牙皂、绵马贯众、绵马贯众炭、蒺藜、鹤虱、大皂角、飞扬草、金铁锁、紫萁贯众、榼藤子、翼首草。

除 28 种医疗用毒性中药之外的"有大毒、有毒、有小毒"中药饮片,原则上应参照《中华人民共和国药典》和中药学教材规定的剂量,超过规定剂量时应由医生再次签字确认。

按麻醉药管理的饮片只有一味罂粟壳。罂粟壳有成瘾性,故不宜常服,孕妇及儿童禁用,运动员慎用。罂粟壳必须凭有麻醉药处方权的执业医师签名的淡红色麻醉药处方方可调配,应开具于群药中,且与群药一起调配,不得单方发药,每张处方不得超过 3 日用量,连续使用不得超过 7 天,成人一次的常用量为每天 3～6g。

(二)贵细中药饮片的审核

贵细类中药,一般是指某些疗效显著,来源特殊或生产年限长、产量稀少、价格昂贵和市场紧缺的中药。在市场管理方面,国家有关部门确定麝香等 27 种中药材为贵细中药材。

贵细中药的使用必须坚持优先供急、重症,优先饮片配方使用的原则。贵细中药饮片处方不得涂改,特殊情况更改者,原处方医师应在更改处签字方能调配。

附:27 种贵细中药饮片

菌类(1 种):冬虫夏草。

树脂类(3 种):血竭、琥珀、苏合香。

植物类(5 种):西洋参、天麻(野生)、沉香、川贝母、西红花。

动物类(18 种)：麝香、人工麝香、牛黄、鹿茸、海马、海龙、羚羊角、蛤蚧、蛤蟆油、犀角、广角、燕窝、穿山甲、马宝、猴枣、狗宝、金钱白花蛇、蕲蛇。

四、特殊人群使用中药饮片的审核

(一)老年人使用中药饮片的审核

老年人形体衰老、气虚血亏,生理功能有不同程度的退行性改变。老年人肝肾功能多有不同程度的减退或合并多器官严重疾病,因而影响了药物在体内的吸收、分布、代谢和排泄过程。因此,老年人使用中药应根据其生理特点,遵循以下原则给药：

(1)优先治疗原则。老年人常患有多种慢性疾病,为避免同时使用多种药物,要注意病情的轻重缓急和主要病证,确定优先治疗的原则。

(2)注意联合用药。老年人由于所患疾病往往不止一种,使用药物种类也较多,使用中药饮片时要注意询问同时合并使用的其他药物,了解是否会产生不良影响,并加以预防。

(3)剂量要适当。由于其肝肾功能多有不同程度减退,或合并有多器官严重疾病,对药物耐受量低,饮片剂量一般要从小剂量开始用药,对体质较弱、病情较重的患者切不可随意加药。尤其是一些毒性饮片或药性峻猛的饮片,应严格控制剂量和疗程,不可久服和多服。

(4)慎用药性峻猛饮片。老年人身体各项功能退化,对汗法、吐法、下法等使用的作用峻猛的中药饮片要慎重。如甘遂、大戟、芫花、牵牛子、巴豆等。

(二)儿童(含婴幼儿)使用中药饮片的审核

(1)儿童处于生长发育期,脏腑功能尚未发育成熟,对药物耐受力较弱,使用中药饮片需注意：①根据不同年龄阶段儿童生理特点,选择恰当的药物和用药方法,必须兼顾有效性和安全性;②结合具体病情,在保证有效性和安全性的前提下,根据儿童年龄与体重选择相应药量。一般情况新生儿用成人量的 1/6,乳婴儿为成人量的 1/3～1/2,幼儿及幼童为成人量的 2/3 或用成人量,学龄儿童用成人量;③慎重选择毒副作用较大或含有对小儿有特殊毒副作用成分的中药饮片;④儿童患者使用中药饮片的种类不宜多;⑤根据治疗效果,应尽量缩短儿童用药疗程,及时减量或停药。

(2)同时应遵循小儿用药的原则：①用药及时,用量宜轻;②宜用轻清之品。小儿脏气清灵,对大苦、大辛、大寒、大热、攻伐和药性猛烈的中药要慎用;③宜佐健脾和胃之品;④宜佐凉肝定惊之品;⑤不宜滥用滋补之品。

(三)脏器功能不全者使用中药饮片的审核

肾功能不全时,药物代谢会受到影响。对于同一药物、相同剂量,肾功能正常患者使用可能是安全的,但对肾功能不全患者则可能会引起蓄积而加重肾脏损害,所以要特别注意在中药品种和剂量上慎重选择,用药时要按肾功能损害程度递减中药剂量或延长给药间隔时间,及时监控肾功能。

肾功能不全者,对于某些肾毒性较强的药物,如雷公藤、昆明山海棠、土三七、苍耳子、款冬花、千里光、石菖蒲、蓖麻子、番泻叶、苦参、山豆根、野百合、虎杖、生何首乌、黄药子、粉防己、绵马贯众、夏枯草、川楝子、苦楝皮、马钱子、鸦胆子、罂粟壳、白及、土茯苓、青黛、大黄、泽泻、半夏、蒲黄、黄药子、朱砂、雄黄、砒霜、轻粉、密陀僧、铅丹等，应谨慎用药，或尽量避免使用。

肝功能不全的患者应谨慎使用中药，如因病情需要必须使用时，应适当减少药物剂量，密切监控肝功能，同时采取相应的保护措施。

可致肝细胞损害的中药主要有黄药子、苍耳子、千里光、鱼胆、雷公藤、棉花子、艾叶、蓖麻子、苦杏仁、蟾酥、木薯、广豆根、北豆根、砒石、苦楝子、石榴皮、地榆、密陀僧（又名黄丹）、铅丹、铅粉等；可致胆汁淤积型肝炎或混合型肝损害的中药主要有苍耳子、绵马贯众、黑面叶、蓖麻子、油桐子、望江南子、红茴香、金果榄、白花丹参等。

（四）妊娠期患者使用中药饮片的审核

对育龄妇女应详细询问是否怀孕或预期怀孕，孕妇应避免使用妊娠禁忌药。某些中药具有损害母体及胎元以致引起堕胎的副作用，属于妊娠禁忌使用范围。根据药物对母体及胎元损害的程度不同而分为禁用药、忌用药、慎用药三类。

1. **妊娠禁用药**　多为毒性中药，绝对不能使用。如三棱、土鳖虫、马钱子、马钱子粉、巴豆、巴豆霜、水蛭、红粉、芫花、阿魏、附子、大戟、闹羊花、牵牛子、轻粉、莪术、丁公藤、千金子、千金子霜、洋金花、罂粟壳、全蝎、天仙子、甘遂、猪牙皂、商陆、斑蝥、雄黄、黑种草子、蜈蚣、麝香等。

2. **妊娠忌用药**　多为毒性较强或药性猛烈中药，应避免使用。如大皂角、天山雪莲等。

3. **妊娠慎用药**　为活血祛瘀、破气行滞、攻下通便、辛热及滑利类中药，应酌情使用，无特殊必要时应避免使用。如干漆、大黄、川牛膝、制川乌、王不留行、天南星、木鳖子、牛膝、片姜黄、白附子、西红花、华山参、红花、郁李仁、虎杖、制草乌、草乌叶、枳壳、枳实、禹州漏芦、禹余粮、急性子、穿山甲、桃仁、凌霄花、常山、硫黄、番泻叶、蒲黄、漏芦、瞿麦、蟾酥、三七、肉桂、冰片、苏木、卷柏、通草、益母草、牛黄、艾片、芦荟、没药、牡丹皮、乳香、青葙子、苦楝皮、金铁锁、桂枝、黄蜀葵花、芒硝、玄明粉等。

第二节　中成药处方审核

中成药是指在中医药理论指导下，以中药饮片为原料、按规定的处方和工艺制成具有一定剂型和规格的制剂，可直接用于防治疾病。中成药有着悠久的历史，应用广泛，在防病治病、保障人民群众健康方面发挥了重要作用。我国现存最早的医学典籍《黄帝内经》中，所载12方中除了3首为汤剂外，其余9首均为中成药。

中成药是药物治疗的重要组成部分，因其疗效确切、使用方便，临床应用极为广泛。但如果盲目滥用，可导致疗效降低、无效或严重不良反应。因此，合理使用中成药，对于发挥其良好的疗效,减少不良反应的发生,具有重要的意义。常见中成药的处方审核应注意以下几点。

一、中成药适应证的审核

中成药是根据中医药理论组方生产的,中医药理论的精髓在于辨证论治;应用中成药需以中医药理论为指导,辨证施治用药,不经辨证,盲目用药,会导致疗效降低、无效或严重不良反应。辨证是合理应用中成药的首要条件,依据中医辨证论治理论,按"君、臣、佐、使"的配伍原则,加上每一味药物有性味之不同,功效之差异,从而使每一种药物都有其特定的疗效和适用范围。

以感冒为例,从中医角度诊断就有风寒感冒、风热感冒、表里双感、气虚感冒等。

1. 风寒感冒　证见恶寒重,发热轻(或不发热),头痛,鼻塞,流清涕,喉痒,咳嗽,多稀白痰;宜用发散风寒的辛温解表药,如九味羌活丸。其方中,君:羌活味辛温,发散风寒,祛风胜湿,宣痹止痛;臣:防风、苍术助羌活以散风寒,胜湿止痛;细辛、川芎、白芷散寒祛风,并能行气活血,宣痹以止头身之痛;佐:生地、黄芩清泄里热,并防诸药辛香温燥之性伤津,二药相合苦寒化燥又不助湿;使:甘草调和诸药。不能用桑菊感冒片、银翘解毒丸、羚翘解毒丸、羚羊感冒片,误用会加重病情,或迁延不愈。

2. 风热感冒　证见发热重,恶寒轻,头痛发胀,咽喉红肿作痛(或胀痛),或口干欲饮,咳嗽,咳痰黄稠,舌苔薄白微黄,脉浮数。应用清热宣肺的辛凉解表药,如桑菊感冒片。其方中,君:桑叶甘苦性凉,疏散风热,宣肺止咳;臣:菊花散风热,清利头目而肃肺,杏仁、桔梗宣肺利气而止咳;佐:连翘清热解毒、薄荷疏散风热、芦根清热生津而止咳;使:甘草调和诸药,与桔梗相合而利咽喉。也可选择银翘解毒丸。不能选用羌活丸、理肺丸,误用会引起体温升高,咽痛加重。

3. 表里双感　证见壮热憎寒,头痛目眩,口干口苦,咽喉肿痛,或咳嗽喘满,大便秘结,小便赤涩。应选用表里双解、解表清里药,如防风通圣丸。

4. 气虚感冒　证见身倦乏力,食欲不振,轻度发烧,鼻流清涕,常缠绵日久不愈,或反复感冒。可用补中益气丸治疗。

二、中成药用药剂量的审核

有些疾病尽管辨证和选药准确,但由于用量不当也难以获得满意的疗效。有相当一部分中药方剂做成中成药时与汤剂比较起来某些成分的用量相差悬殊,如银翘解毒丸其丸剂 1～2 丸含量仅相当于汤剂每剂药量的 2%～4%,按常用量服用效果较差,而适当增加用量,效果较好。很多中成药用量都有此弊,因此,适当加大一些中成药的用量是很有必要的。然而,如果不了解药物的成分,尤其是含有毒性的或不良反应较大的成分,随意加大剂量,不但无法达到治疗目的,反而可能产生严重的不良后果。所以,中成药的用量应考虑药物的性质、患者的病情及个体差异等诸多因素,综合分析而定,应按照药品说明书规定的常规用法用量使用,特殊情况需要超剂量使用时,应当注明原因并再次签名。

三、中成药剂型的审核

在应用中成药时,还应合理选择剂型。丸、片剂吸收慢而作用持久,适用于轻、慢性病者;冲剂、散剂、胶囊剂吸收较快,适用于急性病者;浸膏剂通常以滋补为主;注射剂因作用快,吸收迅速,适用于重症、急救。片剂、丸剂、胶囊剂、颗粒剂分别以片、丸、粒、袋为单位,软膏及乳膏剂以支、盒为单位,溶液制剂、注射剂以支、瓶为单位,应当注明剂量。

四、中成药不良反应的注意事项

中成药的历史悠久,应用广泛,大量研究和临床实践表明,在合理使用的情况下,中成药的安全性是较高的。合理使用包括正确的辨证选药、用法用量、使用疗程、禁忌证、合并用药等多方面,其中任何环节有问题都可能引发药物不良事件。对中成药过敏反应要有充分认识,凡是对药物有过敏的,以及家族中有变态反应史者,服用中成药时应提高警惕,一旦发生过敏反应,应立即停药,必要时可给予抗过敏治疗,严重者应立即送往医院治疗。

1. 中成药使用中出现不良反应的主要原因

(1)中药自身的药理作用或所含毒性成分引起的不良反应。

(2)特异性体质对某些药物不耐受、过敏等。

(3)方药证候不符,如辨证不当或适应证把握不准确。

(4)长期或超剂量用药,特别是含有毒性中药材的中成药,如朱砂、雄黄、蟾酥、附子、川乌、草乌、北豆根等,过量服用即会中毒。

(5)不适当的中药或中西药的联合应用。

中成药使用中出现的不良反应有多种类型,临床可见消化系统症状、皮肤黏膜系统症状、泌尿系统症状、神经系统症状、循环系统症状、呼吸系统症状、血液系统症状、精神症状或过敏性休克等不良反应,可表现为其中一种或几种症状。

2. 临床上预防中成药不良反应的注意事项

(1)加强用药观察及中药不良反应监测,完善中药不良反应报告制度。

(2)注意药物过敏史。对有药物过敏史的患者应密切观察其服药后的反应,如有过敏反应,应及时处理,以防止发生严重后果。

(3)辨证用药,采用合理的剂量和疗程。尤其是对特殊人群,如婴幼儿、老年人、孕妇以及原有脏器功能损害的患者,更应注意用药方案。

(4)注意药物间的相互作用,中、西药并用时尤其要注意避免因药物之间相互作用而可能引起的不良反应。

(5)需长期服药的患者要加强安全性指标的监测。

五、特殊人群的禁忌用药

以妊娠妇女为例,某些药物因可能损害胎元或对孕妇有不良作用,属妊娠用药禁忌的范围,根据中成药对孕妇不良反应的程度不同,有禁用、忌用和慎用之别。这些中成药大多具有通经祛瘀、行气破滞、泻下逐水等作用,且数量较多,必须引起重视。

(一) 妊娠期禁用、忌用和慎用的中成药

1. **妊娠禁用的中成药**　牛黄解毒片(丸)、木瓜丸、丁公藤风湿药酒(禁内服,可外擦患处,但忌擦腹部)、小金丸、小活络丸、开胸顺气丸、木香槟榔丸、木瓜丸、玉真散、失笑散、七厘散、九气拈痛丸、九分散、大黄䗪虫丸、再造丸、当归龙荟丸、红灵散、苏合香丸、阿魏化痞膏、纯阳正气丸、冠心苏合丸、紫雪、活血止痛散、益母草膏、跌打丸、跌打活血散、痛经丸、暖脐膏、醒消丸、鳖甲煎丸、暑症丸、痧药等。

2. **妊娠忌用的中成药**　妇宝金丸、妇女痛经丸、舒肝和胃丸、周氏回生丸、金匮肾气丸、三黄片、牛黄清宫丸、京制解毒片、牛黄清胃丸、久芝清心丸、牛黄清火丸、人参再造丸、疏风定痛丸、调中四消丸、西黄丸、小败毒膏、散结灵胶囊、连翘败毒丸、活络丸、清心滚痰丸、健步强身丸、地榆槐角丸、当归龙荟丸、云南白药、梅花点舌丹、控涎丸、清宁丸、紫金锭、礞石滚痰丸等。

3. **妊娠慎用的中成药**　冠心安口服液、活血通脉片、安宫牛黄丸、黄连上清丸、牛黄上清丸、复方川贝精片、附子理中丸、舒肝止痛丸、活血消炎丸、清肺抑火丸、女金丸、凉膈散、祛风舒筋丸、三妙丸、万氏牛黄清心丸、万应锭、天麻丸、五虎散、分清五淋丸、龙胆泻肝丸、伤湿止痛膏、防风通圣丸、妇科分清丸、沉香化气丸、鸡血藤膏、栀子金花丸、通关散、清胃黄连丸、舒肝丸、舒筋活络酒等。

(二) 孕妇使用中成药时需把握的原则

(1) 妊娠期妇女必须用药时,应选择对胎儿无损害的中成药。

(2) 妊娠期妇女使用中成药,尽量采取口服途径给药,应慎重使用中药注射剂;根据中成药治疗效果,应尽量缩短妊娠期妇女用药疗程,及时减量或停药。

(3) 可以导致妊娠期妇女流产或对胎儿有致畸作用的中成药,为妊娠禁忌。此类药物多含有毒性较强或药性猛烈的药物组分,如砒霜、雄黄、轻粉、斑蝥、蟾酥、麝香、马钱子、乌头、附子、土鳖虫、水蛭、虻虫、三棱、莪术、商陆、甘遂、大戟、芫花、牵牛子、巴豆等。

(4) 可能会导致妊娠期妇女流产等副作用的药物,属于妊娠慎用。这类药物包括有通经祛瘀类的桃仁、红花、牛膝、蒲黄、五灵脂、穿山甲、王不留行、凌霄花、虎杖、卷柏、三七等,行气破滞类的枳实、大黄、芒硝、番泻叶、郁李仁等,辛热燥烈类的干姜、肉桂等,滑利通窍类的冬葵子、瞿麦、木通、漏芦等。

此外,儿童使用中成药应注意生理特殊性,根据不同年龄阶段儿童生理特点,选择恰当的药物和用药方法,儿童中成药用药剂量,必须兼顾有效性和安全性。宜优先选用儿童专用药,儿童专用中成药一般情况下说明书都列有与儿童年龄或体重相应的用药剂量,应根据推荐剂量选择相应药量。非儿童专用中成药应结合具体病情,在保证有效性和安全性的前提下,根据儿童年龄与体重选择相应药量。一般情况 3 岁以内服 1/4 成人量,3~5 岁的可服 1/3 成人量,5~10 岁的可服 1/2 成人量,10 岁以上与成人量相差不大即可。含有较大的毒副作用成分的中成药,或者含有对小儿有特殊毒副作用成分的中成药,应充分衡量其风险/收益,除没有其他治疗药物或方法而必须使用外,其他情况下不应使用。儿童患者使用中成药的种类不宜多,应尽量采取口服或外用途径给药,慎重使用中药注射剂。根据治疗效果,应尽量缩短儿童用药疗程,及时减量或停药。

六、中药注射剂的使用注意事项

选用中药注射剂应严格掌握适应证,合理选择给药途径。能口服给药的,不选用注射给药;能肌内注射给药的,不选用静脉注射或滴注给药。必须选用静脉注射或滴注给药的应加强监测。临床上,使用中药注射剂应把握以下几条原则。

(1)用药前应仔细询问过敏史,对过敏体质者应慎用。

(2)严格按照药品说明书规定的功能主治使用,辨证施药,禁止超功能主治用药。

(3)中药注射剂应按照药品说明书推荐的剂量、调配要求、给药速度和疗程使用药品,不超剂量、过快滴注和长期连续用药。

(4)中药注射剂应单独使用,严禁混合配伍,谨慎联合用药。对长期使用的,在每个疗程间要有一定的时间间隔。

(5)加强用药监护。用药过程中,应密切观察用药反应,特别是开始用药的30分钟内。发现异常,立即停药,并采取积极救治措施。尤其对老人、儿童、肝肾功能异常等特殊人群和初次使用中药注射剂的患者应慎重使用,加强监测。

七、联合用药原则及注意事项

中西药配伍联用是中西医结合的重要组成部分,也是现代医学研究中的一个正在探索和发展的重要课题。联用合理,往往会收到很好的甚至意想不到的治疗效果。中成药与西药配伍可相互协同,增强疗效,如百令胶囊配伍依那普利使用,可使缓解低蛋白血症的作用增强,起到取长补短的功效。中成药与西药合用减轻副作用,增强疗效,如抗肿瘤药物氟尿嘧啶、环磷酰胺与中成药强力升白片配伍可减轻抗肿瘤药物降低血细胞的副作用。而联用不当则可出现相互削弱药物性能乃至损害人体健康的不良后果等。含有乙醇的中成药如风湿骨痛药酒、国公酒等药酒,不宜与西药苯巴比妥、苯妥英钠、苯乙双胍、胰岛素、华法林等同用,因为乙醇是一种肝药酶诱导剂,能使肝药酶活性增强,使上述西药代谢加速,半衰期缩短,药性下降。

(一)中成药的联合使用

(1)当疾病复杂,一个中成药不能满足所有证候时,可以联合应用多种中成药。

(2)多种中成药的联合应用,应遵循药效互补原则及增效减毒原则。功能相同或基本相同的中成药原则上不宜叠加使用。

(3)药性峻烈的或含毒性成分的药物应避免重复使用。

(4)合并用药时,注意中成药的各药味、各成分间的配伍禁忌。

(5)一些病证可采用中成药的内服与外用药联合使用。

(6)中药注射剂联合使用时,还应遵循以下原则:①两种以上中药注射剂联合使用,应遵循主治功效互补及增效减毒原则,符合中医传统配伍理论的要求,无配伍禁忌。②谨慎联合用药,如确需联合使用时,应谨慎考虑中药注射剂的间隔时间以及药物相互作用等问题。③需同时使用两种或两种以上中药注射剂,严禁混合配伍,应分开使用。除有特殊说明,中药注射剂不宜两个或两个以上品种同时共用一条通道。

(二)中成药与西药的联合使用

针对具体疾病制订用药方案时,考虑中西药物的主辅地位确定给药剂量、给药时间和给药途径。

(1)中成药与西药如无明确禁忌,可以联合应用,给药途径相同的,应分开使用。

(2)应避免副作用相似的中西药联合使用,也应避免有不良相互作用的中西药联合使用。中西药联合使用时,处方审核需要注意以下几点:①联合用药是否易形成难溶物,降低机体对中成药与化学药的吸收,从而降低疗效;②注意酸碱中和,改变单用中成药或化学药的酸碱环境,降低疗效;③两者是否产生拮抗,降低药效;④是否发生化学反应产生毒性物质,导致药源性疾病;⑤是否属于用药重复累加,加重或诱发并发症;⑥是否破坏有效成分,导致失效。

(3)在临床中还应避免含有相同成分的药物联合应用。例如:有些中成药中含有化学药成分,如消渴丸含有格列本脲,尽量避免与格列本脲合用。维C银翘片含有维生素C、对乙酰氨基酚和氯苯那敏,复方感冒灵也含有对乙酰氨基酚和氯苯那敏,两者不可同时应用。应依据说明书正确使用,避免重复用药。

(4)中西药注射剂联合使用时,还应遵循以下原则:①谨慎联合使用。如果中西药注射剂确需联合用药,应根据中西医诊断和各自的用药原则选药,充分考虑药物之间的相互作用,尽可能减少联用药物的种数和剂量,根据临床情况及时调整用药。②中西注射剂联用,尽可能选择不同的给药途径(如肌内注射、静脉注射)。必须同一途径用药时,应将中西药分开使用,谨慎考虑两种注射剂的使用间隔时间以及药物相互作用,严禁混合配伍。

总之,在临床治疗中应合理选用中成药进行治疗。审方药师需认真学习并理解中医药理论,坚持中医药辨证论治的核心理念,做到辨证与辨病结合,了解中成药的处方组成、功效主治、适用范围、用法用量、服用疗程、配伍禁忌、不良反应等药性特点,从而防止中成药的不合理应用,降低药物的毒副作用,提高药物疗效,并根据患者实际情况合理选择药物,为患者提供高质量的药学服务。

(徐玉婷　高　越　王　玉)

第八章　超说明书用药处方审核

一、超说明书用药的概述

超说明书用药又称药品说明书外用法、药品未注册用法，是指药品使用的适应证、给药方法或剂量不在药品监督管理部门批准的说明书之内的用法。具体包括给药剂量、适应人群、适应证或给药途径等与药品说明书不同的用法。

根据国内外调查报道，临床上超说明书用药较普遍存在。在美国，有21%已批准药物存在超说明书用药情况；其中，在成人用药中占7.5%～40%，在儿科用药中占50%～90%。一项针对欧洲5国儿科病房用药的调查发现，46%的处方中存在超说明书适应证用药的情况。另一项针对英国利物浦妇女医院17695份用药医嘱的研究显示，该院孕妇用药中有84%的药品品种和75%的用药医嘱存在超说明书用药情况；58%的药品品种和55%的医嘱用药属于孕妇慎用或禁用，其中超说明书用药分别有16%的药品品种和10%的医嘱用药属于食品和药品管理局（FDA）高危药品目录中药品。超说明书用药在各个治疗领域广泛存在，由此引发了药品安全性、有效性、医疗责任和伦理学等一系列问题，有必要对其进行规范。

美国、德国、意大利、荷兰、新西兰、印度和日本已有相关超说明书用药立法，除印度禁止超说明书用药外，其余6国均允许合理地超说明书用药。美国、英国、德国、意大利、荷兰、澳大利亚、新西兰、中国、日本和南非等10个国家的政府部门或学术组织发布了与超说明书用药相关的指南或建议。美国权威的指导超说明书用药资料如 *American Medical Association：Drug Evaluations*、*Us Pharmacopoeia：Drug Information* 和 *American Hospital Formulary Service：Drug Information*，收录了说明书用药顾问委员会认可以及医疗专家推荐的广泛应用于临床的"说明书用法（labeled uses）"和"说明书之外的用法（off-labeled uses）"，并且定期修改和更新。其中美国药典委员会定期更新的 Drug Information，由美国药典委员会顾问小组根据当前的文献资料、临床实践中的用法及合理用药等知识，将"药品说明书用法"和"说明书之外的用法"列为"已接受的用法"，而"不合适的用法（inappropriate uses）"、"未被验证的用法（unproveduses）"及"过时的用法（obsolete uses）"等，则被列入"不可接受的用法（unaccepted uses）"。美国的一些学术团体致力于为超说明书用药寻找循证医学证据，用以指导临床医师合理使用药物。在英国，国家医疗服务体系（national health service，NHS）制定了《NHS未批准及超标签用药指南》,该指南为那些未获准进入英国市场的药品以及药品的超说明书使用提供指导性方针、操作程序及参照标准。

目前,我国虽然尚无全国范围内超说明书用药情况的调查数据,但超说明书用药现象非常普遍。我国政府部门先后制定了《中华人民共和国药品管理法》、《医疗机构药事管理规定》、《处方管理办法》和《药品不良反应报告和监测管理办法》等多部规范药品使用的法规,但并没有关于超说明书用药的法律法规。且《中华人民共和国侵权责任法》、《中华人民共和国执业医师法》和《中华人民共和国药品管理法》中涉及的相关条款原则上都不支持超说明书用药。超说明书用药的风险远高于按说明书用药,而导致超说明书用药现象的根本原因是药品说明书的更新滞后于临床实践的发展。新药批准时往往基于有限的临床数据,而药品上市后经过临床实践会有很多新的发现和经验。由于更新药品说明书内容的审批过程复杂,制药公司需要花费大量时间、消耗巨额费用,才能完成符合注册要求的临床研究证据,造成药品说明书的更新往往滞后于临床医学实践的发展。此外,一些罕见病、儿童用药等因无法得到充分的循证医学证据而更易出现超说明书用药的情况。广东省药学会从 2010 年至今印发了 4 份超说明书用药专家共识,明确提出了超说明书用药的五大原则:①在影响患者生活质量或危及生命的情况下,无合理的可替代药品;②用药目的不是试验研究;③有合理的医学实践证据;④经医院药事管理与药物治疗学委员会(或药事管理委员会)及伦理委员会批准;⑤保护患者的知情权。同时还不断更新《超药品说明书用药目录》。2015 年中国药理学会治疗药物监测研究专业委员会通过对国内 24 家医院超说明书用药情况进行分析,并参考国内相关共识,发布了《超说明书用药专家共识》。这些共识对医疗机构临床用药并非强制性规定,但在法律法规、行政性规章无明确规定的情况下,在一定程度上指导了临床用药,具有行业规范的作用。

二、超说明书用药证据的分类

(一) 药品未注册用法使用条件

在临床工作中,使用"药品未注册用法"应具备以下条件:

(1) 在影响患者生活质量或危及生命的情况下,无合理的可替代药品。

(2) 用药目的不是试验研究。

(3) 有合理的医学实践证据。

(4) 医院药事管理与药物治疗学委员会(或药事管理委员会,以下简称"药事会")及伦理委员会(以下简称"伦理会")批准。

(5) 保护患者的知情权。

超说明书用药必须有充分的文献报道、循证医学研究结果、多年临床实践证明及申请扩大药品适应证的研究结果等。在美国,有关"药品未注册用法"的权威资料主要有 *American Medical Association：Drug Evaluations*、US *Pharmacopoeia：Drug Information* 和 *American Hospital Formulary Service：Drug Information* 三种。在英国,The Royal College of Pediatrics and Child Health 出版的杂志 *Medicines for Children* 被临

床医生广泛引用。

（二）超说明书用药证据

1. 超说明书用药证据等级　具体证据及推荐强度分为以下 5 个等级。

（1）证据可靠，可使用级：①相同通用名称药品的国外或国内药品说明书标注的用法；②国内外医学和药学学术机构发布的指南认可的超说明书用药；③经系统评价或 Meta 分析、多中心大样本随机对照试验证实的超说明书用药。

（2）证据可靠性较高，建议使用级：①国内外权威医药学专著已经收载的超说明书用药；②单个大样本的随机对照试验证实的超说明书用药。

（3）证据有一定的可靠性，可以采用级：设有对照，但未用随机方法分组研究证实的超说明书用药。

（4）证据可靠性较差，可供参考：①无对照的病例观察；②教科书收载的超说明书用药。

（5）证据可靠性差，仅供参考，不推荐使用：①描述性研究、病例报告；②专家意见。

2. 超说明书循证医学评价体系　目前国内外暂无超说明书循证医学评价体系构建的统一标准。评价内容包括有效性等级、推荐强度和证据等级，评价标准参照 Micmmedex 的 Thomson 分级系统（表 8-1）。

表 8-1　超说明书使用循证医学证据（Micromedex 的 Thomson 分级）

有效性等级		推荐等级		证据等级	
□Ⅰ	治疗有效	□Ⅰ	推荐	□A	随机对照试验的荟萃分析；多个、设计良好、大规模的随机临床试验
□Ⅱa	证据支持有效	□Ⅱa	大多数情况下推荐	□B	结论冲突的随机对照试验的荟萃分析；小规模或研究方法有显著缺陷的随机对照试验；非随机研究
□Ⅱb	有效性具有争议	□Ⅱb	在某些情况下推荐使用	□C	专家意见或共识；个案报道或系列案例
□Ⅲ	治疗无效	□Ⅲ	在某些情况下不推荐使用	□D	没有证据

三、医疗机构超说明书用药的制度和流程

超药品说明书用药在临床实践中不可避免，目前国内尚未有相关法律法规允许超说明书使用，因此，超说明书行为存在一定的法律风险隐患。广东省药学会曾于 2010 年 3 月 18 日印发的《药品未注册用法专家共识》明确了超说明书用药是医师、药师所享有的

一种国际通行职业权利,也是一种合法的用药行为。为了更好地保障医疗质量和医疗安全,提高超说明书用药规范管理的可操作性,2014 年 11 月 6 日广东省药学会印发《医疗机构超药品说明书用药管理专家共识》,该共识就超说明书用药管理流程达成以下共识。

拟超说明书用药的科室经科室讨论后,向医院药学部门提交超说明书用药申请表,并附超说明书用药方案、风险应急预案以及超说明书用药依据。超说明书用药依据通常为循证医学证据,包括国内外说明书、政府文件、RCT 的系统评价或 Meta 分析文献、其他对照试验、病例观察文献、指南、专家共识等。

1. 药学部门初审　药学部门对超说明书用药申请进行初审,主要针对药品的超说明书用法进行循证医学评价,评价内容包括有效性等级、推荐强度和证据等级。评价标准参照 Micromedex 的 Thomson 分级系统(见本章“超说明书用药证据的分类”部分内容)。

2. 药事管理委员会和伦理会审批　药事管理委员会审批通过的药品可直接按批准方案使用。当超说明书用药风险较大时,除药事管理委员会同意外,还须提交伦理会审批。

3. 超说明书用药品种和目录　经药事会和伦理会审批通过的超说明书用药品种,统一在医务部门备案,目录保留在医务部门和药学部门。

4. 超说明书用药处方权限及管理　在医务部门备案的超说明书用药可在全院范围内应用。经药事管理委员会审批通过的药品,主治医师以上具有处方权;经伦理会审批通过的药品,副主任医师以上具有处方权。在紧急情况下使用未经备案的超说明书用药方案的,由科主任提出超说明书用药申请,报医务部门同意后可使用。确无时间提前申请的,可在抢救结束后补交申请资料。以上特殊情况下的超说明书用药,仍须尽快经药事管理委员会和伦理会审批。通过的,可按批准方案使用;未通过的,立即停止使用。

四、超说明书用药的处方审核要点

超说明书情况的判定成为处方点评工作的难点问题,也是处方点评工作是否能被广大医药工作者接受的重要环节。因说明书编写于药品上市前,其更新和完善常滞后于医学研究和实践,导致超说明书用药行为存在临床合理性。《处方管理办法》第三十一条、第三十五条规定药师须对处方适宜性进行审核,其第六条、第三十六条都要求药师须对超说明书处方进行干预,但若药师在审方过程中对超说明书处方一律判定为不适宜处方,要求医师修改而拒绝调配,则可能延误患者的最佳治疗,进而与临床产生矛盾,甚至会不利于临床医学的发展。因此,药师在判定和干预超说明书处方时,应以支持患者可能获得最佳治疗方案为出发点,对超说明书处方分类区别对待、灵活处理,同时注重规避自身的法律风险。根据超说明书用药的定义,结合《医疗机构处方审核规范》《北京市医疗机构处方专项点评指南》(卫办医管函〔2012〕1179 号)的超说明书用药处方点评方法,超说明书用药可分别从超适应证用药、超给药剂量、超给药途径、超用药人群四个方面开展。同时,我们建议对超说明书处方做分类干预(表 8-2)。

表 8-2　超说明书处方的分类干预方案

分类依据	超说明书用药处理方案	备　注
1. 病人特殊的生理、病理情况导致的超说明书用药	主治(或以上)医师统一写明此类特殊情况病人用药方案的书面说明,签名盖章,留于药房备案。每次开具处方时,备注栏注明	①遇到超说明书用药时,均应首先及时联系处方医师,告知其药品说明书用药方案,请其修改医嘱,若遭拒绝,药师在确认其用药方案具有合理性的医学实践证据,且医师已充分权衡病人利弊及病人获得用药知情权后,方可采用相应的处理方案,调配药品。②各科室(病区)书面材料只对各自有效。③审核处方时,如某病区用药剂量普遍在高限值,应联系医师确认,但若是 ICU 等高危病人较多的病区用药剂量普遍在高限值,可视为适宜
2. 参照省级、国家、国际标准(指南)的用药方案导致的超说明书用药	主任医师统一写明所在病区该种药品的治疗方案、参考标准等书面说明,签名盖章,留于药房备案。每次开具处方时,备注栏注明	
3. 参照最新国内外期刊文献或同行用药方案导致的超说明书用药	每次开具处方时附上由处方医师及上级医师针对该病人治疗方案的书面说明,签名盖章,留于药房备案	
4. 根据个人临床经验或个人用药习惯导致的超说明书用药	要求处方医师修改处方,否则拒绝调剂	
5. 处方错误、禁忌证	要求处方医师修改处方,否则拒绝调剂	

(一)患者特殊的生理、病理情况导致超说明书用药

所用方案经临床长期实践获得认可或与药品生产厂家联系,确认该用药方案是安全、有效的,方可参照表 8-2 相应情况处理。处方例:糖尿病人使用某厂生产的异甘草酸镁注射液时,用生理盐水稀释(该药品说明书"用法用量"规定"以 10% 葡萄糖注射液 250ml 稀释"),经厂家证实该药用生理盐水稀释安全、有效,但因时间关系尚未修改说明书。应由厂家出示书面材料,药房留取原件备案。审方遇到此类处方时,参照表 8-2 相应

情况处理。

(二) 处方医师参照省级、国家、国际标准等给药方案导致超说明书用药

处方例：某一血液科病人，注射用环磷酰胺 (江苏恒瑞医药) 单次剂量用 3.6g (该药品说明书"用法用量"规定"成人常用量：单药静脉注射按体表面积每次 500～1000mg/m²，联合用药 500～600mg/m²")。按表 8-2 相应处理方案，联系病区后，血液科主任写明"环磷酰胺给予 60mg/(kg·d) 的剂量用作移植前预处理方案，参考 *Haematopoietie stem cell transplantation*，*EBMT Handbook*，5th edition，2008"的书面说明，签名盖章后留于药房，血液科每次开具此类处方时，在备注栏注明"移植前预处理病人"，药师方可调配药品。但若是其他病区按此用量开具处方，应请其相应病区主任写明书面材料，按上述情况处理。

(三) 处方医师参照最新国内外期刊文献或同行用药方案导致超说明书用药

处方例：重组人血管内皮抑制素注射液 (恩度)。临床常见用法用量为 90mg (6 支) 输液泵滴 72h，而该药说明书用法用量为"临用时将本品加入 500ml 生理盐水中，匀速静脉点滴，滴注时间 3～4 小时。与 NP 化疗方案联合给药时，本品在治疗周期的第 1～14 天，每天给药一次，每次 7.5mg/m²，连续给药 14 天，休息 1 周，再继续下一周期治疗"。恩度此种用法的依据为最新的文献报道。遇到此类处方，应联系处方医师，告知其说明书用法用量，若医师坚持其为病人的最佳用药方案，拒绝修改，应参照表 8-2 相应条目处理。

(四) 根据处方医师个人临床经验或用药习惯导致超说明书用药

处方例：醒脑静每次静脉滴注 40ml，而该药品说明书"用法用量"规定"静脉滴注一次 10～20ml"，应联系处方医师，要求其修改处方，否则拒绝调剂。

(五) 对于处方错误、禁忌证等情况

处方例：注射用紫杉醇酯质体 (力朴素) 用生理盐水稀释，而该药品说明书"注意事项"明确规定"本品只能用 5％葡萄糖注射液溶解和稀释，不可用生理盐水或其他溶液溶解、稀释，以免发生脂质体聚集"；替硝唑注射液用于 12 岁以下儿童，而该药品说明书"儿童用药"规定"12 岁以下儿童禁用"。该类处方应拒绝调配，并及时联系处方医师修改医嘱，若遭拒绝，应报告上级领导处理。

五、儿童超说明书用药案例

(一) 阿立哌唑片用于儿童精神性疾病

1. 说明书用法　阿立哌唑用于治疗精神分裂症。

2. 超说明类型　改变适应证；改变用药人群；改变用法用量。

3. 具体用法用量

(1) 孤独症相关的易激惹症状。6～17 岁儿童青少年：起始剂量 2mg/d，逐渐增加至 5mg/d，间隔至少 1 周增加 5mg/d，至 10～15mg/d。

(2) 双相障碍Ⅰ型躁狂或混合状态，10～17 岁儿童青少年：2mg/d 维持 2 天，两天内

加量至 5mg/d,继续增加剂量至 10mg/d,根据病情可每天增加 5mg。

（3）抽动秽语综合征。6～18 岁儿童青少年:体重小于 50kg 的用药量为 2mg/d 维持 2 天,增加至 5mg/d,最大剂量增加至 10mg/d,但间隔至少 1 周;体重大于 50kg 的用药量 为 2mg/d 维持 2 天,增加至 5mg/d 维持 5 天,第八天剂量增加至 10mg/d,最大剂量为 20mg/d,但间隔至少 1 周。

（4）精神分裂症。13～17 岁儿童青少年:起始剂量 2mg/d,两天后增加至 5mg/d,第 五天增加至 10mg/d,维持剂量 10mg/d,最大剂量 30mg/d。

4. 依据及参考文献　美国 FDA 已批准以上超说明书用法用量。

5. 推荐等级　Micromedex 分级:Ⅱb。

（二）丙酸氟替卡松乳膏用于儿童皮肤病

1. 说明书用法

（1）成人。适用于各种皮质激素可缓解的炎症性和瘙痒性皮肤病,如:湿疹包括特异 性湿疹和盘状湿疹;结节性痒疹;银屑病(泛发斑块型除外);神经性皮肤病包括单纯性苔 藓;扁平苔藓;脂溢性皮炎;接触性过敏;盘形红斑狼疮;泛发性红斑全身类固醇激素治疗 的辅助用药,虫咬皮炎;粟疹。

（2）儿童。低效皮质激素无效的 1 岁以上(含 1 岁)儿童在医生的指导下可用本品缓 解特异性皮炎引起的炎症和瘙痒。患有皮质激素可缓解的其他皮肤病的儿童使用本品 前应咨询医生。

2. 超说明书类型　改变用药人群。

3. 具体用法用量　适量外用,每晚 1 次;疗程不超过 1 个月。

4. 依据及参考文献　①美国 FDA 已批准丙酸氟替卡松可谨慎适用于 3 月龄以上儿 童;②《中国特异性皮炎诊疗指南(2014 版)》。

5. 推荐等级　Micromedex 分级:Ⅱb。

（三）普萘洛尔片用于婴幼儿血管瘤

1. 说明书用法

（1）作为二级预防,降低心肌梗死死亡率。

（2）高血压(单独或与其他抗高血压药合用)。

（3）劳力型心绞痛。

（4）控制室上性快速心律失常、室性心律失常,特别是与儿茶酚胺有关或洋地黄引起 心律失常。可用于洋地黄疗效不佳的房扑、房颤心室率的控制,也可用于顽固性期前收 缩,改善患者的症状。

（5）减低肥厚型心肌病流出道压差,减轻心绞痛、心悸与昏厥等症状。

（6）配合 α 受体阻滞剂用于嗜铬细胞瘤病人控制心动过速。

（7）用于控制甲状腺功能亢进症的心率过快,也可用于治疗甲状腺危象。

2. 超说明书类型　改变用药人群。

3. 具体用法用量　5 周～5 月龄,初始剂量 0.6mg/kg qd,间隔至少 9 小时,分两次口服;1周时,调整为 1.1mg/kg qd,分两次口服;维持剂量 1.7mg/(kg·d),分两次口服,持续 6 个月。

4. 依据及参考文献　①美国 FDA 已批准普萘洛尔用于治疗儿童(小于 1 岁)血管瘤;②《口服普萘洛尔治疗婴幼儿血管瘤中国专家共识(2016 版)》。

5. 推荐等级　Micromedex 分级:Ⅱa。

六、妊娠期妇女超说明书用药案例

(一)替比夫定片用于慢性乙型病毒性肝炎围生期传播预防

1. 说明书用法　用于有病毒复制证据以及有血清转氨酶(ALT 或 AST)持续升高或肝组织活动性病变证据的慢性乙型肝炎成人患者。

2. 超说明书用药类型　改变适应证。

3. 具体用法用量　治疗慢性乙型肝炎的推荐剂量为 600mg,每日 1 次,口服,餐前或餐后均可,不受进食影响。

4. 依据及参考文献　①美国肝病学会(AASLD)*Guideline for Treatment of Chronic Hepatits B*;②《慢性乙型肝炎防治指南(2015 版)》;③美国 FDA 未批准替比夫定用于高病毒载量的 HBsAg 阳性孕妇。

5. 推荐等级　Micromedex 分级:Ⅱb。

(二)米非司酮片联合米索前列醇片用于终止 8-16 周妊娠及稽留流产

1. 说明书用法　米非司酮片与前列腺素药物序贯合并使用,用于终止停经 49 天内的早期妊娠。

2. 超说明书用药类型　改变适应证;改变用法用量;改变给药途径。

3. 具体用法用量

(1) 8~16 周妊娠。①米非司酮片:100mg po qd 或 50mg po bid,共 2 天;或 200mg 顿服;②米索前列醇片:首次服用米非司酮片 36~48 小时后,米索前列醇片 400~600μg po 或阴道给药。

(2) 稽留流产。①米非司酮片:50mg po bid,共 150mg 或 200mg;②米索前列醇片:600μg po 或阴道给药。

4. 依据及参考文献　①中华医学会计划生育学分会《米非司酮配伍摸索前列醇终止 8~16 周妊娠的指南(2015)》;②中华医学会妇产科分会产科学学组《妊娠晚期楚子宫颈成熟与引产指南(2014)》;③美国 FDA 批准米非司酮用于 70 天内的流产;④美国 FDA 未批准米索前列醇用于成人药物流产及促宫颈成熟引产。

5. 推荐等级　Micromedex 分级:Ⅱb。

(三)硝苯地平缓控释片用于妊娠期高血压

1. 说明书用法　用于治疗高血压、心绞痛。

2. 超说明书用药类型　改变适应证;改变用法用量。

3. 具体用法用量　①控释片 30mg qd;②缓释片 30~120mg/d。

4. 依据及参考文献　①中华医学会妇产科学会《临床诊疗指南-妇产科分册》；②美国妇产科医师学会 ACOG 指南；③美国 FDA 未批准硝苯地平控释片、硝苯地平缓释片用于妊娠期高血压。

5. 推荐等级　Micromedex 分级：Ⅱb。

（程　虹　杨　坤）

参 考 文 献

［1］国家卫生健康委.关于印发国际疾病分类第十一次修订本(ICD-11)中文版的通知［S］.国卫医发
〔2018〕52号.2018-12-14.

［2］孟群,刘爱民.国家疾病分类与代码(ICD-10)应用指导手册［M］.北京:中国协和医科大学出版
社,2016.

［3］广东省药学会.药品未注册用法专家共识［J］.粤药会〔2010〕8号.2010-03-18.

［4］卫生部.医院处方点评管理规范(试行)［S］.卫医管发〔2010〕28号.2010-02-10.

［5］卫生部.处方管理办法［S］.卫医管发〔2007〕53号.2007-02-14.

［6］吴新荣,杨敏.药师处方审核培训教材［M］.北京:中国医药科技出版社,2019.

［7］刘凌云.医院处方点评管理规范(试行).执行中的难点及对判定标准的探讨［J］.中国医院用药评
价与分析,2016,16(1):107-109.

［8］国家药典委员会.中华人民共和国药典临床用药须知(2015年版)［S］.化学药和生物:制品卷.北
京:中国医药科技出版社,2015.

［9］抗菌药物临床应用指导原则.修订工作组.抗菌药物临床应用指导原则(2015年版)［M］.北京:人
民卫生出版社,2015.

［10］程青,王小川,张海霞,等.基于β-内酰胺类药物国内外皮试现状论政府层面出台皮试规范的迫切
性［J］.儿科药学杂志,2018,24(11):25-30.

［11］国家卫生计生委,抗菌药物临床应用与细菌耐药评价专家委员会.青霉素皮肤试验专家共识［J］.
中华医学杂志,2017,97(40):3143.

［12］陈新谦,金有豫,汤光.新编药物学［M］.18版,北京:人民卫生出版社,2017.

［13］中国国家处方集.编委会.中国国家处方集(2010版)［M］.北京:人民军医出版社,2010.

［14］卫生部.处方管理办法(试行)(2007)［M］.北京:中国法制出版社,2017.

［15］李向荣.药剂学［M］.杭州:浙江大学出版社,2010.

［16］中华医学会临床药学分会雾化吸入疗法合理用药专家共识编写组.雾化吸入疗法合理用药专家共
识(2019年版)［J］.医药导报,2019,38(2):135-146.

［17］卫生部.北京市医疗机构处方专项点评指南(试行)［S］.卫办医管函〔2012〕1179号.2012-12-26.

［18］国家卫生健康委,国家中医药管理局,中央军委后勤保障部办公厅.医疗机构处方审核规范
［S］,2018.

［19］何梅,邵鑫,赵曜,等.Beers标准、STOPP/START标准及中国PIM初级判断标准评价某院心血
管内科医嘱的对比研究［J］.中国医院药学杂志,2018,38(7):781-784.

［20］郭昱君,郑守夏,邱享嘉.电子处方警示系统减少门诊重复用药:以台湾289家医院为例［J］.中国
卫生政策研究,2018,11(11):41-45.

［21］刘志军,韩红蕾.药物相互作用基础与临床［M］.3版.北京:人民军医出版社,2019.

［22］魏敏杰,杜志敏.临床药理学［M］.北京:人民卫生出版社,2014.

［23］田清平,刘梅林.老年人调脂药物与其他常用药物的相互作用[J].中国医学前沿杂志(电子版),2015,7(05):12-15.

［24］王芬.对我院审方系统拦截的不合理静脉用药处方分析[J].北方药学,2019,16(7):171-172.

［25］张艳娟.我院病区医嘱点评汇总分析[J].天津药学,2019,31(3):36-39.

［26］李浩,施芳红,顾智淳,等.仅可用葡萄糖注射液稀释的药物与胰岛素配伍的情况及其在糖尿病患者中的应用[J].世界临床药物,2018,39(7):502-508.

［27］杨伶俐,李春燕,徐帆.地塞米松注射液对甘露醇注射制剂稳定性的影响[J].中国药业,2015,24(22):43-45.

［28］谢冉.多种西药合用的不良反应及促进西药临床合理用药探析[J].医院药学,2015,16(3):21-22.

［29］张惠.多种西药联合应用导致不良反应的分析[J].临床药学,2015,19(8):111.

［30］张小娟,白卉,郑莹,等.临床化疗药物配伍禁忌[J].护理研究,2017,31(17):2070-2072.

［31］李波,姜黎,蔡亚南,等.疑似维生素 K1 配伍维生素 C 静脉滴注致过敏性休克 1 例[J].中南药学,2017,15(07):1024.

［32］中国国家处方集.编委会.中国国家处方集(儿童版).[M].北京:人民军医出版社,2013.

［33］王卫平,孙锟,常立文.儿科学[M].9 版.北京:人民卫生出版社,2018.

［34］李文汉,胡仪吉.儿科临床药理学[M].北京:人民卫生出版社,1998.

［35］刘丽萍.儿童安全用药速查[M].北京:人民军医出版社,2014.

［36］刘莉,黄洁,章冉冉,等.儿科人群的药代动力学研究[J].中国临床药理学杂志,2014,30(3):238-240.

［37］儿童社区获得性细菌性脑膜炎诊断与治疗专家共识[J].中华儿科杂志,2019,57(08):584-591.

［38］王青云.儿童急性感染性腹泻病诊疗规范(2020 年版).印发[J].中医药管理杂志,2020,28(18):78.

［39］李智平,刘恩梅,刘瀚旻,等.氨茶碱在儿童安全合理使用的专家共识[J].中国实用儿科杂志,2019,34(04):249-255.

［40］解热镇痛药在儿童发热对症治疗中的合理用药专家共识[J].中华实用儿科临床杂志,2020(03):161-169.

［41］尿路感染诊断与治疗中国专家共识编写组.尿路感染诊断与治疗中国专家共识(2015 版):尿路感染抗菌药物选择策略及特殊类型尿路感染的治疗建议[J].中华泌尿外科杂志,2015,36(04):245-248.

［42］刘大波,谷庆隆.儿童急性扁桃体炎诊疗:临床实践指南(2016 年制定)[J].中国实用儿科杂志,2017,32(03):161-164.

［43］抗病毒药物在儿童病毒感染性呼吸道疾病中的合理应用指南[J].中华实用儿科临床杂志,2020,35(19):1441-1450.

［44］中华医学会儿科学分会感染学组及国家感染性疾病医疗质量控制中心.疱疹性咽峡炎诊断及治疗专家共识(2019 年版)[J].中华儿科杂志,2019(03):177-180.

［45］中华医学会儿科学分会呼吸学组.儿童喘息性疾病合理用药指南[J].中华实用儿科临床杂志,2018,33(19):1460-1472.

［46］CARL P. WEINER,CATALIN BUHIMSCHI.妊娠哺乳期用药指南.2 版.孙路路,译.北京:人民军医出版社,2014.

[47] 刘丽萍,鄢丹. 妊娠期和哺乳期安全用药速查[M].北京:人民军医出版社,2014.

[48] 孙安修,刘歆农,单清. 孕妇哺乳期妇女用药指导[M].北京:人民卫生出版社,2012.

[49] 袁偲偲,冯欣. 妊娠期和哺乳期患者用药错误防范指导原则[J].药物不良反应杂志,2017,19(03):163-167.

[50] 谢幸,孔北华,段涛. 妇产科学[M].9.北京:人民卫生出版社,2018.

[51] 赵霞,张伶俐. 临床药物治疗学. 妇产科疾病[M].北京:人民卫生出版社,2016.

[52] 陈杰,弓晓皎,陈攀,等. 妊娠期用药处方审核实践[J].医药导报,2020,39(09):1221-1225.

[53] 陈鹏,刘兴会,吴琳. 妊娠期肝内胆汁淤积症指南解读[J].实用妇产科杂志,2019,35(02):103-105.

[54] 马润玫,杨慧霞. 妊娠剧吐的诊断及临床处理专家共识(2015)[J].中华妇产科杂志,2015,50(11):801-804.

[55] 赫里什托夫·舍费尔. 孕期与哺乳期用药指南[M].2版.山丹,译.北京:科学出版社,2010.

[56] 中华医学会内分泌学分会,中华医学会围产医学分会. 妊娠和产后甲状腺疾病诊治指南(第2版)[J].中华内分泌代谢杂志,2019(08):636-665.

[57] 王颀,宁平,马祥君. 中国哺乳期乳腺炎诊治指南[J].中华乳腺病杂志(电子版),2020,14(01):10-14.

[58] 漆洪波,杨慧霞. 孕前和孕期保健指南(2018)[J].中华围产医学杂志,2018,21(03):145-152.

[59] 王赛,刘琛,等. 中国老年人潜在不适当用药判断标准(2017年版)[J].药物不良反应杂志,2018,20(01):2-8.

[60] 何梅,邵鑫,赵曜,等. Beers标准、STOPP/START标准及中国PIM初级判断标准评价某院心血管内科医嘱的对比研究[J].中国医院药学杂志,2018,38

(7):781-784.

[61] 杨晓欧,庄宁,张琳,等. Beers标准和STOPP标准在社区老年患者潜不适当用药中的评估作用[J].临床合理用药杂志,2017,10(21):95-97.

[62] 中国老年保健医学研究会老龄健康服务与标准化分会. 中国老年人用药管理评估技术应用共识(草案)[J].中国老年保健医学,2019,17(4):16-19.

[63] 中国医药教育协会感染疾病专业委员会,中华结核和呼吸杂志编辑委员会,中国药学会药物临床评价研究专业委员会. 抗菌药物超说明书用法专家共识[J].中华结核和呼吸杂志,2015,38(06):410-444

[64] 国家卫生计生委 国家发展改革委,教育部,等. 遏制细菌耐药国家行动计划(2016—2020年)[J].药物不良反应杂志,2016,18(05):398-400.

[65] 马筱玲,鲁怀伟,张艳. 认识细菌的天然耐药和获得性耐药[J].中华检验医学杂志,2012,(08):762-763.

[66] (Web).2018年CHINET中国细菌耐药监测. http://www.chinets.com/Chinet.

[67] 叶慧,宗志勇,吕晓菊. 2017年版美国疾病预防控制中心手术部位感染预防指南解读[J].中国循证医学杂志,2017(07):745-750

[68] 罗敏,苏娜,徐斑. 美国医院药师学会外科手术抗菌药物预防使用临床实践指南简介[J].中国医院药学杂志,2013,33(19):1638-1641.

[69] 周丽花,郑飞跃. 全肠外营养液处方536例合理性评价[J].药品评价.2013,10(14):34-36.

[70] 梁晓美,吴春美,叶伟霞.全胃肠外营养液的临床使用及处方分析[J].临床药物治疗杂志.2015,13(2):77-80.

[71] 张良聚,曹宪福.完全胃肠外营养在普外临床中的应用[J].中国医药指南.2013,11(29):65-66.

[72] 刘艳辉.全肠外营养液处方422例调查分析[J].临床合理用药杂志.2012,05(3):29-30.

[73] 关丁越,杨跃辉,刘广宣.全肠外营养审方系统建立与应用[J].中国合理用药探索.2017,14(11):76-80.

[74] 倪倍倍,吕彩霞,秦苗,等.1843张新生儿全肠外营养液处方分析[J].医药导报.2018,37(9):1068-1071.

[75] 李宁,于健春.临床肠外营养支持治疗[M].人民军医出版社,2011.

[76] 关丁越,赵明沂,杨跃辉,等.基于TPN审核系统对全肠外营养用药医嘱分析[J].实用药物与床,2018,21(12):1443-1446.

[77] 中华医学会.临床诊疗指南肠外肠内营养学分册[M].北京:人民卫生出版社,2007:25,42,46-47.

[78] 孙浩,菅凌燕.药师为TPN处方把关,促进临床合理用药[C]//2008年中国药学会学术年会暨第八届中国药师周论文集.2008.

[79] 李莹,李晖.某院全肠外营养不合理用药的分析[J].中国医药指南,2019,17(24):69-70.

[80] 中华医学会肝病学分会,中华医学会消化病学分会,常用肝脏生物化学试验的临床意义及评价共识[J].中华保健医学杂志,2010,12(3):161-168.

[81] 中华医学会感染病学分会肝脏炎症及其防治专家共识专家委员会.肝脏炎症及其防治专家共识[J].中华肝脏病杂志,2014,22(2):94-103.

[82] 张东敬,周彬,侯金林.慢加急性肝衰竭预后模型的研究进展[J].临床肝胆病杂志,2018,34(6):1351-1356.

[83] 于乐成,茅益民,陈成伟.药物性肝损伤诊治指南[J].实用肝脏病杂志,2017,02(v.20):133-150.

[84] 中华医学会,中华医学会杂志社,中华医学会消化病学分会,等.药物性肝损伤基层诊疗指南(2019年)[J].中华全科医师杂志,2020,19(10):868-875.

[85] 马婧,孙莉君.肝功能不全病人的合理给药方案探讨[J].中外医疗,2009(21):173-173.

[86] 赵栋.肝功能不全患者合理用药方案[J].中国社区医师,2008,24(4):15-16.

[87] 罗继名,徐萍.肝功能不全患者抗菌药物的选择[J].中南药学,2006,4(1):72-74.

[88] 中华医学会,中华医学会杂志社,中华医学会消化病学分会,等.药物性肝损伤基层诊疗指南(2019年)[J].中华全科医师杂志,2020,19(10):868-875.

[89] 李学旺.肾脏内科学[M].北京:人民卫生出版社,2011.

[90] 曹运莉,杜小莉,朱珠.肝功能不全时药物剂量调整方法探讨[J].中国药师,2012,12(4):549-552.

[91] 王海燕.肾脏病学[M].3版.北京:人民卫生出版社,2013.

[92] 姜玲,史天陆.肾功能不全患者治疗临床药师指导手册[M].北京:人民卫生出版社,2014.

[93] 杨萍.中西药物联用对药代动力学的影响[J].临床合理用药杂志,2010,3(15):142-143.

[94] 黄红兵,刘韬,陈倩超,等.3种抗肿瘤靶向治疗药物的临床应用状况调查[J].新医学,2009,40(7):461-464.

[95] 张波,赵彬,张钰宣,等.我院"药品说明书之外的用法"现状调查和探讨[J].实用药物与临床,2014,(5):655-658,659.

［96］张伶俐,李幼平,曾力楠,等.15 国超说明书用药政策的循证评价［J］.中国循证医学杂志,2012,12
　　　(4):426-435.

［97］张波,郑志华,李大魁.超药品说明书用药参考［M］.北京:人民卫生出版社,2013:1.

［98］姜德春,元华龙.儿科超说明书用药的研究现状与进展［J］.儿科药学杂志,2013,19(4):53-56.

［99］张伶俐,李幼平,胡蝶,等.四川大学华西第二医院 2010 年儿科住院患儿超说明书用药情况调查
　　　［J］.中国循证医学杂志,2012,12(2):161-167.

［100］广东省药学会内分泌代谢用药专业委员会.Dpp-4 抑制剂超药物说明书用法专家共识［J］.今日
　　　　药学,2013,23(12): 777-782.

［101］广东省药学会风湿免疫用药专家委员会.风湿免疫疾病(系统性红斑狼疮)超药品说明书用药专
　　　　家共识［J］.今日药学,2014,24(09): 630-636.

［102］张镭,谭玲,陆进.超说明书用药专家共识［J］.药物不良反应杂志,2015(2):101-103.

［103］ANDREW D CARLO,JONATHAN E ALPERT. Catastrophic Drug-Drug Interactions in Psycho-
　　　　pharmacology［J］. Psychiatric Annals,2016,46(8):439-447.

［104］STEINMAN MA. Using Wisely: A Reminder on How to Properly Use the American Geriatrics
　　　　Society Beers Criteria［J］. Journal of gerontological nursing,2019,45(3):3-6.

［105］American Geriatrics Society 2019 Updated AGS Beers Criteria? for Potentially Inappr-opriate
　　　　Medication Use in Older Adults［J］. Journal of the American? Geriatrics? Society,2019,67(4):
　　　　674-694.

［106］OMAHONY D,O'SULLIVAN D,BYRNE S,et al. STOPP/START criteria for potentially inap-
　　　　propriate prescribing in older people: version 2［J］. Age and ageing,2015,44(2):213-218.

［107］RADLEY D C,FINKELSTEIN S N,STAFFORD R S. Off-label prescribing among office-based
　　　　physicians［J］. Archives of Internal Medicine,2006,166(9): 1021-1026.

［108］CONROY S,CHOONARA I,IMPICCIATORE P,et al. Survey of unlicensed and off label drug
　　　　use inpaediatric wards in european countries［J］. British Medical Journal,2000,320(7227): 79-82.

［109］HERRING C,MCMANUS A,WEEKS A. Off-label prescribing during pregnancy in the UK:an a-
　　　　nalysis of 18 000 prescriptions in Liverpool women's Hospita［J］. Int J Pharm Pract,2010,18(4):
　　　　226-229.

［110］ASHP statement on the use of medications for unlabeled uses［J］. Am J Hosp Pharm,1992,49
　　　　(8):2006-2008.

附　　录

附录 A　中华人民共和国药品管理法
（2019 修订）

（1984 年 9 月 20 日第六届全国人民代表大会常务委员会第七次会议通过　2001 年 2 月 28 日第九届全国人民代表大会常务委员会第二十次会议第一次修订　根据 2013 年 12 月 28 日第十二届全国人民代表大会常务委员会第六次会议《关于修改〈中华人民共和国海洋环境保护法〉等七部法律的决定》第一次修正　根据 2015 年 4 月 24 日第十二届全国人民代表大会常务委员会第十四次会议《关于修改〈中华人民共和国药品管理法〉的决定》第二次修正　2019 年 8 月 26 日第十三届全国人民代表大会常务委员会第十二次会议第二次修订）

第一章　总　　则

第一条　为了加强药品管理,保证药品质量,保障公众用药安全和合法权益,保护和促进公众健康,制定本法。

第二条　在中华人民共和国境内从事药品研制、生产、经营、使用和监督管理活动,适用本法。

本法所称药品,是指用于预防、治疗、诊断人的疾病,有目的地调节人的生理功能并规定有适应证或者功能主治、用法和用量的物质,包括中药、化学药和生物制品等。

第三条　药品管理应当以人民健康为中心,坚持风险管理、全程管控、社会共治的原则,建立科学、严格的监督管理制度,全面提升药品质量,保障药品的安全、有效、可及。

第四条　国家发展现代药和传统药,充分发挥其在预防、医疗和保健中的作用。

国家保护野生药材资源和中药品种,鼓励培育道地中药材。

第五条　国家鼓励研究和创制新药,保护公民、法人和其他组织研究、开发新药的合法权益。

第六条　国家对药品管理实行药品上市许可持有人制度。药品上市许可持有人依法对药品研制、生产、经营、使用全过程中药品的安全性、有效性和质量可控性负责。

第七条　从事药品研制、生产、经营、使用活动,应当遵守法律、法规、规章、标准和规范,保证全过程信息真实、准确、完整和可追溯。

第八条　国务院药品监督管理部门主管全国药品监督管理工作。国务院有关部门在各自职责范围内负责与药品有关的监督管理工作。国务院药品监督管理部门配合国务院有关部门,执行国家药品行业发展规划和产业政策。

省、自治区、直辖市人民政府药品监督管理部门负责本行政区域内的药品监督管理工作。设区的市级、县级人民政府承担药品监督管理职责的部门(以下称药品监督管理部门)负责本行政区域内的药品监督管理工作。县级以上地方人民政府有关部门在各自职责范围内负责与药品有关的监督管理工作。

第九条　县级以上地方人民政府对本行政区域内的药品监督管理工作负责,统一领导、组织、协调本行政区域内的药品监督管理工作以及药品安全突发事件应对工作,建立健全药品监督管理工作机制和信息共享机制。

第十条　县级以上人民政府应当将药品安全工作纳入本级国民经济和社会发展规划,将药品安全工作经费列入本级政府预算,加强药品监督管理能力建设,为药品安全工作提供保障。

第十一条　药品监督管理部门设置或者指定的药品专业技术机构,承担依法实施药品监督管理所需的审评、检验、核查、监测与评价等工作。

第十二条　国家建立健全药品追溯制度。国务院药品监督管理部门应当制定统一的药品追溯标准和规范,推进药品追溯信息互通互享,实现药品可追溯。

国家建立药物警戒制度,对药品不良反应及其他与用药有关的有害反应进行监测、识别、评估和控制。

第十三条　各级人民政府及其有关部门、药品行业协会等应当加强药品安全宣传教育,开展药品安全法律法规等知识的普及工作。

新闻媒体应当开展药品安全法律法规等知识的公益宣传,并对药品违法行为进行舆论监督。有关药品的宣传报道应当全面、科学、客观、公正。

第十四条　药品行业协会应当加强行业自律,建立健全行业规范,推动行业诚信体系建设,引导和督促会员依法开展药品生产经营等活动。

第十五条　县级以上人民政府及其有关部门对在药品研制、生产、经营、使用和监督管理工作中做出突出贡献的单位和个人,按照国家有关规定给予表彰、奖励。

第二章　药品研制和注册

第十六条　国家支持以临床价值为导向、对人的疾病具有明确或者特殊疗效的药物创新,鼓励具有新的治疗机理、治疗严重危及生命的疾病或者罕见病、对人体具有多靶向系统性调节干预功能等的新药研制,推动药品技术进步。

国家鼓励运用现代科学技术和传统中药研究方法开展中药科学技术研究和药物开发,建立和完善符合中药特点的技术评价体系,促进中药传承创新。

国家采取有效措施,鼓励儿童用药品的研制和创新,支持开发符合儿童生理特征的儿童用药品新品种、剂型和规格,对儿童用药品予以优先审评审批。

第十七条　从事药品研制活动,应当遵守药物非临床研究质量管理规范、药物临床试验质量管理规范,保证药品研制全过程持续符合法定要求。

药物非临床研究质量管理规范、药物临床试验质量管理规范由国务院药品监督管理部门会同国务院有关部门制定。

第十八条　开展药物非临床研究,应当符合国家有关规定,有与研究项目相适应的人员、场地、设备、仪器和管理制度,保证有关数据、资料和样品的真实性。

第十九条　开展药物临床试验,应当按照国务院药品监督管理部门的规定如实报送研制方法、质量指标、药理及毒理试验结果等有关数据、资料和样品,经国务院药品监督管理部门批准。国务院药品监督管理部门应当自受理临床试验申请之日起六十个工作日内决定是否同意并通知临床试验申办者,逾期未通知的,视为同意。其中,开展生物等效性试验的,报国务院药品监督管理部门备案。

开展药物临床试验,应当在具备相应条件的临床试验机构进行。药物临床试验机构实行备案管理,具体办法由国务院药品监督管理部门、国务院卫生健康主管部门共同制定。

第二十条　开展药物临床试验,应当符合伦理原则,制定临床试验方案,经伦理委员会审查同意。

伦理委员会应当建立伦理审查工作制度,保证伦理审查过程独立、客观、公正,监督规范开展药物临床试验,保障受试者合法权益,维护社会公共利益。

第二十一条　实施药物临床试验,应当向受试者或者其监护人如实说明和解释临床试验的目的和风险等详细情况,取得受试者或者其监护人自愿签署的知情同意书,并采取有效措施保护受试者合法权益。

第二十二条　药物临床试验期间,发现存在安全性问题或者其他风险的,临床试验申办者应当及时调整临床试验方案、暂停或者终止临床试验,并向国务院药品监督管理部门报告。必要时,国务院药品监督管理部门可以责令调整临床试验方案、暂停或者终止临床试验。

第二十三条　对正在开展临床试验的用于治疗严重危及生命且尚无有效治疗手段的疾病的药物,经医学观察可能获益,并且符合伦理原则的,经审查、知情同意后可以在开展临床试验的机构内用于其他病情相同的患者。

第二十四条　在中国境内上市的药品,应当经国务院药品监督管理部门批准,取得药品注册证书;但是,未实施审批管理的中药材和中药饮片除外。实施审批管理的中药材、中药饮片品种目录由国务院药品监督管理部门会同国务院中医药主管部门制定。

申请药品注册,应当提供真实、充分、可靠的数据、资料和样品,证明药品的安全性、有效性和质量可控性。

第二十五条　对申请注册的药品,国务院药品监督管理部门应当组织药学、医学和其他技术人员进行审评,对药品的安全性、有效性和质量可控性以及申请人的质量管理、风险防控和责任赔偿等能力进行审查;符合条件的,颁发药品注册证书。

国务院药品监督管理部门在审批药品时,对化学原料药一并审评审批,对相关辅料、直接接触药品的包装材料和容器一并审评,对药品的质量标准、生产工艺、标签和说明书一并核准。

本法所称辅料,是指生产药品和调配处方时所用的赋形剂和附加剂。

第二十六条　对治疗严重危及生命且尚无有效治疗手段的疾病以及公共卫生方面急需的药品,药物临床试验已有数据显示疗效并能预测其临床价值的,可以附条件批准,并在药品注册证书中载明相关事项。

第二十七条　国务院药品监督管理部门应当完善药品审评审批工作制度,加强能力建设,建立健全沟通交流、专家咨询等机制,优化审评审批流程,提高审评审批效率。

批准上市药品的审评结论和依据应当依法公开,接受社会监督。对审评审批中知悉的商业秘密应当保密。

第二十八条　药品应当符合国家药品标准。经国务院药品监督管理部门核准的药品质量标准高于国家药品标准的,按照经核准的药品质量标准执行;没有国家药品标准的,应当符合经核准的药品质量标准。

国务院药品监督管理部门颁布的《中华人民共和国药典》和药品标准为国家药品标准。

国务院药品监督管理部门会同国务院卫生健康主管部门组织药典委员会,负责国家药品标准的制定和修订。

国务院药品监督管理部门设置或者指定的药品检验机构负责标定国家药品标准品、对照品。

第二十九条　列入国家药品标准的药品名称为药品通用名称。已经作为药品通用名称的,该名称不得作为药品商标使用。

第三章　药品上市许可持有人

第三十条　药品上市许可持有人是指取得药品注册证书的企业或者药品研制机构等。

药品上市许可持有人应当依照本法规定,对药品的非临床研究、临床试验、生产经营、上市后研究、不良反应监测及报告与处理等承担责任。其他从事药品研制、生产、经营、储存、运输、使用等活动的单位和个人依法承担相应责任。

药品上市许可持有人的法定代表人、主要负责人对药品质量全面负责。

第三十一条　药品上市许可持有人应当建立药品质量保证体系,配备专门人员独立负责药品质量管理。

药品上市许可持有人应当对受托药品生产企业、药品经营企业的质量管理体系进行定期审核,监督其持续具备质量保证和控制能力。

第三十二条　药品上市许可持有人可以自行生产药品,也可以委托药品生产企业生产。

药品上市许可持有人自行生产药品的,应当依照本法规定取得药品生产许可证;委托生产的,应当委托符合条件的药品生产企业。药品上市许可持有人和受托生产企业应当签订委托协议和质量协议,并严格履行协议约定的义务。

国务院药品监督管理部门制定药品委托生产质量协议指南,指导、监督药品上市许可持有人和受托生产企业履行药品质量保证义务。

血液制品、麻醉药品、精神药品、医疗用毒性药品、药品类易制毒化学品不得委托生产;但是,国务院药品监督管理部门另有规定的除外。

第三十三条　药品上市许可持有人应当建立药品上市放行规程,对药品生产企业出厂放行的药品进行审核,经质量受权人签字后方可放行。不符合国家药品标准的,不得放行。

第三十四条　药品上市许可持有人可以自行销售其取得药品注册证书的药品,也可以委托药品经营企业销售。药品上市许可持有人从事药品零售活动的,应当取得药品经营许可证。

药品上市许可持有人自行销售药品的,应当具备本法第五十二条规定的条件;委托销售的,应当委托符合条件的药品经营企业。药品上市许可持有人和受托经营企业应当签订委托协议,并严格履行协议约定的义务。

第三十五条　药品上市许可持有人、药品生产企业、药品经营企业委托储存、运输药品的,应当对受托方的质量保证能力和风险管理能力进行评估,与其签订委托协议,约定药品质量责任、操作规程等内容,并对受托方进行监督。

第三十六条　药品上市许可持有人、药品生产企业、药品经营企业和医疗机构应当建立并实施药品追溯制度,按照规定提供追溯信息,保证药品可追溯。

第三十七条　药品上市许可持有人应当建立年度报告制度,每年将药品生产销售、上市后研究、风险管理等情况按照规定向省、自治区、直辖市人民政府药品监督管理部门报告。

第三十八条　药品上市许可持有人为境外企业的,应当由其指定的在中国境内的企业法人履行药品上市许可持有人义务,与药品上市许可持有人承担连带责任。

第三十九条　中药饮片生产企业履行药品上市许可持有人的相关义务,对中药饮片生产、销售实行全过程管理,建立中药饮片追溯体系,保证中药饮片安全、有效、可追溯。

第四十条　经国务院药品监督管理部门批准,药品上市许可持有人可以转让药品上市许可。受让方应当具备保障药品安全性、有效性和质量可控性的质量管理、风险防控和责任赔偿等能力,履行药品上市许可持有人义务。

第四章　药品生产

第四十一条　从事药品生产活动,应当经所在地省、自治区、直辖市人民政府药品监督管理部门批准,取得药品生产许可证。无药品生产许可证的,不得生产药品。

药品生产许可证应当标明有效期和生产范围,到期重新审查发证。

第四十二条　从事药品生产活动,应当具备以下条件:

(一)有依法经过资格认定的药学技术人员、工程技术人员及相应的技术工人。

（二）有与药品生产相适应的厂房、设施和卫生环境。

（三）有能对所生产药品进行质量管理和质量检验的机构、人员及必要的仪器设备。

（四）有保证药品质量的规章制度，并符合国务院药品监督管理部门依据本法制定的药品生产质量管理规范要求。

第四十三条　从事药品生产活动，应当遵守药品生产质量管理规范，建立健全药品生产质量管理体系，保证药品生产全过程持续符合法定要求。

药品生产企业的法定代表人、主要负责人对本企业的药品生产活动全面负责。

第四十四条　药品应当按照国家药品标准和经药品监督管理部门核准的生产工艺进行生产。生产、检验记录应当完整准确，不得编造。

中药饮片应当按照国家药品标准炮制；国家药品标准没有规定的，应当按照省、自治区、直辖市人民政府药品监督管理部门制定的炮制规范炮制。省、自治区、直辖市人民政府药品监督管理部门制定的炮制规范应当报国务院药品监督管理部门备案。不符合国家药品标准或者不按照省、自治区、直辖市人民政府药品监督管理部门制定的炮制规范炮制的，不得出厂、销售。

第四十五条　生产药品所需的原料、辅料，应当符合药用要求、药品生产质量管理规范的有关要求。

生产药品，应当按照规定对供应原料、辅料等的供应商进行审核，保证购进、使用的原料、辅料等符合前款规定要求。

第四十六条　直接接触药品的包装材料和容器，应当符合药用要求，符合保障人体健康、安全的标准。

对不合格的直接接触药品的包装材料和容器，由药品监督管理部门责令停止使用。

第四十七条　药品生产企业应当对药品进行质量检验。不符合国家药品标准的，不得出厂。

药品生产企业应当建立药品出厂放行规程，明确出厂放行的标准、条件。符合标准、条件的，经质量受权人签字后方可放行。

第四十八条　药品包装应当适合药品质量的要求，方便储存、运输和医疗使用。

发运中药材应当有包装。在每件包装上，应当注明品名、产地、日期、供货单位，并附有质量合格的标志。

第四十九条　药品包装应当按照规定印有或者贴有标签并附有说明书。

标签或者说明书应当注明药品的通用名称、成分、规格、上市许可持有人及其地址、生产企业及其地址、批准文号、产品批号、生产日期、有效期、适应证或者功能主治、用法、用量、禁忌、不良反应和注意事项。标签、说明书中的文字应当清晰，生产日期、有效期等事项应当显著标注，容易辨识。

麻醉药品、精神药品、医疗用毒性药品、放射性药品、外用药品和非处方药的标签、说明书，应当印有规定的标志。

第五十条　药品上市许可持有人、药品生产企业、药品经营企业和医疗机构中直接接触药品的工作人员,应当每年进行健康检查。患有传染病或者其他可能污染药品的疾病的,不得从事直接接触药品的工作。

第五章　药品经营

第五十一条　从事药品批发活动,应当经所在地省、自治区、直辖市人民政府药品监督管理部门批准,取得药品经营许可证。从事药品零售活动,应当经所在地县级以上地方人民政府药品监督管理部门批准,取得药品经营许可证。无药品经营许可证的,不得经营药品。

药品经营许可证应当标明有效期和经营范围,到期重新审查发证。

药品监督管理部门实施药品经营许可,除依据本法第五十二条规定的条件外,还应当遵循方便群众购药的原则。

第五十二条　从事药品经营活动应当具备以下条件:

(一)有依法经过资格认定的药师或者其他药学技术人员。

(二)有与所经营药品相适应的营业场所、设备、仓储设施和卫生环境。

(三)有与所经营药品相适应的质量管理机构或者人员。

(四)有保证药品质量的规章制度,并符合国务院药品监督管理部门依据本法制定的药品经营质量管理规范要求。

第五十三条　从事药品经营活动,应当遵守药品经营质量管理规范,建立健全药品经营质量管理体系,保证药品经营全过程持续符合法定要求。

国家鼓励、引导药品零售连锁经营。从事药品零售连锁经营活动的企业总部,应当建立统一的质量管理制度,对所属零售企业的经营活动履行管理责任。

药品经营企业的法定代表人、主要负责人对本企业的药品经营活动全面负责。

第五十四条　国家对药品实行处方药与非处方药分类管理制度。具体办法由国务院药品监督管理部门会同国务院卫生健康主管部门制定。

第五十五条　药品上市许可持有人、药品生产企业、药品经营企业和医疗机构应当从药品上市许可持有人或者具有药品生产、经营资格的企业购进药品;但是,购进未实施审批管理的中药材除外。

第五十六条　药品经营企业购进药品,应当建立并执行进货检查验收制度,验明药品合格证明和其他标识;不符合规定要求的,不得购进和销售。

第五十七条　药品经营企业购销药品,应当有真实、完整的购销记录。购销记录应当注明药品的通用名称、剂型、规格、产品批号、有效期、上市许可持有人、生产企业、购销单位、购销数量、购销价格、购销日期及国务院药品监督管理部门规定的其他内容。

第五十八条　药品经营企业零售药品应当准确无误,并正确说明用法、用量和注意事项;调配处方应当经过核对,对处方所列药品不得擅自更改或者代用。对有配伍禁忌或者超剂量的处方,应当拒绝调配;必要时,经处方医师更正或者重新签字,方可调配。

药品经营企业销售中药材,应当标明产地。

依法经过资格认定的药师或者其他药学技术人员负责本企业的药品管理、处方审核和调配、合理用药指导等工作。

第五十九条　药品经营企业应当制定和执行药品保管制度，采取必要的冷藏、防冻、防潮、防虫、防鼠等措施，保证药品质量。

药品入库和出库应当执行检查制度。

第六十条　城乡集市贸易市场可以出售中药材，国务院另有规定的除外。

第六十一条　药品上市许可持有人、药品经营企业通过网络销售药品，应当遵守本法药品经营的有关规定。具体管理办法由国务院药品监督管理部门会同国务院卫生健康主管部门等部门制定。

疫苗、血液制品、麻醉药品、精神药品、医疗用毒性药品、放射性药品、药品类易制毒化学品等国家实行特殊管理的药品不得在网络上销售。

第六十二条　药品网络交易第三方平台提供者应当按照国务院药品监督管理部门的规定，向所在地省、自治区、直辖市人民政府药品监督管理部门备案。

第三方平台提供者应当依法对申请进入平台经营的药品上市许可持有人、药品经营企业的资质等进行审核，保证其符合法定要求，并对发生在平台的药品经营行为进行管理。

第三方平台提供者发现进入平台经营的药品上市许可持有人、药品经营企业有违反本法规定行为的，应当及时制止并立即报告所在地县级人民政府药品监督管理部门；发现严重违法行为的，应当立即停止提供网络交易平台服务。

第六十三条　新发现和从境外引种的药材，经国务院药品监督管理部门批准后，方可销售。

第六十四条　药品应当从允许药品进口的口岸进口，并由进口药品的企业向口岸所在地药品监督管理部门备案。海关凭药品监督管理部门出具的进口药品通关单办理通关手续。无进口药品通关单的，海关不得放行。

口岸所在地药品监督管理部门应当通知药品检验机构按照国务院药品监督管理部门的规定对进口药品进行抽查检验。

允许药品进口的口岸由国务院药品监督管理部门会同海关总署提出，报国务院批准。

第六十五条　医疗机构因临床急需进口少量药品的，经国务院药品监督管理部门或者国务院授权的省、自治区、直辖市人民政府批准，可以进口。进口的药品应当在指定医疗机构内用于特定医疗目的。

个人自用携带入境少量药品，按照国家有关规定办理。

第六十六条　进口、出口麻醉药品和国家规定范围内的精神药品，应当持有国务院药品监督管理部门颁发的进口准许证、出口准许证。

第六十七条　禁止进口疗效不确切、不良反应大或者因其他原因危害人体健康的药品。

第六十八条　国务院药品监督管理部门对下列药品在销售前或者进口时,应当指定药品检验机构进行检验;未经检验或者检验不合格的,不得销售或者进口:

(一)首次在中国境内销售的药品。

(二)国务院药品监督管理部门规定的生物制品。

(三)国务院规定的其他药品。

第六章　医疗机构药事管理

第六十九条　医疗机构应当配备依法经过资格认定的药师或者其他药学技术人员,负责本单位的药品管理、处方审核和调配、合理用药指导等工作。非药学技术人员不得直接从事药剂技术工作。

第七十条　医疗机构购进药品,应当建立并执行进货检查验收制度,验明药品合格证明和其他标识;不符合规定要求的,不得购进和使用。

第七十一条　医疗机构应当有与所使用药品相适应的场所、设备、仓储设施和卫生环境,制定和执行药品保管制度,采取必要的冷藏、防冻、防潮、防虫、防鼠等措施,保证药品质量。

第七十二条　医疗机构应当坚持安全有效、经济合理的用药原则,遵循药品临床应用指导原则、临床诊疗指南和药品说明书等合理用药,对医师处方、用药医嘱的适宜性进行审核。

医疗机构以外的其他药品使用单位,应当遵守本法有关医疗机构使用药品的规定。

第七十三条　依法经过资格认定的药师或者其他药学技术人员调配处方,应当进行核对,对处方所列药品不得擅自更改或者代用。对有配伍禁忌或者超剂量的处方,应当拒绝调配;必要时,经处方医师更正或者重新签字,方可调配。

第七十四条　医疗机构配制制剂,应当经所在地省、自治区、直辖市人民政府药品监督管理部门批准,取得医疗机构制剂许可证。无医疗机构制剂许可证的,不得配制制剂。

医疗机构制剂许可证应当标明有效期,到期重新审查发证。

第七十五条　医疗机构配制制剂,应当有能够保证制剂质量的设施、管理制度、检验仪器和卫生环境。

医疗机构配制制剂,应当按照经核准的工艺进行,所需的原料、辅料和包装材料等应当符合药用要求。

第七十六条　医疗机构配制的制剂,应当是本单位临床需要而市场上没有供应的品种,并应当经所在地省、自治区、直辖市人民政府药品监督管理部门批准;但是,法律对配制中药制剂另有规定的除外。

医疗机构配制的制剂应当按照规定进行质量检验;合格的,凭医师处方在本单位使用。经国务院药品监督管理部门或者省、自治区、直辖市人民政府药品监督管理部门批准,医疗机构配制的制剂可以在指定的医疗机构之间调剂使用。

医疗机构配制的制剂不得在市场上销售。

第七章　药品上市后管理

第七十七条　药品上市许可持有人应当制定药品上市后风险管理计划,主动开展药品上市后研究,对药品的安全性、有效性和质量可控性进行进一步确证,加强对已上市药品的持续管理。

第七十八条　对附条件批准的药品,药品上市许可持有人应当采取相应风险管理措施,并在规定期限内按照要求完成相关研究;逾期未按照要求完成研究或者不能证明其获益大于风险的,国务院药品监督管理部门应当依法处理,直至注销药品注册证书。

第七十九条　对药品生产过程中的变更,按照其对药品安全性、有效性和质量可控性的风险和产生影响的程度,实行分类管理。属于重大变更的,应当经国务院药品监督管理部门批准,其他变更应当按照国务院药品监督管理部门的规定备案或者报告。

药品上市许可持有人应当按照国务院药品监督管理部门的规定,全面评估、验证变更事项对药品安全性、有效性和质量可控性的影响。

第八十条　药品上市许可持有人应当开展药品上市后不良反应监测,主动收集、跟踪分析疑似药品不良反应信息,对已识别风险的药品及时采取风险控制措施。

第八十一条　药品上市许可持有人、药品生产企业、药品经营企业和医疗机构应当经常考察本单位所生产、经营、使用的药品质量、疗效和不良反应。发现疑似不良反应的,应当及时向药品监督管理部门和卫生健康主管部门报告。具体办法由国务院药品监督管理部门会同国务院卫生健康主管部门制定。

对已确认发生严重不良反应的药品,由国务院药品监督管理部门或者省、自治区、直辖市人民政府药品监督管理部门根据实际情况采取停止生产、销售、使用等紧急控制措施,并应当在五日内组织鉴定,自鉴定结论做出之日起十五日内依法做出行政处理决定。

第八十二条　药品存在质量问题或者其他安全隐患的,药品上市许可持有人应当立即停止销售,告知相关药品经营企业和医疗机构停止销售和使用,召回已销售的药品,及时公开召回信息,必要时应当立即停止生产,并将药品召回和处理情况向省、自治区、直辖市人民政府药品监督管理部门和卫生健康主管部门报告。药品生产企业、药品经营企业和医疗机构应当配合。

药品上市许可持有人依法应当召回药品而未召回的,省、自治区、直辖市人民政府药品监督管理部门应当责令其召回。

第八十三条　药品上市许可持有人应当对已上市药品的安全性、有效性和质量可控性定期开展上市后评价。必要时,国务院药品监督管理部门可以责令药品上市许可持有人开展上市后评价或者直接组织开展上市后评价。

经评价,对疗效不确切、不良反应大或者因其他原因危害人体健康的药品,应当注销药品注册证书。

已被注销药品注册证书的药品,不得生产或者进口、销售和使用。

已被注销药品注册证书、超过有效期等的药品,应当由药品监督管理部门监督销毁或者依法采取其他无害化处理等措施。

第八章　药品价格和广告

第八十四条　国家完善药品采购管理制度,对药品价格进行监测,开展成本价格调查,加强药品价格监督检查,依法查处价格垄断、哄抬价格等药品价格违法行为,维护药品价格秩序。

第八十五条　依法实行市场调节价的药品,药品上市许可持有人、药品生产企业、药品经营企业和医疗机构应当按照公平、合理和诚实信用、质价相符的原则制定价格,为用药者提供价格合理的药品。

药品上市许可持有人、药品生产企业、药品经营企业和医疗机构应当遵守国务院药品价格主管部门关于药品价格管理的规定,制定和标明药品零售价格,禁止暴利、价格垄断和价格欺诈等行为。

第八十六条　药品上市许可持有人、药品生产企业、药品经营企业和医疗机构应当依法向药品价格主管部门提供其药品的实际购销价格和购销数量等资料。

第八十七条　医疗机构应当向患者提供所用药品的价格清单,按照规定如实公布其常用药品的价格,加强合理用药管理。具体办法由国务院卫生健康主管部门制定。

第八十八条　禁止药品上市许可持有人、药品生产企业、药品经营企业和医疗机构在药品购销中给予、收受回扣或者其他不正当利益。

禁止药品上市许可持有人、药品生产企业、药品经营企业或者代理人以任何名义给予使用其药品的医疗机构的负责人、药品采购人员、医师、药师等有关人员财物或者其他不正当利益。禁止医疗机构的负责人、药品采购人员、医师、药师等有关人员以任何名义收受药品上市许可持有人、药品生产企业、药品经营企业或者代理人给予的财物或者其他不正当利益。

第八十九条　药品广告应当经广告主所在地省、自治区、直辖市人民政府确定的广告审查机关批准;未经批准的,不得发布。

第九十条　药品广告的内容应当真实、合法,以国务院药品监督管理部门核准的药品说明书为准,不得含有虚假的内容。

药品广告不得含有表示功效、安全性的断言或者保证;不得利用国家机关、科研单位、学术机构、行业协会或者专家、学者、医师、药师、患者等的名义或者形象作推荐、证明。

非药品广告不得有涉及药品的宣传。

第九十一条　药品价格和广告,本法未作规定的,适用《中华人民共和国价格法》《中华人民共和国反垄断法》《中华人民共和国反不正当竞争法》《中华人民共和国广告法》等的规定。

第九章　药品储备和供应

第九十二条　国家实行药品储备制度，建立中央和地方两级药品储备。

发生重大灾情、疫情或者其他突发事件时，依照《中华人民共和国突发事件应对法》的规定，可以紧急调用药品。

第九十三条　国家实行基本药物制度，遴选适当数量的基本药物品种，加强组织生产和储备，提高基本药物的供给能力，满足疾病防治基本用药需求。

第九十四条　国家建立药品供求监测体系，及时收集和汇总分析短缺药品供求信息，对短缺药品实行预警，采取应对措施。

第九十五条　国家实行短缺药品清单管理制度。具体办法由国务院卫生健康主管部门会同国务院药品监督管理部门等部门制定。

药品上市许可持有人停止生产短缺药品的，应当按照规定向国务院药品监督管理部门或者省、自治区、直辖市人民政府药品监督管理部门报告。

第九十六条　国家鼓励短缺药品的研制和生产，对临床急需的短缺药品、防治重大传染病和罕见病等疾病的新药予以优先审评审批。

第九十七条　对短缺药品，国务院可以限制或者禁止出口。必要时，国务院有关部门可以采取组织生产、价格干预和扩大进口等措施，保障药品供应。

药品上市许可持有人、药品生产企业、药品经营企业应当按照规定保障药品的生产和供应。

第十章　监督管理

第九十八条　禁止生产（包括配制，下同）、销售、使用假药、劣药。

有下列情形之一的，为假药：

（一）药品所含成分与国家药品标准规定的成分不符。

（二）以非药品冒充药品或者以他种药品冒充此种药品。

（三）变质的药品。

（四）药品所标明的适应证或者功能主治超出规定范围。

有下列情形之一的，为劣药：

（一）药品成分的含量不符合国家药品标准。

（二）被污染的药品。

（三）未标明或者更改有效期的药品。

（四）未注明或者更改产品批号的药品。

（五）超过有效期的药品。

（六）擅自添加防腐剂、辅料的药品。

（七）其他不符合药品标准的药品。

禁止未取得药品批准证明文件生产、进口药品;禁止使用未按照规定审评、审批的原料药、包装材料和容器生产药品。

第九十九条　药品监督管理部门应当依照法律、法规的规定对药品研制、生产、经营和药品使用单位使用药品等活动进行监督检查,必要时可以对为药品研制、生产、经营、使用提供产品或者服务的单位和个人进行延伸检查,有关单位和个人应当予以配合,不得拒绝和隐瞒。

药品监督管理部门应当对高风险的药品实施重点监督检查。

对有证据证明可能存在安全隐患的,药品监督管理部门根据监督检查情况,应当采取告诫、约谈、限期整改以及暂停生产、销售、使用、进口等措施,并及时公布检查处理结果。

药品监督管理部门进行监督检查时,应当出示证明文件,对监督检查中知悉的商业秘密应当保密。

第一百条　药品监督管理部门根据监督管理的需要,可以对药品质量进行抽查检验。抽查检验应当按照规定抽样,并不得收取任何费用;抽样应当购买样品。所需费用按照国务院规定列支。

对有证据证明可能危害人体健康的药品及其有关材料,药品监督管理部门可以查封、扣押,并在七日内做出行政处理决定;药品需要检验的,应当自检验报告书发出之日起十五日内做出行政处理决定。

第一百零一条　国务院和省、自治区、直辖市人民政府的药品监督管理部门应当定期公告药品质量抽查检验结果;公告不当的,应当在原公告范围内予以更正。

第一百零二条　当事人对药品检验结果有异议的,可以自收到药品检验结果之日起七日内向原药品检验机构或者上一级药品监督管理部门设置或者指定的药品检验机构申请复验,也可以直接向国务院药品监督管理部门设置或者指定的药品检验机构申请复验。受理复验的药品检验机构应当在国务院药品监督管理部门规定的时间内做出复验结论。

第一百零三条　药品监督管理部门应当对药品上市许可持有人、药品生产企业、药品经营企业和药物非临床安全性评价研究机构、药物临床试验机构等遵守药品生产质量管理规范、药品经营质量管理规范、药物非临床研究质量管理规范、药物临床试验质量管理规范等情况进行检查,监督其持续符合法定要求。

第一百零四条　国家建立职业化、专业化药品检查员队伍。检查员应当熟悉药品法律法规,具备药品专业知识。

第一百零五条　药品监督管理部门建立药品上市许可持有人、药品生产企业、药品经营企业、药物非临床安全性评价研究机构、药物临床试验机构和医疗机构药品安全信用档案,记录许可颁发、日常监督检查结果、违法行为查处等情况,依法向社会公布并及时更新;对有不良信用记录的,增加监督检查频次,并可以按照国家规定实施联合惩戒。

第一百零六条　药品监督管理部门应当公布本部门的电子邮件地址、电话,接受咨询、投诉、举报，并依法及时答复、核实、处理。对查证属实的举报，按照有关规定给予举报人奖励。

药品监督管理部门应当对举报人的信息予以保密，保护举报人的合法权益。举报人举报所在单位的，该单位不得以解除、变更劳动合同或者其他方式对举报人进行打击报复。

第一百零七条　国家实行药品安全信息统一公布制度。国家药品安全总体情况、药品安全风险警示信息、重大药品安全事件及其调查处理信息和国务院确定需要统一公布的其他信息由国务院药品监督管理部门统一公布。药品安全风险警示信息和重大药品安全事件及其调查处理信息的影响限于特定区域的，也可以由有关省、自治区、直辖市人民政府药品监督管理部门公布。未经授权不得发布上述信息。

公布药品安全信息，应当及时、准确、全面，并进行必要的说明，避免误导。

任何单位和个人不得编造、散布虚假药品安全信息。

第一百零八条　县级以上人民政府应当制定药品安全事件应急预案。药品上市许可持有人、药品生产企业、药品经营企业和医疗机构等应当制定本单位的药品安全事件处置方案，并组织开展培训和应急演练。

发生药品安全事件，县级以上人民政府应当按照应急预案立即组织开展应对工作；有关单位应当立即采取有效措施进行处置，防止危害扩大。

第一百零九条　药品监督管理部门未及时发现药品安全系统性风险，未及时消除监督管理区域内药品安全隐患的，本级人民政府或者上级人民政府药品监督管理部门应当对其主要负责人进行约谈。

地方人民政府未履行药品安全职责，未及时消除区域性重大药品安全隐患的，上级人民政府或者上级人民政府药品监督管理部门应当对其主要负责人进行约谈。

被约谈的部门和地方人民政府应当立即采取措施，对药品监督管理工作进行整改。

约谈情况和整改情况应当纳入有关部门和地方人民政府药品监督管理工作评议、考核记录。

第一百一十条　地方人民政府及其药品监督管理部门不得以要求实施药品检验、审批等手段限制或者排斥非本地区药品上市许可持有人、药品生产企业生产的药品进入本地区。

第一百一十一条　药品监督管理部门及其设置或者指定的药品专业技术机构不得参与药品生产经营活动，不得以其名义推荐或者监制、监销药品。

药品监督管理部门及其设置或者指定的药品专业技术机构的工作人员不得参与药品生产经营活动。

第一百一十二条　国务院对麻醉药品、精神药品、医疗用毒性药品、放射性药品、药品类易制毒化学品等有其他特殊管理规定的，依照其规定。

第一百一十三条　药品监督管理部门发现药品违法行为涉嫌犯罪的，应当及时将案件移送公安机关。

对依法不需要追究刑事责任或者免予刑事处罚,但应当追究行政责任的,公安机关、人民检察院、人民法院应当及时将案件移送药品监督管理部门。

公安机关、人民检察院、人民法院商请药品监督管理部门、生态环境主管部门等部门提供检验结论、认定意见以及对涉案药品进行无害化处理等协助的,有关部门应当及时提供,予以协助。

第十一章　法律责任

第一百一十四条　违反本法规定,构成犯罪的,依法追究刑事责任。

第一百一十五条　未取得药品生产许可证、药品经营许可证或者医疗机构制剂许可证生产、销售药品的,责令关闭,没收违法生产、销售的药品和违法所得,并处违法生产、销售的药品(包括已售出和未售出的药品,下同)货值金额十五倍以上三十倍以下的罚款;货值金额不足十万元的,按十万元计算。

第一百一十六条　生产、销售假药的,没收违法生产、销售的药品和违法所得,责令停产停业整顿,吊销药品批准证明文件,并处违法生产、销售的药品货值金额十五倍以上三十倍以下的罚款;货值金额不足十万元的,按十万元计算;情节严重的,吊销药品生产许可证、药品经营许可证或者医疗机构制剂许可证,十年内不受理其相应申请;药品上市许可持有人为境外企业的,十年内禁止其药品进口。

第一百一十七条　生产、销售劣药的,没收违法生产、销售的药品和违法所得,并处违法生产、销售的药品货值金额十倍以上二十倍以下的罚款;违法生产、批发的药品货值金额不足十万元的,按十万元计算,违法零售的药品货值金额不足一万元的,按一万元计算;情节严重的,责令停产停业整顿直至吊销药品批准证明文件、药品生产许可证、药品经营许可证或者医疗机构制剂许可证。

生产、销售的中药饮片不符合药品标准,尚不影响安全性、有效性的,责令限期改正,给予警告;可以处十万元以上五十万元以下的罚款。

第一百一十八条　生产、销售假药,或者生产、销售劣药且情节严重的,对法定代表人、主要负责人、直接负责的主管人员和其他责任人员,没收违法行为发生期间自本单位所获收入,并处所获收入百分之三十以上三倍以下的罚款,终身禁止从事药品生产经营活动,并可以由公安机关处五日以上十五日以下的拘留。

对生产者专门用于生产假药、劣药的原料、辅料、包装材料、生产设备予以没收。

第一百一十九条　药品使用单位使用假药、劣药的,按照销售假药、零售劣药的规定处罚;情节严重的,法定代表人、主要负责人、直接负责的主管人员和其他责任人员有医疗卫生人员执业证书的,还应当吊销执业证书。

第一百二十条　知道或者应当知道属于假药、劣药或者本法第一百二十四条第一款第一项至第五项规定的药品,而为其提供储存、运输等便利条件的,没收全部储存、运输收入,并处违法收入一倍以上五倍以下的罚款;情节严重的,并处违法收入五倍以上十五倍以下的罚款;违法收入不足五万元的,按五万元计算。

第一百二十一条　对假药、劣药的处罚决定，应当依法载明药品检验机构的质量检验结论。

第一百二十二条　伪造、变造、出租、出借、非法买卖许可证或者药品批准证明文件的，没收违法所得，并处违法所得一倍以上五倍以下的罚款；情节严重的，并处违法所得五倍以上十五倍以下的罚款，吊销药品生产许可证、药品经营许可证、医疗机构制剂许可证或者药品批准证明文件，对法定代表人、主要负责人、直接负责的主管人员和其他责任人员，处二万元以上二十万元以下的罚款，十年内禁止从事药品生产经营活动，并可以由公安机关处五日以上十五日以下的拘留；违法所得不足十万元的，按十万元计算。

第一百二十三条　提供虚假的证明、数据、资料、样品或者采取其他手段骗取临床试验许可、药品生产许可、药品经营许可、医疗机构制剂许可或者药品注册等许可的，撤销相关许可，十年内不受理其相应申请，并处五十万元以上五百万元以下的罚款；情节严重的，对法定代表人、主要负责人、直接负责的主管人员和其他责任人员，处二万元以上二十万元以下的罚款，十年内禁止从事药品生产经营活动，并可以由公安机关处五日以上十五日以下的拘留。

第一百二十四条　违反本法规定，有下列行为之一的，没收违法生产、进口、销售的药品和违法所得以及专门用于违法生产的原料、辅料、包装材料和生产设备，责令停产停业整顿，并处违法生产、进口、销售的药品货值金额十五倍以上三十倍以下的罚款；货值金额不足十万元的，按十万元计算；情节严重的，吊销药品批准证明文件直至吊销药品生产许可证、药品经营许可证或者医疗机构制剂许可证，对法定代表人、主要负责人、直接负责的主管人员和其他责任人员，没收违法行为发生期间自本单位所获收入，并处所获收入百分之三十以上三倍以下的罚款，十年直至终身禁止从事药品生产经营活动，并可以由公安机关处五日以上十五日以下的拘留：

（一）未取得药品批准证明文件生产、进口药品；

（二）使用采取欺骗手段取得的药品批准证明文件生产、进口药品；

（三）使用未经审评审批的原料药生产药品；

（四）应当检验而未经检验即销售药品；

（五）生产、销售国务院药品监督管理部门禁止使用的药品；

（六）编造生产、检验记录；

（七）未经批准在药品生产过程中进行重大变更。

销售前款第一项至第三项规定的药品，或者药品使用单位使用前款第一项至第五项规定的药品的，依照前款规定处罚；情节严重的，药品使用单位的法定代表人、主要负责人、直接负责的主管人员和其他责任人员有医疗卫生人员执业证书的，还应当吊销执业证书。

未经批准进口少量境外已合法上市的药品，情节较轻的，可以依法减轻或者免予处罚。

第一百二十五条　违反本法规定，有下列行为之一的，没收违法生产、销售的药品和违法所得以及包装材料、容器,责令停产停业整顿,并处五十万元以上五百万元以下的罚款;情节严重的,吊销药品批准证明文件、药品生产许可证、药品经营许可证,对法定代表人、主要负责人、直接负责的主管人员和其他责任人员处二万元以上二十万元以下的罚款,十年直至终身禁止从事药品生产经营活动:

(一)未经批准开展药物临床试验;

(二)使用未经审评的直接接触药品的包装材料或者容器生产药品,或者销售该类药品;

(三)使用未经核准的标签、说明书。

第一百二十六条　除本法另有规定的情形外,药品上市许可持有人、药品生产企业、药品经营企业、药物非临床安全性评价研究机构、药物临床试验机构等未遵守药品生产质量管理规范、药品经营质量管理规范、药物非临床研究质量管理规范、药物临床试验质量管理规范等的,责令限期改正,给予警告;逾期不改正的,处十万元以上五十万元以下的罚款;情节严重的,处五十万元以上二百万元以下的罚款,责令停产停业整顿直至吊销药品批准证明文件、药品生产许可证、药品经营许可证等,药物非临床安全性评价研究机构、药物临床试验机构等五年内不得开展药物非临床安全性评价研究、药物临床试验,对法定代表人、主要负责人、直接负责的主管人员和其他责任人员,没收违法行为发生期间自本单位所获收入,并处所获收入百分之十以上百分之五十以下的罚款,十年直至终身禁止从事药品生产经营等活动。

第一百二十七条　违反本法规定,有下列行为之一的,责令限期改正,给予警告;逾期不改正的,处十万元以上五十万元以下的罚款:

(一)开展生物等效性试验未备案;

(二)药物临床试验期间,发现存在安全性问题或者其他风险,临床试验申办者未及时调整临床试验方案、暂停或者终止临床试验,或者未向国务院药品监督管理部门报告;

(三)未按照规定建立并实施药品追溯制度;

(四)未按照规定提交年度报告;

(五)未按照规定对药品生产过程中的变更进行备案或者报告;

(六)未制定药品上市后风险管理计划;

(七)未按照规定开展药品上市后研究或者上市后评价。

第一百二十八条　除依法应当按照假药、劣药处罚的外,药品包装未按照规定印有、贴有标签或者附有说明书,标签、说明书未按照规定注明相关信息或者印有规定标志的,责令改正,给予警告;情节严重的,吊销药品注册证书。

第一百二十九条　违反本法规定,药品上市许可持有人、药品生产企业、药品经营企业或者医疗机构未从药品上市许可持有人或者具有药品生产、经营资格的企业购进药品的,责令改正,没收违法购进的药品和违法所得,并处违法购进药品货值金额二倍以上十倍以下的罚款;情节严重的,并处货值金额十倍以上三十倍以下的罚款,吊销药品批准证明文件、药品生产许可证、药品经营许可证或者医疗机构执业许可证;货值金额不足五万元的,按五万元计算。

第一百三十条　违反本法规定,药品经营企业购销药品未按照规定进行记录,零售药品未正确说明用法、用量等事项,或者未按照规定调配处方的,责令改正,给予警告;情节严重的,吊销药品经营许可证。

第一百三十一条　违反本法规定,药品网络交易第三方平台提供者未履行资质审核、报告、停止提供网络交易平台服务等义务的,责令改正,没收违法所得,并处二十万元以上二百万元以下的罚款;情节严重的,责令停业整顿,并处二百万元以上五百万元以下的罚款。

第一百三十二条　进口已获得药品注册证书的药品,未按照规定向允许药品进口的口岸所在地药品监督管理部门备案的,责令限期改正,给予警告;逾期不改正的,吊销药品注册证书。

第一百三十三条　违反本法规定,医疗机构将其配制的制剂在市场上销售的,责令改正,没收违法销售的制剂和违法所得,并处违法销售制剂货值金额二倍以上五倍以下的罚款;情节严重的,并处货值金额五倍以上十五倍以下的罚款;货值金额不足五万元的,按五万元计算。

第一百三十四条　药品上市许可持有人未按照规定开展药品不良反应监测或者报告疑似药品不良反应的,责令限期改正,给予警告;逾期不改正的,责令停产停业整顿,并处十万元以上一百万元以下的罚款。

药品经营企业未按照规定报告疑似药品不良反应的,责令限期改正,给予警告;逾期不改正的,责令停产停业整顿,并处五万元以上五十万元以下的罚款。

医疗机构未按照规定报告疑似药品不良反应的,责令限期改正,给予警告;逾期不改正的,处五万元以上五十万元以下的罚款。

第一百三十五条　药品上市许可持有人在省、自治区、直辖市人民政府药品监督管理部门责令其召回后,拒不召回的,处应召回药品货值金额五倍以上十倍以下的罚款;货值金额不足十万元的,按十万元计算;情节严重的,吊销药品批准证明文件、药品生产许可证、药品经营许可证,对法定代表人、主要负责人、直接负责的主管人员和其他责任人员,处二万元以上二十万元以下的罚款。药品生产企业、药品经营企业、医疗机构拒不配合召回的,处十万元以上五十万元以下的罚款。

第一百三十六条　药品上市许可持有人为境外企业的,其指定的在中国境内的企业法人未依照本法规定履行相关义务的,适用本法有关药品上市许可持有人法律责任的规定。

第一百三十七条　有下列行为之一的,在本法规定的处罚幅度内从重处罚:

(一)以麻醉药品、精神药品、医疗用毒性药品、放射性药品、药品类易制毒化学品冒充其他药品,或者以其他药品冒充上述药品。

(二)生产、销售以孕产妇、儿童为主要使用对象的假药、劣药。

(三)生产、销售的生物制品属于假药、劣药。

（四）生产、销售假药、劣药，造成人身伤害后果。

（五）生产、销售假药、劣药，经处理后再犯。

（六）拒绝、逃避监督检查，伪造、销毁、隐匿有关证据材料，或者擅自动用查封、扣押物品。

第一百三十八条　药品检验机构出具虚假检验报告的，责令改正，给予警告，对单位并处二十万元以上一百万元以下的罚款；对直接负责的主管人员和其他直接责任人员依法给予降级、撤职、开除处分，没收违法所得，并处五万元以下的罚款；情节严重的，撤销其检验资格。药品检验机构出具的检验结果不实，造成损失的，应当承担相应的赔偿责任。

第一百三十九条　本法第一百一十五条至第一百三十八条规定的行政处罚，由县级以上人民政府药品监督管理部门按照职责分工决定；撤销许可、吊销许可证件的，由原批准、发证的部门决定。

第一百四十条　药品上市许可持有人、药品生产企业、药品经营企业或者医疗机构违反本法规定聘用人员的，由药品监督管理部门或者卫生健康主管部门责令解聘，处五万元以上二十万元以下的罚款。

第一百四十一条　药品上市许可持有人、药品生产企业、药品经营企业或者医疗机构在药品购销中给予、收受回扣或者其他不正当利益的，药品上市许可持有人、药品生产企业、药品经营企业或者代理人给予使用其药品的医疗机构的负责人、药品采购人员、医师、药师等有关人员财物或者其他不正当利益的，由市场监督管理部门没收违法所得，并处三十万元以上三百万元以下的罚款；情节严重的，吊销药品上市许可持有人、药品生产企业、药品经营企业营业执照，并由药品监督管理部门吊销药品批准证明文件、药品生产许可证、药品经营许可证。

药品上市许可持有人、药品生产企业、药品经营企业在药品研制、生产、经营中向国家工作人员行贿的，对法定代表人、主要负责人、直接负责的主管人员和其他责任人员终身禁止从事药品生产经营活动。

第一百四十二条　药品上市许可持有人、药品生产企业、药品经营企业的负责人、采购人员等有关人员在药品购销中收受其他药品上市许可持有人、药品生产企业、药品经营企业或者代理人给予的财物或者其他不正当利益的，没收违法所得，依法给予处罚；情节严重的，五年内禁止从事药品生产经营活动。

医疗机构的负责人、药品采购人员、医师、药师等有关人员收受药品上市许可持有人、药品生产企业、药品经营企业或者代理人给予的财物或者其他不正当利益的，由卫生健康主管部门或者本单位给予处分，没收违法所得；情节严重的，还应当吊销其执业证书。

第一百四十三条　违反本法规定，编造、散布虚假药品安全信息，构成违反治安管理行为的，由公安机关依法给予治安管理处罚。

第一百四十四条　药品上市许可持有人、药品生产企业、药品经营企业或者医疗机构违反本法规定,给用药者造成损害的,依法承担赔偿责任。

因药品质量问题受到损害的,受害人可以向药品上市许可持有人、药品生产企业请求赔偿损失,也可以向药品经营企业、医疗机构请求赔偿损失。接到受害人赔偿请求的,应当实行首负责任制,先行赔付;先行赔付后,可以依法追偿。

生产假药、劣药或者明知是假药、劣药仍然销售、使用的,受害人或者其近亲属除请求赔偿损失外,还可以请求支付价款十倍或者损失三倍的赔偿金;增加赔偿的金额不足一千元的,为一千元。

第一百四十五条　药品监督管理部门或者其设置、指定的药品专业技术机构参与药品生产经营活动的,由其上级主管机关责令改正,没收违法收入;情节严重的,对直接负责的主管人员和其他直接责任人员依法给予处分。

药品监督管理部门或者其设置、指定的药品专业技术机构的工作人员参与药品生产经营活动的,依法给予处分。

第一百四十六条　药品监督管理部门或者其设置、指定的药品检验机构在药品监督检验中违法收取检验费用的,由政府有关部门责令退还,对直接负责的主管人员和其他直接责任人员依法给予处分;情节严重的,撤销其检验资格。

第一百四十七条　违反本法规定,药品监督管理部门有下列行为之一的,应当撤销相关许可,对直接负责的主管人员和其他直接责任人员依法给予处分:

(一)不符合条件而批准进行药物临床试验。

(二)对不符合条件的药品颁发药品注册证书。

(三)对不符合条件的单位颁发药品生产许可证、药品经营许可证或者医疗机构制剂许可证。

第一百四十八条　违反本法规定,县级以上地方人民政府有下列行为之一的,对直接负责的主管人员和其他直接责任人员给予记过或者记大过处分;情节严重的,给予降级、撤职或者开除处分:

(一)瞒报、谎报、缓报、漏报药品安全事件。

(二)未及时消除区域性重大药品安全隐患,造成本行政区域内发生特别重大药品安全事件,或者连续发生重大药品安全事件。

(三)履行职责不力,造成严重不良影响或者重大损失。

第一百四十九条　违反本法规定,药品监督管理等部门有下列行为之一的,对直接负责的主管人员和其他直接责任人员给予记过或者记大过处分;情节较重的,给予降级或者撤职处分;情节严重的,给予开除处分:

(一)瞒报、谎报、缓报、漏报药品安全事件。

(二)对发现的药品安全违法行为未及时查处。

(三)未及时发现药品安全系统性风险,或者未及时消除监督管理区域内药品安全隐患,造成严重影响。

(四)其他不履行药品监督管理职责,造成严重不良影响或者重大损失。

第一百五十条　　药品监督管理人员滥用职权、徇私舞弊、玩忽职守的,依法给予处分。

查处假药、劣药违法行为有失职、渎职行为的,对药品监督管理部门直接负责的主管人员和其他直接责任人员依法从重给予处分。

第一百五十一条　　本章规定的货值金额以违法生产、销售药品的标价计算;没有标价的,按照同类药品的市场价格计算。

第十二章　附　　则

第一百五十二条　　中药材种植、采集和饲养的管理,依照有关法律、法规的规定执行。

第一百五十三条　　地区性民间习用药材的管理办法,由国务院药品监督管理部门会同国务院中医药主管部门制定。

第一百五十四条　　中国人民解放军和中国人民武装警察部队执行本法的具体办法,由国务院、中央军事委员会依据本法制定。

第一百五十五条　　本法自 2019 年 12 月 1 日起施行。

附录 B　处方管理办法

中华人民共和国卫生部令

第 53 号

《处方管理办法》已于 2006 年 11 月 27 日经卫生部部务会议讨论通过,现予发布,自 2007 年 5 月 1 日起施行。

部长　高强

二○○七年二月十四日

处方管理办法

第一章　总　　则

第一条　为规范处方管理,提高处方质量,促进合理用药,保障医疗安全,根据《执业医师法》《药品管理法》《医疗机构管理条例》《麻醉药品和精神药品管理条例》等有关法律、法规,制定本办法。

第二条　本办法所称处方,是指由注册的执业医师和执业助理医师(以下简称医师)在诊疗活动中为患者开具的、由取得药学专业技术职务任职资格的药学专业技术人员(以下简称药师)审核、调配、核对,并作为患者用药凭证的医疗文书。处方包括医疗机构病区用药医嘱单。本办法适用于与处方开具、调剂、保管相关的医疗机构及其人员。

第三条　卫生部负责全国处方开具、调剂、保管相关工作的监督管理。县级以上地方卫生行政部门负责本行政区域内处方开具、调剂、保管相关工作的监督管理。

第四条　医师开具处方和药师调剂处方应当遵循安全、有效、经济的原则。处方药应当凭医师处方销售、调剂和使用。

第二章　处方管理的一般规定

第五条　处方标准(附件 1)由卫生部统一规定,处方格式由省、自治区、直辖市卫生行政部门(以下简称省级卫生行政部门)统一制定,处方由医疗机构按照规定的标准和格式印制。

第六条　处方书写应当符合下列规则：

（一）患者一般情况、临床诊断填写清晰、完整，并与病历记载相一致。

（二）每张处方限于一名患者的用药。

（三）字迹清楚，不得涂改；如需修改，应当在修改处签名并注明修改日期。

（四）药品名称应当使用规范的中文名称书写，没有中文名称的可以使用规范的英文名称书写；医疗机构或者医师、药师不得自行编制药品缩写名称或者使用代号；书写药品名称、剂量、规格、用法、用量要准确规范，药品用法可用规范的中文、英文、拉丁文或者缩写体书写，但不得使用"遵医嘱""自用"等含糊不清字句。

（五）患者年龄应当填写实足年龄，新生儿、婴幼儿写日、月龄，必要时要注明体重。

（六）西药和中成药可以分别开具处方，也可以开具一张处方，中药饮片应当单独开具处方。

（七）开具西药、中成药处方，每一种药品应当另起一行，每张处方不得超过5种药品。

（八）中药饮片处方的书写，一般应当按照"君、臣、佐、使"的顺序排列；调剂、煎煮的特殊要求注明在药品右上方，并加括号，如布包、先煎、后下等；对饮片的产地、炮制有特殊要求的，应当在药品名称之前写明。

（九）药品用法用量应当按照药品说明书规定的常规用法用量使用，特殊情况需要超剂量使用时，应当注明原因并再次签名。

（十）除特殊情况外，应当注明临床诊断。

（十一）开具处方后的空白处画一斜线以示处方完毕。

（十二）处方医师的签名式样和专用签章应当与院内药学部门留样备查的式样相一致，不得任意改动，否则应当重新登记留样备案。

第七条　药品剂量与数量用阿拉伯数字书写。剂量应当使用法定剂量单位：重量以克（g）、毫克（mg）、微克（μg）、纳克（ng）为单位；容量以升（L）、毫升（ml）为单位；国际单位（IU）、单位（U）；中药饮片以克（g）为单位。片剂、丸剂、胶囊剂、颗粒剂分别以片、丸、粒、袋为单位；溶液剂以支、瓶为单位；软膏及乳膏剂以支、盒为单位；注射剂以支、瓶为单位，应当注明含量；中药饮片以剂为单位。

第三章　处方权的获得

第八条　经注册的执业医师在执业地点取得相应的处方权。经注册的执业助理医师在医疗机构开具的处方，应当经所在执业地点执业医师签名或加盖专用签章后方有效。

第九条　经注册的执业助理医师在乡、民族乡、镇、村的医疗机构独立从事一般的执业活动，可以在注册的执业地点取得相应的处方权。

第十条　医师应当在注册的医疗机构签名留样或者专用签章备案后，方可开具处方。

第十一条　医疗机构应当按照有关规定，对本机构执业医师和药师进行麻醉药品和精神药品使用知识和规范化管理的培训。执业医师经考核合格后取得麻醉药品和第一类精神药品的处方权,药师经考核合格后取得麻醉药品和第一类精神药品调剂资格。医师取得麻醉药品和第一类精神药品处方权后,方可在本机构开具麻醉药品和第一类精神药品处方,但不得为自己开具该类药品处方。药师取得麻醉药品和第一类精神药品调剂资格后,方可在本机构调剂麻醉药品和第一类精神药品。

第十二条　试用期人员开具处方,应当经所在医疗机构有处方权的执业医师审核、并签名或加盖专用签章后方有效。

第十三条　进修医师由接收进修的医疗机构对其胜任本专业工作的实际情况进行认定后授予相应的处方权。

第四章　处方的开具

第十四条　医师应当根据医疗、预防、保健需要,按照诊疗规范、药品说明书中的药品适应证、药理作用、用法、用量、禁忌、不良反应和注意事项等开具处方。开具医疗用毒性药品、放射性药品的处方应当严格遵守有关法律、法规和规章的规定。

第十五条　医疗机构应当根据本机构性质、功能、任务,制定药品处方集。

第十六条　医疗机构应当按照经药品监督管理部门批准并公布的药品通用名称购进药品。同一通用名称药品的品种,注射剂型和口服剂型各不得超过2种,处方组成类同的复方制剂1～2种。因特殊诊疗需要使用其他剂型和剂量规格药品的情况除外。

第十七条　医师开具处方应当使用经药品监督管理部门批准并公布的药品通用名称、新活性化合物的专利药品名称和复方制剂药品名称。医师开具院内制剂处方时应当使用经省级卫生行政部门审核、药品监督管理部门批准的名称。医师可以使用由卫生部公布的药品习惯名称开具处方。

第十八条　处方开具当日有效。特殊情况下需延长有效期的,由开具处方的医师注明有效期限,但有效期最长不得超过3天。

第十九条　处方一般不得超过7日用量;急诊处方一般不得超过3日用量;对于某些慢性病、老年病或特殊情况,处方用量可适当延长,但医师应当注明理由。医疗用毒性药品、放射性药品的处方用量应当严格按照国家有关规定执行。

第二十条　医师应当按照卫生部制定的麻醉药品和精神药品临床应用指导原则,开具麻醉药品、第一类精神药品处方。

第二十一条　门(急)诊癌症疼痛患者和中、重度慢性疼痛患者需长期使用麻醉药品和第一类精神药品的,首诊医师应当亲自诊查患者,建立相应的病历,要求其签署《知情同意书》。

病历中应当留存下列材料复印件:

(一)二级以上医院开具的诊断证明。

(二)患者户籍簿、身份证或者其他相关有效身份证明文件。

(三)为患者代办人员身份证明文件。

第二十二条　除需长期使用麻醉药品和第一类精神药品的门(急)诊癌症疼痛患者和中、重度慢性疼痛患者外,麻醉药品注射剂仅限于医疗机构内使用。

第二十三条　为门(急)诊患者开具的麻醉药品注射剂,每张处方为一次常用量;控缓释制剂,每张处方不得超过 7 日常用量;其他剂型,每张处方不得超过 3 日常用量。第一类精神药品注射剂,每张处方为一次常用量;控缓释制剂,每张处方不得超过 7 日常用量;其他剂型,每张处方不得超过 3 日常用量。哌醋甲酯用于治疗儿童多动症时,每张处方不得超过 15 日常用量。第二类精神药品一般每张处方不得超过 7 日常用量;对于慢性病或某些特殊情况的患者,处方用量可以适当延长,医师应当注明理由。

第二十四条　为门(急)诊癌症疼痛患者和中、重度慢性疼痛患者开具的麻醉药品、第一类精神药品注射剂,每张处方不得超过 3 日常用量;控缓释制剂,每张处方不得超过 15 日常用量;其他剂型,每张处方不得超过 7 日常用量。

第二十五条　为住院患者开具的麻醉药品和第一类精神药品处方应当逐日开具,每张处方为 1 日常用量。

第二十六条　对于需要特别加强管制的麻醉药品,盐酸二氢埃托啡处方为一次常用量,仅限于二级以上医院内使用;盐酸哌替啶处方为一次常用量,仅限于医疗机构内使用。

第二十七条　医疗机构应当要求长期使用麻醉药品和第一类精神药品的门(急)诊癌症患者和中、重度慢性疼痛患者,每 3 个月复诊或者随诊一次。

第二十八条　医师利用计算机开具、传递普通处方时,应当同时打印出纸质处方,其格式与手写处方一致;打印的纸质处方经签名或者加盖签章后有效。药师核发药品时,应当核对打印的纸质处方,无误后发给药品,并将打印的纸质处方与计算机传递处方同时收存备查。[1]

第五章　处方的调剂

第二十九条　取得药学专业技术职务任职资格的人员方可从事处方调剂工作。

第三十条　药师在执业的医疗机构取得处方调剂资格。药师签名或者专用签章式样应当在本机构留样备查。

第三十一条　具有药师以上专业技术职务任职资格的人员负责处方审核、评估、核对、发药以及安全用药指导;药士从事处方调配工作。

第三十二条　药师应当凭医师处方调剂处方药品,非经医师处方不得调剂。

第三十三条　药师应当按照操作规程调剂处方药品:认真审核处方,准确调配药品,正确书写药袋或粘贴标签,注明患者姓名和药品名称、用法、用量,包装;向患者交付药品时,按照药品说明书或者处方用法,进行用药交代与指导,包括每种药品的用法、用量、注意事项等。

第三十四条　药师应当认真逐项检查处方前记、正文和后记书写是否清晰、完整,并确认处方的合法性。

第三十五条　药师应当对处方用药适宜性进行审核,审核内容包括:

(一)规定必须做皮试的药品,处方医师是否注明过敏试验及结果的判定;

(二)处方用药与临床诊断的相符性;

(三)剂量、用法的正确性;

(四)选用剂型与给药途径的合理性;

(五)是否有重复给药现象;

(六)是否有潜在临床意义的药物相互作用和配伍禁忌;

(七)其他用药不适宜情况。

第三十六条　药师经处方审核后,认为存在用药不适宜时,应当告知处方医师,请其确认或者重新开具处方。药师发现严重不合理用药或者用药错误,应当拒绝调剂,及时告知处方医师,并应当记录,按照有关规定报告。

第三十七条　药师调剂处方时必须做到"四查十对":查处方,对科别、姓名、年龄;查药品,对药名、剂型、规格、数量;查配伍禁忌,对药品性状、用法用量;查用药合理性,对临床诊断。

第三十八条　药师在完成处方调剂后,应当在处方上签名或者加盖专用签章。

第三十九条　药师应当对麻醉药品和第一类精神药品处方,按年月日逐日编制顺序号。

第四十条　药师对于不规范处方或者不能判定其合法性的处方,不得调剂。

第四十一条　医疗机构应当将本机构基本用药供应目录内同类药品相关信息告知患者。

第四十二条　除麻醉药品、精神药品、医疗用毒性药品和儿科处方外,医疗机构不得限制门诊就诊人员持处方到药品零售企业购药。

第六章　监督管理

第四十三条　医疗机构应当加强对本机构处方开具、调剂和保管的管理。

第四十四条　医疗机构应当建立处方点评制度,填写处方评价表,对处方实施动态监测及超常预警,登记并通报不合理处方,对不合理用药及时予以干预。

第四十五条　医疗机构应当对出现超常处方3次以上且无正当理由的医师提出警告,限制其处方权;限制处方权后,仍连续2次以上出现超常处方且无正当理由的,取消其处方权。

第四十六条　医师出现下列情形之一的,处方权由其所在医疗机构予以取消:

(一)被责令暂停执业。

(二)考核不合格离岗培训期间。

(三)被注销、吊销执业证书。

(四)不按照规定开具处方,造成严重后果的。

(五)不按照规定使用药品,造成严重后果的。

（六）因开具处方牟取私利。

第四十七条　未取得处方权的人员及被取消处方权的医师不得开具处方。未取得麻醉药品和第一类精神药品处方资格的医师不得开具麻醉药品和第一类精神药品处方。

第四十八条　除治疗需要外,医师不得开具麻醉药品、精神药品、医疗用毒性药品和放射性药品处方。

第四十九条　未取得药学专业技术职务任职资格的人员不得从事处方调剂工作。

第五十条　处方由调剂处方药品的医疗机构妥善保存。普通处方、急诊处方、儿科处方保存期限为 1 年,医疗用毒性药品、第二类精神药品处方保存期限为 2 年,麻醉药品和第一类精神药品处方保存期限为 3 年。处方保存期满后,经医疗机构主要负责人批准、登记备案,方可销毁。

第五十一条　医疗机构应当根据麻醉药品和精神药品处方开具情况,按照麻醉药品和精神药品品种、规格对其消耗量进行专册登记,登记内容包括发药日期、患者姓名、用药数量。专册保存期限为 3 年。

第五十二条　县级以上地方卫生行政部门应当定期对本行政区域内医疗机构处方管理情况进行监督检查。县级以上卫生行政部门在对医疗机构实施监督管理过程中,发现医师出现本办法第四十六条规定情形的,应当责令医疗机构取消医师处方权。

第五十三条　卫生行政部门的工作人员依法对医疗机构处方管理情况进行监督检查时,应当出示证件;被检查的医疗机构应当予以配合,如实反映情况,提供必要的资料,不得拒绝、阻碍、隐瞒。

第七章　法律责任

第五十四条　医疗机构有下列情形之一的,由县级以上卫生行政部门按照《医疗机构管理条例》第四十八条的规定,责令限期改正,并可处以 5000 元以下的罚款;情节严重的,吊销其《医疗机构执业许可证》：

（一）使用未取得处方权的人员、被取消处方权的医师开具处方的。

（二）使用未取得麻醉药品和第一类精神药品处方资格的医师开具麻醉药品和第一类精神药品处方的。

（三）使用未取得药学专业技术职务任职资格的人员从事处方调剂工作的。

第五十五条　医疗机构未按照规定保管麻醉药品和精神药品处方,或者未依照规定进行专册登记的,按照《麻醉药品和精神药品管理条例》第七十二条的规定,由设区的市级卫生行政部门责令限期改正,给予警告;逾期不改正的,处 5000 元以上 1 万元以下的罚款;情节严重的,吊销其印鉴卡;对直接负责的主管人员和其他直接责任人员,依法给予降级、撤职、开除的处分。

第五十六条　医师和药师出现下列情形之一的,由县级以上卫生行政部门按照《麻醉药品和精神药品管理条例》第七十三条的规定予以处罚：

（一）未取得麻醉药品和第一类精神药品处方资格的医师擅自开具麻醉药品和第一

类精神药品处方的。

（二）具有麻醉药品和第一类精神药品处方医师未按照规定开具麻醉药品和第一类精神药品处方，或者未按照卫生部制定的麻醉药品和精神药品临床应用指导原则使用麻醉药品和第一类精神药品的。

（三）药师未按照规定调剂麻醉药品、精神药品处方的。

第五十七条　医师出现下列情形之一的，按照《执业医师法》第三十七条的规定，由县级以上卫生行政部门给予警告或者责令暂停六个月以上一年以下执业活动；情节严重的，吊销其执业证书：

（一）未取得处方权或者被取消处方权后开具药品处方的。

（二）未按照本办法规定开具药品处方的。

（三）违反本办法其他规定的。

第五十八条　药师未按照规定调剂处方药品，情节严重的，由县级以上卫生行政部门责令改正、通报批评，给予警告；并由所在医疗机构或者其上级单位给予纪律处分。

第五十九条　县级以上地方卫生行政部门未按照本办法规定履行监管职责的，由上级卫生行政部门责令改正。

第八章　附　　则

第六十条　乡村医生按照《乡村医生从业管理条例》的规定，在省级卫生行政部门制定的乡村医生基本用药目录范围内开具药品处方。

第六十一条　本办法所称药学专业技术人员，是指按照卫生部《卫生技术人员职务试行条例》规定，取得药学专业技术职务任职资格人员，包括主任药师、副主任药师、主管药师、药师、药士。

第六十二条　本办法所称医疗机构，是指按照《医疗机构管理条例》批准登记的从事疾病诊断、治疗活动的医院、社区卫生服务中心（站）、妇幼保健院、卫生院、疗养院、门诊部、诊所、卫生室（所）、急救中心（站）、专科疾病防治院（所、站）以及护理院（站）等医疗机构。

第六十三条　本办法自2007年5月1日起施行。《处方管理办法（试行）》（卫医发〔2004〕269号）和《麻醉药品、精神药品处方管理规定》（卫医法〔2005〕436号）同时废止。

附录 C 医疗机构药事管理规定

卫生部国家中医药管理局总后勤部卫生部
关于印发《医疗机构药事管理规定》的通知

卫医政发〔2011〕11 号

各省、自治区、直辖市卫生厅局、中医药管理局,新疆生产建设兵团卫生局,各军区联勤部、各军兵种后勤部卫生部,总参三部后勤部卫生处,总参管理保障部、总政直工部、总装后勤部卫生局,军事科学院、国防大学、国防科技大学院(校)务部卫生部(处)、武警部队、后勤部卫生部,总后直属单位卫生部门:

2002 年,卫生部会同国家中医药管理局共同制定了《医疗机构药事管理暂行规定》(以下简称《暂行规定》)。《暂行规定》实施 8 年来,在各级卫生、中医药行政部门和医疗机构的共同努力下,我国医疗机构药事管理和合理用药水平有了很大提高。在总结各地《暂行规定》实施情况的基础上,结合当前国家药物政策以及医疗机构药事管理工作的新形势和新任务,卫生部、国家中医药管理局和总后勤部卫生部共同对《暂行规定》进行了修订,制定了《医疗机构药事管理规定》。现印发给你们,请遵照执行。执行中有关情况请及时报卫生部医政司、国家中医药管理局医政司和总后卫生部药品器材局。

附件:医疗机构药事管理规定.doc

卫生部 国家中医药管理局 总后勤部卫生部

二〇一一年一月三十日

医疗机构药事管理规定

第一章 总 则

第一条 为加强医疗机构药事管理,促进药物合理应用,保障公众身体健康,根据

《中华人民共和国药品管理法》、《医疗机构管理条例》和《麻醉药品和精神药品管理条例》等有关法律、法规,制定本规定。

第二条　本规定所称医疗机构药事管理,是指医疗机构以病人为中心,以临床药学为基础,对临床用药全过程进行有效的组织实施与管理,促进临床科学、合理用药的药学技术服务和相关的药品管理工作。

第三条　卫生部、国家中医药管理局负责全国医疗机构药事管理工作的监督管理。县级以上地方卫生行政部门、中医药行政部门负责本行政区域内医疗机构药事管理工作的监督管理。

军队卫生行政部门负责军队医疗机构药事管理工作的监督管理。

第四条　医疗机构药事管理和药学工作是医疗工作的重要组成部分。医疗机构应当根据本规定设置药事管理组织和药学部门。

第五条　依法取得相应资格的药学专业技术人员方可从事药学专业技术工作。

第六条　医疗机构不得将药品购销、使用情况作为医务人员或者部门、科室经济分配的依据。医疗机构及医务人员不得在药品购销、使用中牟取不正当经济利益。

第二章　组织机构

第七条　二级以上医院应当设立药事管理与药物治疗学委员会;其他医疗机构应当成立药事管理与药物治疗学组。二级以上医院药事管理与药物治疗学委员会委员由具有高级技术职务任职资格的药学、临床医学、护理和医院感染管理、医疗行政管理等人员组成。成立医疗机构药事管理与药物治疗学组的医疗机构由药学、医务、护理、医院感染、临床科室等部门负责人和具有药师、医师以上专业技术职务任职资格人员组成。医疗机构负责人任药事管理与药物治疗学委员会(组)主任委员,药学和医务部门负责人任药事管理与药物治疗学委员会(组)副主任委员。

第八条　药事管理与药物治疗学委员会(组)应当建立健全相应工作制度,日常工作由药学部门负责。

第九条　药事管理与药物治疗学委员会(组)的职责:

(一)贯彻执行医疗卫生及药事管理等有关法律、法规、规章。审核制定本机构药事管理和药学工作规章制度,并监督实施。

(二)制定本机构药品处方集和基本用药供应目录。

(三)推动药物治疗相关临床诊疗指南和药物临床应用指导原则的制定与实施,监测、评估本机构药物使用情况,提出干预和改进措施,指导临床合理用药。

(四)分析、评估用药风险和药品不良反应、药品损害事件,并提供咨询与指导。

(五)建立药品遴选制度,审核本机构临床科室申请的新购入药品、调整药品品种或者供应企业和申报医院制剂等事宜。

(六)监督、指导麻醉药品、精神药品、医疗用毒性药品及放射性药品的临床使用与规范化管理。

（七）对医务人员进行有关药事管理法律法规、规章制度和合理用药知识教育培训；向公众宣传安全用药知识。

第十条　医疗机构医务部门应当指定专人，负责与医疗机构药物治疗相关的行政事务管理工作。

第十一条　医疗机构应当根据本机构功能、任务、规模设置相应的药学部门，配备和提供与药学部门工作任务相适应的专业技术人员、设备和设施。三级医院设置药学部，并可根据实际情况设置二级科室；二级医院设置药剂科；其他医疗机构设置药房。

第十二条　药学部门具体负责药品管理、药学专业技术服务和药事管理工作，开展以病人为中心，以合理用药为核心的临床药学工作，组织药师参与临床药物治疗，提供药学专业技术服务。

第十三条　药学部门应当建立健全相应的工作制度、操作规程和工作记录，并组织实施。

第十四条　二级以上医院药学部门负责人应当具有高等学校药学专业或者临床药学专业本科以上学历，及本专业高级技术职务任职资格；除诊所、卫生所、医务室、卫生保健所、卫生站以外的其他医疗机构药学部门负责人应当具有高等学校药学专业专科以上或者中等学校药学专业毕业学历，及药师以上专业技术职务任职资格。

第三章　药物临床应用管理

第十五条　药物临床应用管理是对医疗机构临床诊断、预防和治疗疾病用药全过程实施监督管理。医疗机构应当遵循安全、有效、经济的合理用药原则，尊重患者对药品使用的知情权和隐私权。

第十六条　医疗机构应当依据国家基本药物制度，抗菌药物临床应用指导原则和中成药临床应用指导原则，制定本机构基本药物临床应用管理办法，建立并落实抗菌药物临床应用分级管理制度。

第十七条　医疗机构应当建立由医师、临床药师和护士组成的临床治疗团队，开展临床合理用药工作。

第十八条　医疗机构应当遵循有关药物临床应用指导原则、临床路径、临床诊疗指南和药品说明书等合理使用药物；对医师处方、用药医嘱的适宜性进行审核。

第十九条　医疗机构应当配备临床药师。临床药师应当全职参与临床药物治疗工作，对患者进行用药教育，指导患者安全用药。

第二十条　医疗机构应当建立临床用药监测、评价和超常预警制度，对药物临床使用安全性、有效性和经济性进行监测、分析、评估，实施处方和用药医嘱点评与干预。

第二十一条　医疗机构应当建立药品不良反应、用药错误和药品损害事件监测报告制度。医疗机构临床科室发现药品不良反应、用药错误和药品损害事件后，应当积极救治患者，立即向药学部门报告，并做好观察与记录。医疗机构应当按照国家有关规定向相关部门报告药品不良反应，用药错误和药品损害事件应当立即向所在地县级卫生行政部门报告。

第二十二条　医疗机构应当结合临床和药物治疗,开展临床药学和药学研究工作,并提供必要的工作条件,制定相应管理制度,加强领导与管理。

第四章　药剂管理

第二十三条　医疗机构应当根据《国家基本药物目录》《处方管理办法》《国家处方集》《药品采购供应质量管理规范》等制定本机构《药品处方集》和《基本用药供应目录》,编制药品采购计划,按规定购入药品。

第二十四条　医疗机构应当制定本机构药品采购工作流程;建立健全药品成本核算和账务管理制度;严格执行药品购入检查、验收制度;不得购入和使用不符合规定的药品。

第二十五条　医疗机构临床使用的药品应当由药学部门统一采购供应。经药事管理与药物治疗学委员会(组)审核同意,核医学科可以购用、调剂本专业所需的放射性药品。其他科室或者部门不得从事药品的采购、调剂活动,不得在临床使用非药学部门采购供应的药品。

第二十六条　医疗机构应当制定和执行药品保管制度,定期对库存药品进行养护与质量检查。药品库的仓储条件和管理应当符合药品采购供应质量管理规范的有关规定。

第二十七条　化学药品、生物制品、中成药和中药饮片应当分别储存,分类定位存放。易燃、易爆、强腐蚀性等危险性药品应当另设仓库单独储存,并设置必要的安全设施,制定相关的工作制度和应急预案。麻醉药品、精神药品、医疗用毒性药品、放射性药品等特殊管理的药品,应当按照有关法律、法规、规章的相关规定进行管理和监督使用。

第二十八条　药学专业技术人员应当严格按照《药品管理法》《处方管理办法》、药品调剂质量管理规范等法律、法规、规章制度和技术操作规程,认真审核处方或者用药医嘱,经适宜性审核后调剂配发药品。发出药品时应当告知患者用法用量和注意事项,指导患者合理用药。为保障患者用药安全,除药品质量原因外,药品一经发出,不得退换。

第二十九条　医疗机构门急诊药品调剂室应当实行大窗口或者柜台式发药。住院(病房)药品调剂室对注射剂按日剂量配发,对口服制剂药品实行单剂量调剂配发。肠外营养液、危害药品静脉用药应当实行集中调配供应。

第三十条　医疗机构根据临床需要建立静脉用药调配中心(室),实行集中调配供应。静脉用药调配中心(室)应当符合静脉用药集中调配质量管理规范,由所在地设区的市级以上卫生行政部门组织技术审核、验收,合格后方可集中调配静脉用药。在静脉用药调配中心(室)以外调配静脉用药,参照静脉用药集中调配质量管理规范执行。医疗机构建立的静脉用药调配中心(室)应当报省级卫生行政部门备案。

第三十一条　医疗机构制剂管理按照《药品管理法》及其实施条例等有关法律、行政法规规定执行。

第五章　药学专业技术人员配置与管理

第三十二条　医疗机构药学专业技术人员按照有关规定取得相应的药学专业技术职务任职资格。医疗机构直接接触药品的药学人员,应当每年进行健康检查。患有传染病或者其他可能污染药品的疾病的,不得从事直接接触药品的工作。

第三十三条　医疗机构药学专业技术人员不得少于本机构卫生专业技术人员的8%。建立静脉用药调配中心(室)的,医疗机构应当根据实际需要另行增加药学专业技术人员数量。

第三十四条　医疗机构应当根据本机构性质、任务、规模配备适当数量临床药师,三级医院临床药师不少于5名,二级医院临床药师不少于3名。临床药师应当具有高等学校临床药学专业或者药学专业本科毕业以上学历,并应当经过规范化培训。

第三十五条　医疗机构应当加强对药学专业技术人员的培养、考核和管理,制订培训计划,组织药学专业技术人员参加毕业后规范化培训和继续医学教育,将完成培训及取得继续医学教育学分情况,作为药学专业技术人员考核、晋升专业技术职务任职资格和专业岗位聘任的条件之一。

第三十六条　医疗机构药师工作职责:

(一)负责药品采购供应、处方或者用药医嘱审核、药品调剂、静脉用药集中调配和医院制剂配制,指导病房(区)护士请领、使用与管理药品。

(二)参与临床药物治疗,进行个体化药物治疗方案的设计与实施,开展药学查房,为患者提供药学专业技术服务。

(三)参加查房、会诊、病例讨论和疑难、危重患者的医疗救治,协同医师做好药物使用遴选,对临床药物治疗提出意见或调整建议,与医师共同对药物治疗负责。

(四)开展抗菌药物临床应用监测,实施处方点评与超常预警,促进药物合理使用。

(五)开展药品质量监测,药品严重不良反应和药品损害的收集、整理、报告等工作。

(六)掌握与临床用药相关的药物信息,提供用药信息与药学咨询服务,向公众宣传合理用药知识。

(七)结合临床药物治疗实践,进行药学临床应用研究;开展药物利用评价和药物临床应用研究;参与新药临床试验和新药上市后安全性与有效性监测。

(八)其他与医院药学相关的专业技术工作。

第六章　监督管理

第三十七条　县级以上地方卫生、中医药行政部门应当加强对医疗机构药事管理工作的监督与管理。

第三十八条　医疗机构不得使用非药学专业技术人员从事药学专业技术工作或者聘其为药学部门主任。

第三十九条　医疗机构出现下列情形之一的,由县级以上地方卫生、中医药行政部门责令改正、通报批评、给予警告;对于直接负责的主管人员和其他直接责任人员,依法给予降级、撤职、开除等处分:

（一）未建立药事管理组织机构,药事管理工作和药学专业技术工作混乱,造成医疗安全隐患和严重不良后果的。

（二）未按照本规定配备药学专业技术人员、建立临床药师制,不合理用药问题严重,并造成不良影响的。

（三）未执行有关的药品质量管理规范和规章制度,导致药品质量问题或用药错误,造成医疗安全隐患和严重不良后果的。

（四）非药学部门从事药品购用、调剂或制剂活动的。

（五）将药品购销、使用情况作为个人或者部门、科室经济分配的依据,或者在药品购销、使用中牟取不正当利益的。

（六）违反本规定的其他规定并造成严重后果的。

第四十条　医疗机构违反药品管理有关法律、法规、规章的,依据其情节由县级以上地方卫生行政部门依法予以处理。

第四十一条　县级以上地方卫生、中医药行政部门应当定期对医疗机构药事管理工作进行监督检查。

第四十二条　卫生、中医药行政部门的工作人员依法对医疗机构药事管理工作进行监督检查时,应当出示证件。被检查的医疗机构应当予以配合,如实反映情况,提供必要的资料,不得拒绝、阻碍、隐瞒。

第七章　附　　则

第四十三条　本规定中下列用语的含义:

临床药学:是指药学与临床相结合,直接面向患者,以病人为中心,研究与实践临床药物治疗,提高药物治疗水平的综合性应用学科。

临床药师:是指以系统药学专业知识为基础,并具有一定医学和相关专业基础知识与技能,直接参与临床用药,促进药物合理应用和保护患者用药安全的药学专业技术人员。

危害药品:是指能产生职业暴露危险或者危害的药品,即具有遗传毒性、致癌性、致畸性,或者对生育有损害作用以及在低剂量下可产生严重的器官或其他方面毒性的药品,包括肿瘤化疗药物和细胞毒药物。

药品损害:是指由于药品质量不符合国家药品标准造成的对患者的损害。

用药错误:是指合格药品在临床使用全过程中出现的、任何可以防范的用药不当。

第四十四条　医疗机构中药饮片的管理,按照《医院中药饮片管理规范》执行。

第四十五条　诊所、卫生所、医务室、卫生保健所和卫生站可不设药事管理组织机构和药学部门,由机构负责人指定医务人员负责药事工作。

中医诊所、民族医诊所可不设药事管理组织机构和药学部门,由中医药和民族医药专业技术人员负责药事工作。

第四十六条　本规定自20110301起施行。《医疗机构药事管理暂行规定》(卫医发〔2002〕24号)同时废止。

附录 D 医院处方点评管理规范(试行)

卫生部关于印发《医院处方点评管理规范(试行)》的通知

卫医管发〔2010〕28 号

各省、自治区、直辖市卫生厅局,新疆生产建设兵团卫生局,卫生部部属(管)医院:

为规范医院处方点评工作,提高处方质量,促进合理用药,保障医疗安全,我部组织制定了《医院处方点评管理规范(试行)》。现印发给你们,请参照执行。

二〇一〇年二月十日

医院处方点评管理规范(试行)

第一章 总 则

第一条 为规范医院处方点评工作,提高处方质量,促进合理用药,保障医疗安全,根据《药品管理法》《执业医师法》《医疗机构管理条例》《处方管理办法》等有关法律、法规、规章,制定本规范。

第二条 处方点评是根据相关法规、技术规范,对处方书写的规范性及药物临床使用的适宜性(用药适应证、药物选择、给药途径、用法用量、药物相互作用、配伍禁忌等)进行评价,发现存在或潜在的问题,制定并实施干预和改进措施,促进临床药物合理应用的过程。

第三条 处方点评是医院持续医疗质量改进和药品临床应用管理的重要组成部分,是提高临床药物治疗学水平的重要手段。各级医院应当按照本规范,建立健全系统化、标准化和持续改进的处方点评制度,开展处方点评工作,并在实践工作中不断完善。其他各级各类医疗机构的处方点评工作,参照本规范执行。

第四条 医院应当加强处方质量和药物临床应用管理,规范医师处方行为,落实处方审核、发药、核对与用药交代等相关规定;定期对医务人员进行合理用药知识培训与教育;制定并落实持续质量改进措施。

第二章　组织管理

第五条　医院处方点评工作在医院药物与治疗学委员会(组)和医疗质量管理委员会领导下,由医院医疗管理部门和药学部门共同组织实施。

第六条　医院应当根据本医院的性质、功能、任务、科室设置等情况,在药物与治疗学委员会(组)下建立由医院药学、临床医学、临床微生物学、医疗管理等多学科专家组成的处方点评专家组,为处方点评工作提供专业技术咨询。

第七条　医院药学部门成立处方点评工作小组,负责处方点评的具体工作。

第八条　处方点评工作小组成员应当具备以下条件:

(一)具有较丰富的临床用药经验和合理用药知识。

(二)具备相应的专业技术任职资格:二级及以上医院处方点评工作小组成员应当具有中级以上药学专业技术职务任职资格,其他医院处方点评工作小组成员应当具有药师以上药学专业技术职务任职资格。

第三章　处方点评的实施

第九条　医院药学部门应当会同医疗管理部门,根据医院诊疗科目、科室设置、技术水平、诊疗量等实际情况,确定具体抽样方法和抽样率,其中门急诊处方的抽样率不应少于总处方量的1‰,且每月点评处方绝对数不应少于100张;病房(区)医嘱单的抽样率(按出院病历数计)不应少于1%,且每月点评出院病历绝对数不应少于30份。

第十条　医院处方点评小组应当按照确定的处方抽样方法随机抽取处方,并按照《处方点评工作表》(附件)对门急诊处方进行点评;病房(区)用药医嘱的点评应当以患者住院病历为依据,实施综合点评,点评表格由医院根据本院实际情况自行制定。

第十一条　三级以上医院应当逐步建立健全专项处方点评制度。专项处方点评是医院根据药事管理和药物临床应用管理的现状和存在的问题,确定点评的范围和内容,对特定的药物或特定疾病的药物(如国家基本药物、血液制品、中药注射剂、肠外营养制剂、抗菌药物、辅助治疗药物、激素等临床使用及超说明书用药、肿瘤患者和围手术期用药等)使用情况进行的处方点评。

第十二条　处方点评工作应坚持科学、公正、务实的原则,有完整、准确的书面记录,并通报临床科室和当事人。

第十三条　处方点评小组在处方点评工作过程中发现不合理处方,应当及时通知医疗管理部门和药学部门。

第十四条　有条件的医院应当利用信息技术建立处方点评系统,逐步实现与医院信息系统的联网与信息共享。

第四章　处方点评的结果

第十五条　处方点评结果分为合理处方和不合理处方。

第十六条　不合理处方包括不规范处方、用药不适宜处方及超常处方。

第十七条　有下列情况之一的,应当判定为不规范处方:

(一)处方的前记、正文、后记内容缺项,书写不规范或者字迹难以辨认的。

(二)医师签名、签章不规范或者与签名、签章的留样不一致的。

(三)药师未对处方进行适宜性审核的(处方后记的审核、调配、核对、发药栏目无审核调配药师及核对发药药师签名,或者单人值班调剂未执行双签名规定)。

(四)新生儿、婴幼儿处方未写明日、月龄的。

(五)西药、中成药与中药饮片未分别开具处方的。

(六)未使用药品规范名称开具处方的。

(七)药品的剂量、规格、数量、单位等书写不规范或不清楚的。

(八)用法、用量使用"遵医嘱""自用"等含糊不清字句的。

(九)处方修改未签名并注明修改日期,或药品超剂量使用未注明原因和再次签名的。

(十)开具处方未写临床诊断或临床诊断书写不全的。

(十一)单张门急诊处方超过五种药品的。

(十二)无特殊情况下,门诊处方超过7日用量,急诊处方超过3日用量,慢性病、老年病或特殊情况下需要适当延长处方用量未注明理由的。

(十三)开具麻醉药品、精神药品、医疗用毒性药品、放射性药品等特殊管理药品处方未执行国家有关规定的。

(十四)医师未按照抗菌药物临床应用管理规定开具抗菌药物处方的。

(十五)中药饮片处方药物未按照"君、臣、佐、使"的顺序排列,或未按要求标注药物调剂、煎煮等特殊要求的。

第十八条　有下列情况之一的,应当判定为用药不适宜处方:

(一)适应证不适宜的。

(二)遴选的药品不适宜的。

(三)药品剂型或给药途径不适宜的。

(四)无正当理由不首选国家基本药物的。

(五)用法、用量不适宜的。

(六)联合用药不适宜的。

(七)重复给药的。

(八)有配伍禁忌或者不良相互作用的。

(九)其他用药不适宜情况的。

第十九条　有下列情况之一的,应当判定为超常处方:

(一)无适应证用药。

（二）无正当理由开具高价药的。

（三）无正当理由超说明书用药的。

（四）无正当理由为同一患者同时开具2种以上药理作用相同药物的。

第五章　　点评结果的应用与持续改进

第二十条　医院药学部门应当会同医疗管理部门对处方点评小组提交的点评结果进行审核，定期公布处方点评结果，通报不合理处方；根据处方点评结果，对医院在药事管理、处方管理和临床用药方面存在的问题，进行汇总和综合分析评价，提出质量改进建议，并向医院药物与治疗学委员会（组）和医疗质量管理委员会报告；发现可能造成患者损害的，应当及时采取措施，防止损害发生。

第二十一条　医院药物与治疗学委员会（组）和医疗质量管理委员会应当根据药学部门会同医疗管理部门提交的质量改进建议，研究制定有针对性的临床用药质量管理和药事管理改进措施，并责成相关部门和科室落实质量改进措施，提高合理用药水平，保证患者用药安全。

第二十二条　各级卫生行政部门和医师定期考核机构，应当将处方点评结果作为重要指标纳入医院评审评价和医师定期考核指标体系。

第二十三条　医院应当将处方点评结果纳入相关科室及其工作人员绩效考核和年度考核指标，建立健全相关的奖惩制度。

第六章　　监督管理

第二十四条　各级卫生行政部门应当加强对辖区内医院处方点评工作的监督管理，对不按规定开展处方点评工作的医院应当责令改正。

第二十五条　卫生行政部门和医院应当对开具不合理处方的医师，采取教育培训、批评等措施；对于开具超常处方的医师按照《处方管理办法》的规定予以处理；一个考核周期内5次以上开具不合理处方的医师，应当认定为医师定期考核不合格，离岗参加培训；对患者造成严重损害的，卫生行政部门应当按照相关法律、法规、规章给予相应处罚。

第二十六条　药师未按规定审核处方、调剂药品、进行用药交代或未对不合理处方进行有效干预的，医院应当采取教育培训、批评等措施；对患者造成严重损害的，卫生行政部门应当依法给予相应处罚。

第二十七条　医院因不合理用药对患者造成损害的，按照相关法律、法规处理。

附录 E 医疗机构处方审核规范

关于印发医疗机构处方审核规范的通知

国卫办医发〔2018〕14 号

各省、自治区、直辖市及新疆生产建设兵团卫生计生委、中医药管理局,解放军各大单位后勤部门:

为规范医疗机构处方审核工作,促进临床合理用药,保障患者用药安全,国家卫生健康委员会等3部门联合制定了《医疗机构处方审核规范》。现印发你们,请遵照执行。

国家卫生健康委员会办公厅　　国家中医药管理局办公室

(代章)

中央军委后勤保障部办公厅

2018 年 6 月 29 日

医疗机构处方审核规范

第一章　总　　则

第一条　为规范医疗机构处方审核工作,促进合理用药,保障患者用药安全,根据《中华人民共和国药品管理法》《医疗机构药事管理规定》《处方管理办法》《医院处方点评管理规范(试行)》等有关法律法规、规章制度,制定本规范。

第二条　处方审核是指药学专业技术人员运用专业知识与实践技能,根据相关法律法规、规章制度与技术规范等,对医师在诊疗活动中为患者开具的处方,进行合法性、规范性和适宜性审核,并做出是否同意调配发药决定的药学技术服务。

审核的处方包括纸质处方、电子处方和医疗机构病区用药医嘱单。

第三条　二级以上医院、妇幼保健院和专科疾病防治机构应当按照本规范执行,其他医疗机构参照执行。

第二章　基本要求

第四条　所有处方均应当经审核通过后方可进入划价收费和调配环节,未经审核通过的处方不得收费和调配。

第五条　从事处方审核的药学专业技术人员(以下简称药师)应当满足以下条件:

(一)取得药师及以上药学专业技术职务任职资格。

(二)具有3年及以上门急诊或病区处方调剂工作经验,接受过处方审核相应岗位的专业知识培训并考核合格。

第六条　药师是处方审核工作的第一责任人。药师应当对处方各项内容进行逐一审核。医疗机构可以通过相关信息系统辅助药师开展处方审核。对信息系统筛选出的不合理处方及信息系统不能审核的部分,应当由药师进行人工审核。

第七条　经药师审核后,认为存在用药不适宜时,应当告知处方医师,建议其修改或者重新开具处方;药师发现不合理用药,处方医师不同意修改时,药师应当做好记录并纳入处方点评;药师发现严重不合理用药或者用药错误时,应当拒绝调配,及时告知处方医师并记录,按照有关规定报告。

第八条　医疗机构应当积极推进处方审核信息化,通过信息系统为处方审核提供必要的信息,如电子处方,以及医学相关检查、检验学资料、现病史、既往史、用药史、过敏史等电子病历信息。信息系统内置审方规则应当由医疗机构制定或经医疗机构审核确认,并有明确的临床用药依据来源。

第九条　医疗机构应当制定信息系统相关的安全保密制度,防止药品、患者用药等信息泄露,做好相应的信息系统故障应急预案。

第三章　审核依据和流程

第十条　处方审核常用临床用药依据:国家药品管理相关法律法规和规范性文件,临床诊疗规范、指南,临床路径,药品说明书,国家处方集等。

第十一条　医疗机构可以结合实际,由药事管理与药物治疗学委员会充分考虑患者用药安全性、有效性、经济性、依从性等综合因素,参考专业学(协)会及临床专家认可的临床规范、指南等,制订适合本机构的临床用药规范、指南,为处方审核提供依据。

第十二条　处方审核流程:

(一)药师接收待审核处方,对处方进行合法性、规范性、适宜性审核。

(二)若经审核判定为合理处方,药师在纸质处方上手写签名(或加盖专用印章)、在电子处方上进行电子签名,处方经药师签名后进入收费和调配环节。

(三)若经审核判定为不合理处方,由药师负责联系处方医师,请其确认或重新开具处方,并再次进入处方审核流程。

第四章　审核内容

第十三条　合法性审核。

（一）处方开具人是否根据《执业医师法》取得医师资格，并执业注册。

（二）处方开具时，处方医师是否根据《处方管理办法》在执业地点取得处方权。

（三）麻醉药品、第一类精神药品、医疗用毒性药品、放射性药品、抗菌药物等药品处方，是否由具有相应处方权的医师开具。

第十四条　规范性审核。

（一）处方是否符合规定的标准和格式，处方医师签名或加盖的专用签章有无备案，电子处方是否有处方医师的电子签名。

（二）处方前记、正文和后记是否符合《处方管理办法》等有关规定，文字是否正确、清晰、完整。

（三）条目是否规范。

1. 年龄应当为实足年龄，新生儿、婴幼儿应当写日、月龄，必要时要注明体重；

2. 中药饮片、中药注射剂要单独开具处方；

3. 开具西药、中成药处方，每一种药品应当另起一行，每张处方不得超过5种药品；

4. 药品名称应当使用经药品监督管理部门批准并公布的药品通用名称、新活性化合物的专利药品名称和复方制剂药品名称，或使用由原卫生部公布的药品习惯名称；医院制剂应当使用药品监督管理部门正式批准的名称；

5. 药品剂量、规格、用法、用量准确清楚，符合《处方管理办法》规定，不得使用"遵医嘱""自用"等含糊不清字句；

6. 普通药品处方量及处方效期符合《处方管理办法》的规定，抗菌药物、麻醉药品、精神药品、医疗用毒性药品、放射药品、易制毒化学品等的使用符合相关管理规定；

7. 中药饮片、中成药的处方书写应当符合《中药处方格式及书写规范》。

第十五条　适宜性审核。

（一）西药及中成药处方，应当审核以下项目：

1. 处方用药与诊断是否相符；

2. 规定必须做皮试的药品，是否注明过敏试验及结果的判定；

3. 处方剂量、用法是否正确，单次处方总量是否符合规定；

4. 选用剂型与给药途径是否适宜；

5. 是否有重复给药和相互作用情况，包括西药、中成药、中成药与西药、中成药与中药饮片之间是否存在重复给药和有临床意义的相互作用；

6. 是否存在配伍禁忌；

7. 是否有用药禁忌：儿童、老年人、孕妇及哺乳期妇女、脏器功能不全患者用药是否有禁忌使用的药物，患者用药是否有食物及药物过敏史禁忌证、诊断禁忌证、疾病史禁忌证与性别禁忌证；

8. 溶媒的选择、用法用量是否适宜,静脉输注的药品给药速度是否适宜;

9. 是否存在其他用药不适宜情况。

(二)中药饮片处方,应当审核以下项目:

1. 中药饮片处方用药与中医诊断(病名和证型)是否相符;

2. 饮片的名称、炮制品选用是否正确,煎法、用法、脚注等是否完整、准确;

3. 毒麻贵细饮片是否按规定开方;

4. 特殊人群如儿童、老年人、孕妇及哺乳期妇女、脏器功能不全患者用药是否有禁忌使用的药物;

5. 是否存在其他用药不适宜情况。

第五章　审核质量管理

第十六条　处方审核质量管理以自我监测评价为主,以行政部门干预评价为辅。

医疗机构应当在医院药事管理与药物治疗学委员会(组)和医疗质量管理委员会领导下设立处方审核质量管理小组或指定专(兼)职人员,定期对机构内处方审核质量开展监测与评价,包括对信息系统审核的处方进行抽查,发现问题及时改进。

县级以上卫生健康行政部门(含中医药主管部门)可以组织或委托第三方对其核发《医疗机构执业许可证》的医疗机构处方审核质量进行检查评价。

第十七条　开展处方审核应当满足以下必备条件:

(一)配备适宜的处方审核人员。

(二)处方审核人员符合本规范第五条要求。

(三)具备处方审核场所。

(四)配备相应的处方审核工具,鼓励医疗机构建立处方审核信息系统。

(五)制订本机构的处方审核规范与制度。

第十八条　建立并实施处方审核全过程质量管理机制。

(一)审核过程追溯机制:医疗机构应当保证处方审核的全过程可以追溯,特别是针对关键流程的处理应当保存相应的记录。

(二)审核反馈机制:建立不合理处方的反馈机制,并有相应的记录。

(三)审核质量改进机制:针对处方审核,建立质量改进机制,并有相应的措施与记录。

第十九条　建立处方审核质量监测指标体系,对处方审核的数量、质量、效率和效果等进行评价。至少包括处方审核率、处方干预率、处方合理率等。

第六章　培　　训

第二十条　医疗机构应当组织对从事处方审核的药师进行定期培训和考核。培训内容应当包括:

(一)相关法律、法规、政策,职业道德,工作制度和岗位职责,本岗位的特殊要求及操作规程等。

（二）药学基本理论、基本知识和基本技能；从事中药处方审核的药师，还应当培训中医药基本理论、基本知识和基本技能。

（三）其他培训，如参与临床药物治疗、查房、会诊、疑难危重病例、死亡病例讨论以及临床疾病诊疗知识培训，参加院内、外举办的相关会议、学术论坛及培训班等。

第二十一条　负责处方审核的药师应当接受继续教育，不断更新、补充、拓展知识和能力，提高处方审核水平。

第七章　附　　则

第二十二条　不合理处方包括不规范处方、用药不适宜处方及超常处方。

第二十三条　本规范自印发之日起施行。

附录 F 中药处方格式及书写规范

国家中医药管理局关于印发
中药处方格式及书写规范的通知

国中医药医政发〔2010〕57 号

各省、自治区、直辖市卫生厅局、中医药管理局,新疆生产建设兵团卫生局,中国中医科学院:

为规范中药处方管理,提高中药处方质量,我局组织制定了《中药处方格式及书写规范》,现予印发,请各级中医医疗机构在临床工作中遵照执行。各地在执行过程中有何问题,请与我局医政司联系。

附件:

1. 中药处方格式及书写规范
2. 中药饮片处方举例
3. 中成药处方举例

二〇一〇年十月二十日

中药处方格式及书写规范

第一条　为规范中药处方管理,提高中药处方质量,根据《中华人民共和国药品管理法》《麻醉药品和精神药品管理条例》《处方管理办法》等国家有关法律法规,制定本规范。

第二条　本规范适用于与中药处方开具相关的中医医疗机构及其人员。

第三条　中药处方包括中药饮片处方、中成药(含医疗机构中药制剂,下同)处方,饮片与中成药应当分别单独开具处方。

第四条　国家中医药管理局负责全国中药处方书写相关工作的监督管理。

第五条　县级以上地方中医药管理部门负责本行政区域内中药处方书写相关工作的监督管理。

　　第六条　医疗机构药事管理委员会负责本医疗机构内中药处方书写的有关管理工作。

　　第七条　医师开具中药处方时,应当以中医药理论为指导,体现辨证论治和配伍原则,并遵循安全、有效、经济的原则。

　　第八条　中药处方应当包含以下内容:

　　(一)一般项目,包括医疗机构名称、费别、患者姓名、性别、年龄、门诊或住院病历号、科别或病区和床位号等。可添列特殊要求的项目。

　　(二)中医诊断,包括病名和证型(病名不明确的可不写病名),应填写清晰、完整,并与病历记载相一致。

　　(三)药品名称、数量、用量、用法,中成药还应当标明剂型、规格。

　　(四)医师签名和/或加盖专用签章、处方日期。

　　(五)药品金额,审核、调配、核对、发药药师签名和/或加盖专用签章。

　　第九条　中药饮片处方的书写,应当遵循以下要求:

　　(一)应当体现"君、臣、佐、使"的特点要求。

　　(二)名称应当按《中华人民共和国药典》规定准确使用,《中华人民共和国药典》没有规定的,应当按照本省(区、市)或本单位中药饮片处方用名与调剂给付的规定书写。

　　(三)剂量使用法定剂量单位,用阿拉伯数字书写,原则上应当以克(g)为单位,"g"(单位名称)紧随数值后。

　　(四)调剂、煎煮的特殊要求注明在药品右上方,并加括号,如打碎、先煎、后下等。

　　(五)对饮片的产地、炮制有特殊要求的,应当在药品名称之前写明。

　　(六)根据整张处方中药味多少选择每行排列的药味数,并原则上要求横排及上下排列整齐。

　　(七)中药饮片用法用量应当符合《中华人民共和国药典》规定,无配伍禁忌,有配伍禁忌和超剂量使用时,应当在药品上方再次签名。

　　(八)中药饮片剂数应当以"剂"为单位。

　　(九)处方用法用量紧随剂数之后,包括每日剂量、采用剂型(水煎煮、酒泡、打粉、制丸、装胶囊等)、每剂分几次服用、用药方法(内服、外用等)、服用要求(温服、凉服、顿服、慢服、饭前服、饭后服、空腹服等)等内容,例如:"每日1剂,水煎400ml,分早晚两次空腹温服"。

　　(十)按毒麻药品管理的中药饮片的使用应当严格遵守有关法律、法规和规章的规定。

　　第十条　中成药处方的书写,应当遵循以下要求:

　　(一)按照中医诊断(包括病名和证型)结果,辨证或辨证辨病结合选用适宜的中成药。

　　(二)中成药名称应当使用经药品监督管理部门批准并公布的药品通用名称,院内中药制剂名称应当使用经省级药品监督管理部门批准的名称。

　　(三)用法用量应当按照药品说明书规定的常规用法用量使用,特殊情况需要超剂量使用时,应当注明原因并再次签名。

（四）片剂、丸剂、胶囊剂、颗粒剂分别以片、丸、粒、袋为单位，软膏及乳膏剂以支、盒为单位，溶液制剂、注射剂以支、瓶为单位，应当注明剂量。

（五）每张处方不得超过5种药品，每一种药品应当分行顶格书写，药性峻烈的或含毒性成分的药物应当避免重复使用，功能相同或基本相同的中成药不宜叠加使用。

（六）中药注射剂应单独开具处方。

第十一条　民族药处方格式及书写要求参照本规范执行。

第十二条　本规范由国家中医药管理局负责解释。

附件1

中药饮片处方举例

```
            ×××中医院
            门 诊 处 方              普
费别：公费✓ 自费          NO：000001
科室：脑病科              2009年11月25日
┌────┬──────┬─────┬────┬─────────┐
│姓  │      │性别 │男/女✓│年龄 63周岁│
│名  │ 于×× ├─────┴────┴─────────┤
│    │      │门诊病历号      2669883  │
├────┴──────┴──────────────────┤
│单位或家庭住址      朝阳区六里屯15号    │
├──────────────────────────────┤
│临床诊断及证型      中风  气虚血瘀型   │
└──────────────────────────────┘
RP：

   黄芪20g  当归尾15g  赤芍10g  川芎10g

   地龙10g  桃仁10g  红花10g

        5剂  每日1剂  水煎400ml

          分早晚两次空腹温服


┌────┬──────┬──────────┬───────┐
│医 师│ 王×× │药品金额   │ 37.5元 │
│    │      │及收讫章   │        │
├──┬─┴──┬─┬─┴──┬──┬──┴──┬───┤
│审核│刘×× │调配│李×× │核对│张×× │发药 赵××│
└──┴────┴──┴────┴──┴─────┴───┘
注：1. 本处方2日内有效
    2. 取药时请您当面核对药品名称、规格、数量
    3. 延长处方用量时间原因：慢性病 老年病 外地 其他
```

附件2

中成药处方举例

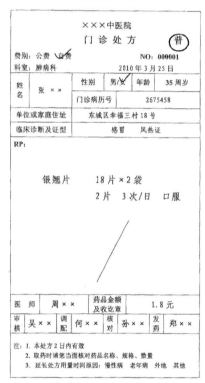

```
            ×××中医院
            门 诊 处 方              普
费别：公费 自费✓          NO：000001
科室：肺病科              2010年3月25日
┌────┬──────┬─────┬────┬─────────┐
│姓  │      │性别 │男/女✓│年龄 35周岁│
│名  │ 张×× ├─────┴────┴─────────┤
│    │      │门诊病历号      2675458  │
├────┴──────┴──────────────────┤
│单位或家庭住址      东城区幸福三村18号  │
├──────────────────────────────┤
│临床诊断及证型      感冒    风热证     │
└──────────────────────────────┘
RP：


      银翘片      18片×2袋

              2片  3次/日  口服



┌────┬──────┬──────────┬───────┐
│医 师│ 周×× │药品金额   │  1.8元 │
│    │      │及收讫章   │        │
├──┬─┴──┬─┬─┴──┬──┬──┴──┬───┤
│审核│吴×× │调配│何×× │核对│孙×× │发药 郑××│
└──┴────┴──┴────┴──┴─────┴───┘
注：1. 本处方2日内有效
    2. 取药时请您当面核对药品名称、规格、数量
    3. 延长处方用量时间原因：慢性病 老年病 外地 其他
```

（鄢　欢　张　觅　张颖佩）

致　谢

在本书即将付梓之际，首先要感谢湖北省卫生健康委员会药政处的领导，正是他们高瞻远瞩，作出湖北省处方审核能力培训"五个统一"的统筹部署，为本书的编写指明了方向。

其次要感谢华中科技大学同济医学院附属同济医院、华中科技大学同济医学院附属协和医院、武汉大学人民医院、武汉大学中南医院、湖北省中医院的药学专家们付出辛劳，在很短的时间内完成本书的编写和校对。

特别感谢广东省药学会审方师资团队，正是他们前两期的授课，为湖北省处方审核培训工作打下了良好的基础。还要感谢湖北省临床药师师资团的成员们，给本书提出了大量宝贵的建议。在本书的编写过程中，参考了其他的专业教材，在此一并表示感谢！

编者

2020 年 10 月 21 日